U0317799

我与《希氏内科学》

WOYU XISHINEI KEXUE

王贤才◎著

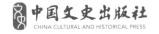
中国文史出版社
CHINA CULTURAL AND HISTORICAL PRESS

《政协委员文库》丛书
编辑委员会

主　任　刘家强

委　员　刘未鸣　刘　剑　韩淑芳　唐柳成　刘发升　张剑荆

主　编　刘未鸣　韩淑芳

编　辑（按姓氏笔画排序）

卜伟欣　于　洋　马合省　王文运　牛梦岳
卢祥秋　刘华夏　刘　夏　全秋生　孙　裕
李军政　李晓薇　张春霞　张蕊燕　杨玉珍
金　硕　赵姣娇　胡福星　高　贝　殷　旭
徐玉霞　秦千里　梁玉梅　梁　洁　程　凤
詹红旗　窦忠如　蔡丹诺　蔡晓欧　潘　飞
薛媛媛　薛未未　戴小璇

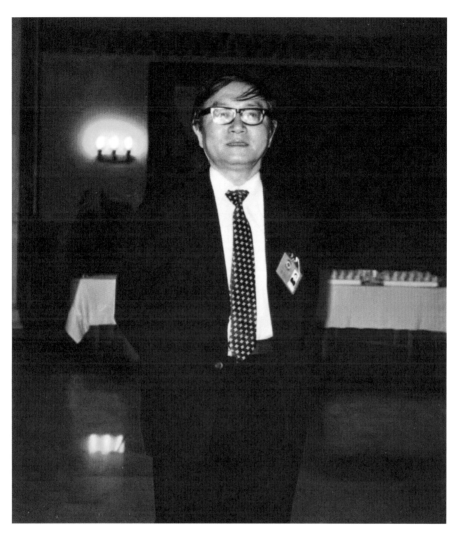

王贤才（1992年）

辑四　翻译言论

辑一

译事春秋

我与《希氏内科学》

参加全国政协六届四次会议期间，《中国青年》和《人物》杂志的编辑同志来访，希望我谈谈翻译《希氏内科学》（以下简称《希氏》）的前前后后。夜晚，当我做这份答卷的时候，心情久久不能平静。我走到窗前，拉开沉甸甸的窗帘，从宾馆八楼的客房望出去，宽阔的街道像水洗过一样的干净，伸向远方。生活的道路是没有这么笔直、平坦的。

初识《希氏》

我是20世纪50年代初期，在原山东大学医学院读书时，开始听说《希氏内科学》的。知道这是一部由众多国际知名专家共同协作写成的内科巨著。倡议并主持编写这部巨著的是美国著名医学教育家、内科专家希塞尔（Cecil, Russell L.）。为纪念他的业绩，这部原名《医学教科书》的巨著，后来正式命名为《希氏内科学》。它从1927年问世以来，每隔三年至五年修订再版一次。它的权威性早已为国际医学界所公认，被誉为"标准参考书"。

作为一个医科学生，我当然很想见识一下这部权威之作。买是买不起的，只能到校图书馆去借。借的人多，要排队等候，然后限期归还。我等了半年，总算把书借到手。这是第7版的《希氏》。记得当时我是双手把这部十多斤重的大书抱回宿舍的。

从那以后，我就埋头读书。因为还要上课，想在规定限期内看完是不可能的，尽可能多看一些吧。我发现这部巨著的论述风格果然不同凡响，系统、严谨、鞭辟入里，特别着重于基础理论和临床需要的联系。觉得自己像个懵懂的孩子，闯进了一座瑰丽宏伟的宫殿，眼花缭乱，美不胜收……

一个周末夜，同学们都出去了，我留在宿舍里，还在贪婪地阅读着这部巨著。当月亮从窗前升起的时候，忽然有个念头萌生了：这么好的书，为什么不把它译成中文呢？我想也许我可以试着来做这件事。

我自己也被这个想法振奋了。这时候，一个同学进来。他是刘丕仁。我常叫他刘博士，因为他字"渤诗"，与"博士"同音。刘博士比我大很多，考入山东大学前，已做过几年开业医生。我正为自己的想法兴奋不已，很需要一个倾诉的对象。刘博士就是最好不过的人选。我们一直是很好的朋友，后来成了终生之交。

刘丕仁听了我的想法，很长一阵没说话。我以为他会反对，叫我清醒点。但是他说："我看你能行。"

我很高兴，希望他再说点"依据"和"理由"。

他说："你英语不错、中文也行。但是你现在还不行。"

我问："为什么？"

他说："在专业上，你还差把火。至少要等内科学完了，还有儿科、公卫、妇科、五官科等也都学完了，才能动手。"

我知道这些也都是《希氏》会涉及的内容。所以我说："我不是现在就要动它，而是想先译部比较小的书，要是行，再动《希氏》。"

这个分两步走的办法，立刻得到刘丕仁的认可。

先来试译一部小书

不久我在附院图书室选中英国吉拉德·欧文思教授（Prof.Ovens, Gerald H. C.）的一部约20万字的小册子《临床外科须知》（*An Approach to Clinical Surgery*），走出第一步。

实习医生忙不可言，哪有时间译书？但我还是能够出奇制胜的。这"奇招"就是：晚上做完一天的事，临去睡觉前，喝上一茶缸水。这样凌晨两三点钟，尿意窘迫就会把我唤醒。刘丕仁为我找了一个译

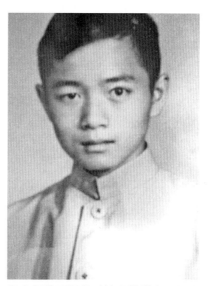

躲在阁楼里译书时的医学生王贤才

书的地方，就是三病房顶楼上从来无人光顾的蛛网尘封的小阁楼。坐在用报纸包起的砖上，伏在肥皂箱上译书。我的眼睛近视，凑近看时，常常闻到一股焦味，那就是头发被烧焦了。

这样工作到六七点钟，估计同学们该起床了，就收拾好溜回宿舍，和同学们一起洗漱上课。后来证明我的这段"地下工作"，保密性还是不错的。当时住我下铺的刘镜如（他后来是青岛市卫生局局长）说，他始终不知道我的这些活动。

我的第一部书就是这样偷偷译成的。译得怎样，得请行家看看。那时候，从民国过来的老师们，中英文根基都很好，找人不难。但刘丕仁认为，这一找，事情又暴露了。难免闹得沸沸扬扬，招人物议。干脆寄到出版社去吧。归根到底，是要他们认可的。

这话在理。但寄译稿，还得附上原书。当时附院图书室的管理员是内科黄洵杭大夫的夫人。黄师母为人和气，我因常去看书，有时还帮她做点事，和她处得不错。她终于被说服把书借给我，使我能连同译稿一起，寄到上海科技出版社。没有她的支持，走出这最后一步，恐怕也要功亏一篑了。

1957 年，这本小书在上海出版，我也毕业了，分配到北京一家医院工作。

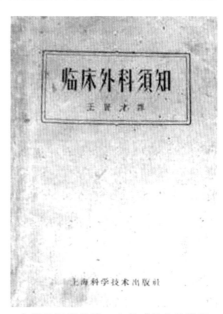

在学校译出的第一本书《临床外科须知》，1957 年在上海出版。

《临床外科须知》的出版，对我是个很大的鼓舞。我买回了第 9 版《希氏》，正式向它进军了。

第一次焚稿

可是我的时运不济，不久灾祸突然降临。1958 年 6 月 27 日，我被补定为"右派"分子，主要"罪状"是，我曾说过有些苏联专家不如我们中国专家，还流露过这样的思想：苏联医学不是世界最先进的，我们应该学习国际的先进经验，不要只是学习苏联一家。

但我还是"幸运"的，没被开除，也没下放，仍旧留在医院里"监督改造"。工资没有了，每月发32元生活费（那时我父亲已经去世，在九江还有母亲和一个上小学的妹妹须我抚养）。生活很困窘，但我还是感到满足，因为我还能在医院里，从事我心爱的临床工作。

这期间，我所在的医院奉命迁往内蒙古呼和浩特，支援民族地区的"大跃进"。

在一个朔风呼啸的夜晚，在医院旁的荒地里，我把刚译成的第9版《希氏》约40万字译稿，忍痛烧掉了。望着那跳跃的火舌，看着自己一个字一个字写成的手稿，在自己面前化为灰烬，心里很难过，但这是我自己做出的决定，因为对于我来说，当前最重要的是"立功赎罪"，争取早日摘掉"右派"帽子，"回到"人民队伍里去。那时《希氏》会有新的版本问世，我再重新开始。

不久，国外出了第10版《希氏》。我实在按捺不住，还是想把它买回来。我和家里的那点生活费，只能勉强糊口，已无"节约"的余地。后来我偷偷卖了400毫升血，把书买回（卖自己的血还得偷着，怕人说"装穷"，给党的脸上抹黑。"身份"不一样，动辄得咎；这是被专政者必须顾忌到的）。

书是买回来了，不敢动手译它，"偷着干"也不敢。因为"群众的眼睛是雪亮的"。到处都是"警惕"的眼睛。我会偷着看一下，但很清楚，这还不是我译书的时候。

1960年，领导上让我做内科"代理主治医师"，同时对我说明：在技术上、工作上你可以也应该指导下级医务人员，但在政治上则要接受大家对你的监督和教育。每天早晨，我和住院医生、实习医生们查房时，我是他们的上级医生，给他们讲课，回答他们提出的问题。查完房后，他们回到办公室，我又回到病房去，给病人扫地、擦桌子、拿大小便器……凡是病人需要的，我能做的，我都抢着去做。不是有人强迫我，我是"自愿"这么做的，因为我是"右派"，不能跟人家一样，不然怎么能"立功赎罪"，摘掉"右派"帽子，回到人民的队伍里来呢？我真是做梦都想着"摘帽子"。这一天终于给我盼到了。

终于摘了"右派"帽子

这个时候，国内外情况都有了很大改变。三年困难时期来了，还有中苏交恶，苏联成了"修正主义"，不是什么"老大哥"了。陆续发表的"九评"，彻底揭露了"苏修"的反动本质。我当年说的那点话真不算什么。终于，院党委宣布给我摘掉"右派"分子的帽子。那是 1961 年 11 月 27 日。

会后，我回到病房值班，兴奋得一夜没睡好觉。我觉得在我面前又重新展现了无限美好的前景。第二天下午，我第一次享受了半天补休，上街理发、照相，还在饭馆里吃了一碗面，喝了一杯酒，庆贺自己的"新生"。

我又恢复了过去的活力：写文章、写论文、作学术讲演，重要的是买回了第 11 版《希氏》，再一次向这部巨著进军，想要实现我学生时期立下的那个心愿。

但是不久又开始强调"阶级斗争"，还来了"四清"运动。我已做好了挨整的准备。但是这次他们太看重我了，把我列为全院重点，而且是重中之重。但是他们百密一疏，错了一招（非常、非常重要的一招），使我终能逃过一劫，免于此难。

工作组还是不肯放过我，要我"夹紧尾巴做人，不要让资产阶级成名成家、白专道路的反动思想恶性膨胀，再一次滑到与人民为敌的深渊。"还特别警告说："'右派'分子的帽子可以摘，必要时还可以再戴上的！"我听了真是不寒而栗。

在另一个朔风呼啸的夜晚，在医院旁的荒地里，我又把第二次译成的《希氏》第 11 版的手稿（也还是 40 多万字），点火烧掉了。我感到从未有过的沮丧和痛苦。因为这次焚稿，和上次很不同。上次焚稿，我是抱着希望那样做的：摘了帽子就好了，一切可以重新开始。痛苦的后面，隐藏着希望。甚至于，正是这种希望的火焰，才使我有勇气下决心这样做的。但是，现在呢？

鲁迅说过：人生最痛苦的事，莫过于梦醒了无路可走。做了那么久的"摘帽子"的梦，如今帽子真的摘掉了，可我的希望和路又在哪里呢？祥林嫂捐了门槛，没能赎了她的"罪"；我摘了"右派"帽子，也没有真的把我的"罪孽"

消除。我觉得烧的不只是译稿，它把我的希望也一齐化为灰烬了。

（生活有时很严酷，但也不失幽默和揶揄：改革开放后，我应邀回到内蒙古，在新建的科技馆与内蒙古科技人员相聚。那高楼就在我原先工作的医院旁边，也就是我两次焚稿的地方。）

"文革"中升级为"现行反革命"

"四清"运动还没结束，又来了"无产阶级文化大革命"。我又成了"牛鬼蛇神"，被关进"牛棚"。1967年进了看守所。1968年4月27日正式"升级"为"现行反革命"，在呼和浩特被判刑12年。所幸当局念我一技之长，把我分配到劳改部门的医疗单位服刑，使我得以避开繁重的体力劳动。

判刑后首先要考虑的是家庭问题。我是"摘帽"后1963年结婚的，妻子是我中学同学，妇产科医生。我们有个儿子，那年4岁。经过反复考虑，我觉得只有走离婚的路。不是说我判了12年重刑，哪怕只判1年，将来也是个"劳改释放犯"，在那个年代也是难以立足的。自己的路好像已经走绝了，何必要让妻子和不懂事的孩子也跟着受罪，受人歧视呢？就这样离了婚，儿子只能由她抚养。老家的妹妹，在我判刑之后就下放了（那年她初中毕业），只剩下年迈的母亲，孤苦伶仃，住在老家九江。

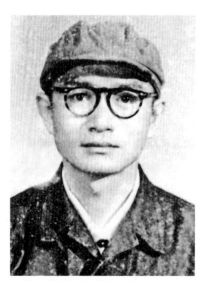
在狱中做"犯医"时的王贤才

犯人每月有2元"零花钱"。听说以前做技术活的犯人还能拿到"技术津贴"；任务完成好的，还能给点"奖金"。"文革"后这些都作为"资产阶级法权"被打倒了。一律发2元。我都留着，每年给母亲寄去22元。这点钱也养活不了她，但我已无能为力了。每月给老母发一封报平安的家信（平信每封邮资8分）。

这时，国外《希氏》已经出到第12版，但我已无缘见到了。

"珍宝岛"战役后，中苏关系紧张，战争一触即发。内蒙古成了国防前线。要准备打仗，1970年初，我们这些劳改犯奉命转移到山西省太原市。我也还是在劳改队的医疗部门服刑。

1972年春天，一位刑满释放出去的朋友程大路，在太原市外文书店发现来了第13版《希氏》。程大路当时只有20多岁，被打成"反革命"期间，曾因胸膜炎在我这里住院半年，愈后因剩余刑期已不长，留在病房里做护理工作。他是上海人，不能回家，留厂就业，继续改造。每月"工资"只有29元，还要接济下放在安徽省农村的妹妹，生活已很拮据。但他知道我对《希氏》的感情，竟典衣举债，替我把第13版《希氏》买下，送进劳改队。

都说男儿有泪不轻弹，我这个饱经沧桑的中年人已经很少冲动了，遑论落泪。但是，当我双手接过这部阔别已久的《希氏》时，还是禁不住泪如雨下。

狱中译书

我在劳改队住的是窑洞样结构的毡房。用屏风隔开，后面睡觉，前面是接诊室。以后一些日子里，我就在自己房里，悉心阅读这部巨著，再一次感受它那严谨、系统而又鞭辟入里的精彩论述。科学在发展，随着时代的推进，不断修订的《希氏》，又有了多么深刻而巨大的变化啊！

那晚我在自己房里（应该叫"监舍"）看书时，忽然想到：我一直在等待译书的时机，等了这么多年，一直等到劳改队来了。我还要等到什么时候呢？这不就是我译书的时候吗？

这个想法好像很不现实，那还是"文革"时期，我，一个正在服刑的"现行反革命犯"，《判决书》上列举我的"反革命罪状"，就有"吹捧美帝国主义科学技术和资产阶级反动学术权威"，现在居然想在"无产阶级专政"的高墙下，翻译这部来自大洋彼岸，集"反动权威"之大成的"美帝国主义巨著"，岂非异想天开，自讨苦吃？！

但我不是一时冲动这样想的，而是经过深思熟虑，反复斟酌的。的确，这些年来，学生时期的那个心愿经常在敲打我，使我有一种负债的感觉。我对自己在劳改队的处境，也作了一些分析和估计。我在这里负责全部犯人的医疗卫生。对此，我一直是小心谨慎、兢兢业业、全力以赴的，没给领导找过一点麻烦，也没出过一点事故。劳改队的干部对我是信任，甚至是尊重的。我觉得我有可能说服劳改队的领导，取得他们的支持。

按规定，劳改队的干警（那时劳改单位属公安系统，劳改队干部都是干警）是不能到我这里来看病的。但实际上从劳改队最高领导政委算起，都常来我这里看病。我当然无权拒绝。那天，劳改队的政委李恒文又来了。他一直苦于心率过慢，病因不明。我经过检查，认为是冠心病的表现。后来外面的专家也认同了。那是个食物贫乏的年代，冠心病在国内还很少见。一两例冠心病引起的心肌梗塞，都能在国家级杂志上发表。国外这样的病人很多，但中国医生们难得见到这样的报道。我觉得可以从这里切入。

看完病，我取出第 13 版《希氏》。李政委惊异地说："好大的书！是本什么书？"

我是有"预谋"的，于是把《希氏》的情况向他作了介绍，说："这是部好书，你这样的病书里也说得很多。我们国家需要这样的书。所以，李政委，我想把它译成中文，您看怎样？"

李政委没有回答我，而是把书打开，随便地翻着。他那时 50 来岁，是个抗日时期参加革命的工农干部，没有很多文化。我开始感到不安，是不是这个问题提得太突兀，也太过头了？

他翻了会儿书，说："这么大的书，你能译得了？"

我说："大不要紧，总有一天能译完。"

他不作声，还是慢慢地翻书。又过了好一会儿，他站起来说："既然是本这么好的书，你就译吧。就在这里译，我们支持你。将来没地方出，我们出钱给你印。"

这就是原话。而且他说的支持不是空话。他按我开的单子，叫人给我买来翻译工作必不可少的工具书，订了医学杂志，甚至订了外文医学期刊（影印本），让我了解国内外医学发展动态，跟上医学发展潮流。外文期刊就是给我个人"专用"的。所有稿纸都是劳改队给的，要多少给多少。

人们说，王贤才万幸，在劳改队里遇上好人了。的确，遇上了好人，不是一个、两个，而是一帮子。从政委到一般干部都很支持我，至少没人与我为难。这使我感到：就是在"四人帮"最得势的时候，在他们控制得最严、最紧的大墙后面，人们也在自觉或不自觉地抵制他们那一套。

就这样，在这些好人的支持下，在劳改队里，我第三次向《希氏》进军，争取实现学生时期的那个心愿。

学"哑巴日语"

第13版《希氏》是由177位知名专家共同编著的，除了传统的内科内容，还包括与内科有关或有联系的其他学科以及一些边缘学科，包括妇科、儿科、传染病、神经精神病、皮肤病、眼耳鼻喉以至临床检验、医学统计、宇航医学、人类遗传学等内容。劳改队与世隔绝，在这样的封闭环境里，一个人翻译这种百科全书式的医学巨著，当然会遇到困难。但在"文革"这个历史时期，监狱里还真不乏能人。在我周围，就有物理学家、化学家、工程师、作家、教授以及导演、演员、音乐家……形形色色的"反革命"里，就有形形色色的人才。他们都是我的顾问、我的老师。我也尽可能地保护他们，只要发现这种人，如果年迈体衰，我会想方设法在他们身上找出一两种病（这是不难的），让他住进病房，保护起来。翻译中遇见什么问题，我也可以随时向他们请教。

尽管这样，当我译到20世纪70年代初期问世的尖端技术——电子计算机处理的X线断层摄影（即CT）时，还是卡住了。那个时候，无论我还是我的"顾问"们，谁都没见过CT，没用过CT，听都没听说过。通过家在太原的犯人带话出去，家属想方设法，借到一份CT说明资料，是日文的。我看不懂。病房里倒有懂日语的，就是山西大学历史系教授罗元贞老人。但他也看不了这样的资料，建议我自己学一下日文。我不免犹豫：为看点资料，竟要学上一门外语，是否太过？

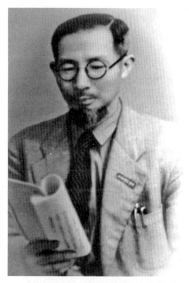

在狱中教我日语的罗元贞老人

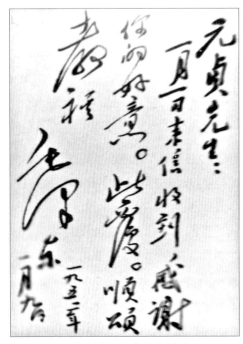

毛主席给罗元贞的亲笔信

罗老说，别人代替不了你。不过你放心，日语能速成，学个"哑巴日语"，只求"一会"（看书），一个月就行。

也只有这样了。于是我停下翻译，跟罗老学日语。

罗元贞早年留学日本早稻田大学，研究日本史，对中国诗词也有很深的造诣。他曾给毛主席改过诗。毛主席七律《长征》中，"金沙水拍云崖暖"一句，"水"字原作"浪"，罗老建议改为"水"，毛主席接受了，因此被称为毛主席的"一字师"。这位嗜诗成癖的学者，研究日本文化，又娶了日本夫人，被打成"日本特务"，身陷囹圄。他虽是未决犯，尚未判刑，但是看守所人满为患，也都送来了。不用说，他也是被我"保护"性地住进病房的。

每天早晨查房后，我就和罗老在我病房里学日语。罗老自己给我写教材，从五十音图学起。累了，我们常以背诵古诗、古词的方式休息。背得最多的是《琵琶行》，因为"浔阳江头夜送客"，写的正是我的故乡——九江的风土人情。老人也常为我吟诵他自己的新作，他那苍老而略带沙哑的声音，总是使我激动、唏嘘不已。

日语中很多汉语词汇意思和汉语相同，只是读音不同。比如"科学"，日文也是这样写的，意思一样，只是读法不同，那就不去管它了。有些汉语词汇，中日意思不同，比如日语的"汽车"是指"火车"，我们叫"汽车"的他们叫"自动车"，记住不同就行了。在罗老的指导下，不到一个月，我的"哑巴日语"就粗通了。回过来再看那份 CT 的日文资料，终于看懂了。《希氏》上有关 CT 的一段不到千字的内容，竟费了这样的周折，才得以译成。

突然开释

就这样，我把一切可能用上的时间，全都用在翻译上。经历了上千个日日夜夜，克服了一个又一个困难，到 1975 年 9 月，终于完成了第 13 版《希氏》全书共 340 万字的翻译。

常常有人问我：在经历了那么艰难曲折的道路，终于译成这部巨著，有过什么感想呢？

可是我真想不起有过什么特殊的感觉。也许是阶级斗争的风雨，已经把我的神经吹打得很麻木了。我连那天的确切日期也不记得了（应该是没想着要记住它）。写完最后一个字，夜已很深了。我把最后那些手稿，放进先前完成的那些手稿里，看见那堆起来有一米多高的稿纸，好像感到有点欣慰：总算做完了这件事。但也有一种不祥的感觉突然涌上心头：我不会点火再把它们烧了吧？⋯⋯

我去上厕所，准备睡觉。监舍很安静，没人走动。因为除了我这里，所有犯人住的监房睡前都要锁上。夜凉似水，月明风清。能看见大墙上的高压电网，还有在墙上走动的荷枪实弹的解放军。后来我就睡了。

但是译完《希氏》不几天，我的生活发生了重大变化。这是受惠于邓小平同志二次复出，提出"三项指示为纲，各行各业都要进行整顿"的要求。内蒙古法院经过整顿和复查，决定对我撤销原判，改判 8 年。因为他们推算我即将坐满 8 年。但是他们不知道，我在医疗工作上立过功，减了 1 年。要是改判 9 年就很"合适"了，改判 8 年，多坐了 1 年。当然，多坐 1 年也不算什么，那时没有国家赔偿的概念，只是劳改队还是觉得有点不妥。他们是执行单位，不能让犯人多坐了。所以劳改队叫我释放后先别忙着回去，他们要派人到内蒙古去，是否干脆不要判了，改个"免于起诉"什么的。国庆后，真的派了两位干部去内蒙古，可是他们很快就回来了。内蒙古一口拒绝了，说无产阶级专政是严肃的，哪能轻易变动。况且这人是有"前科"的，不就是"右派"吗！

劳改队给了我 100 元生活补助费，这是当时对劳改释放人员所能补助的最高数额。重要的是，全部译稿都让我带回去了。1 万多页 340 万字手稿，分装在三个纸箱里。我把它挑在肩上。虽然有些分量，但那感觉还是好极了，觉得8年牢坐得有点"值"。在外面监督劳动，肯定做不了这事。也许在批斗中早已死于非命了。

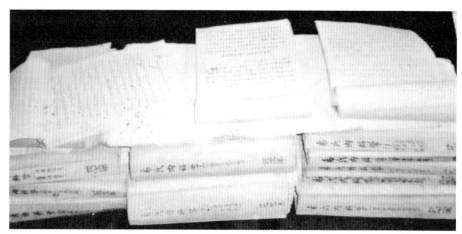

在狱中译出的第13版《希氏内科学》手稿（现已捐赠九江市博物馆）。

我到家时，母亲正给一个小女孩洗澡。这些年来，妈妈就是靠给别人带孩子糊口的。我发现妈妈房里的东西，几乎全都卖光了。这是可以想到的。我原来以为，我住的那间房应该租出去了，其实没有。母亲不但一直为我留着这间房，而且房里的东西也都原封不动地留下了。母亲卖掉了自己可能卖掉的一切，却留下了儿子的所有东西，就连我早年买的那辆自行车也留下了。我后来一直都骑着这辆已是锈迹斑斑的自行车。在我的经济情况有了好转之后，我也没想过要换车。今生今世要骑车就是它，再不会买车了。我要永远珍惜母亲在那么困难的情况下，替我保留下来的这一切。

《希氏》又有了第14版

九江有个国棉二厂，离市区较远，职工和家属有一万多人，有个职工医院，新盖了病房大楼。我就在这里当了一名临时工。临时工也有很多"档次"。"高档"的临时工是由劳动局下指标的，能享受公费医疗，也有劳保福利。我是以最低档的临时工进国棉二厂当医生的，月工资34.5元，没有劳保福利，也不能享受公费医疗。厂子离家很远，每天得坐厂车上下班，每月买一张班车月票要 5 元，剩下不到 30 元养活我们母子俩。我每天不吃早饭就去赶车上班，对母亲说到厂里去吃，其实我到厂里就不吃了。后来我很后悔，因为我不在家吃早饭，她老人家也不吃了。中饭我只能在厂里吃。我常常吃放有糖精的米糕，这样就不用买菜了。如果吃米饭，我就买点咸菜或腐乳。晚饭回家和妈妈一道吃。我兢兢业业地工作，看门诊，也管病房，有重病人住院，就是我值班。医生和护士们的业务学习、外语学习，也都是我。那时也没什么讲课费、加班费（夜班有 3 角钱和 2 两粮票的补助）。

生活是清苦的，但我这个人很容易满足，还是觉得满足了。因为半世漂泊，总算回来了，母子团聚，也算有了个家。家就是"窝"，我可以躲在这个"窝"里，做自己想做的事，而不用担心一些人"警惕"的眼睛。不久，有了第 14 版《希氏》，虽然我们已很拮据，但这书还是要买的。我又开始对照新版来做补译的工作。

九江的夏天很热，室温常在摄氏 35 度上下。写字时，手臂上的汗水会把稿纸湿透，得用干毛巾把手臂包起来。妈妈总是坐在我身后，用蒲扇给我扇风。母亲没有什么文化，她不知道我的工作有什么意义。对她老人家来说，能看见儿子在她身边生活和工作，就很欣慰。她老人家像我一样，也是很容易满足的。

"四人帮"打倒了。1977 年，我冒昧地给中国医学科学院院长黄家驷写信，说我译了第 13 版《希氏》全书。我没把我的具体情况告诉他，因为一言难尽。我只是说，我是在十分艰难的条件下译完这部书的。信寄出不久，就收到黄家驷的复信。他对我独自一人译成这样的巨著表示惊讶和赞赏。他说这是很有价值的书，既已译出，建议我立即与出版社联系，组织审稿和出版。就以他这封信作为推荐。复信是郑重地挂号寄来的。但是我经过慎重考虑，没有按黄家驷的嘱咐立即与出版社联系。在"四人帮"刚被打倒的那个乍暖还寒的时节，"阶级斗争"的弦还是绷得很紧的。

落实政策

我还需要等待。人们都在焦急地等待。终于盼来了十一届三中全会这个历史性的转折。中央发出 55 号文件，给全国"右派"落实政策：尚未摘帽的，全都摘帽；属于错划的，给予改正；失去工作的，安排工作。按照这个精神，1979 年 4 月，市里把我安排到九江市第二人民医院。因为前妻已婚，这年 9 月，经人介绍，我也结了婚。妻子曾汉英，是学生物的，中学教师。这样，我有了正式工作，又有了新的家庭，汉英在生活上对我照顾得无微不至。母亲和我都很欣慰。

这时，很多人都回原单位去争取平反，汉英也一再劝我去落实政策。我总是犹豫不定。客观上这时我很忙。除了上班，市里还有两个长期讲座，讲科技外语和国外医学动态。还要做《希氏》的事。重要的是，我觉得平反不平反，对我来说意义不大。为什么呢？第一，别人平反后，官复原职。我无职可复；第二，别人是党员，平反后恢复党籍，我也不存在这个问题；第三，别人平反后恢复原工资。我过去是卫技 14 级，这次安排工作也还是卫技 14 级，这就是大学毕业生的最低工资标准。而要落实政策，就得回原单位。我实在不愿再去见当年整我的那些人。

可是生活又来教育我了。

国家决定恢复职称评定。大家都很兴奋，奔走相告。可是我所在医院的书记不允许我报考任何职称，因为我的"右派"还没"改正"，也还是个"劳改释放犯"。我这才感到兹事体大，不落实政策是不行的。

1980 年 8 月回到呼和浩特原工作单位，真是感慨万千。我的"右派"早已改正，只是他们不知道我这人"改造"到哪里去了，没法通知我。接着内蒙古高级人民法院也为我作出平反决定，原单位据此作出"恢复原职（医师）、原薪（卫技 14 级），补发工资，连续计算工龄"的决定。补发工资是意外之喜。因为我是在"文革"期间判刑劳改的，国家规定"文革"期间停发的工资都要补发。

签约出版《希氏》

补发工资涉及钱的问题，大约要走很多手续，只能耐心等待。这期间，替一位朋友联系他的书稿出版的事，我来到内蒙古人民出版社科技编辑室，见到当时的副主任徐诚。徐诚对朋友那部书稿不感兴趣，因为已出了类似内容的书。他起身送我时，随意问了句："还有什么好书稿吗？"

我也随意说了句："很大的书稿，你们有兴趣吗？"

徐诚说："大小没关系。"

我说："《希氏》。"

徐诚眼睛一亮，立即说："这部书好！你搞完没有？搞完了给我们送来！"

我们又重新坐下交谈。我大致说了我的译书情况。徐诚听得很认真。他说要看黄家驷的信，我也答应了。

我让汉英把黄家驷的信寄来，还寄几万字译稿来。我把这些都给了徐诚。徐诚很高兴，要我给他一些时间。

半个多月后，他就匆匆跑来找我签约了。说他们决定分10册陆续出版，三年出齐。这个决定把我吓了一跳：一部这么大的书，就这么决定了？我们素昧生平，从不相识，他怎么就能信得过我呢？

原来这些天里，围绕这部书，他已做了很多工作，了解到我是个不错的医生，当年在内蒙古卫生界也曾小有名气。他看了《希氏》部分译稿，从图书馆检索到我早年译的那部《临床外科须知》，认真看了，觉得译文不错；于是认为我在外语、中文和专业上，都有一定基础。他还开了两个座谈会，有一个是专程到北京去开的，征求与会专家们对出版《希氏》的意见。他在北京还去拜访了黄家驷。黄家驷对出版《希氏》的想法很支持，同意为中译本写序。做完这些事，他才向领导汇报，找我签约的。

我想还有一点他没有说，但也许是更重要的原因：中华人民共和国成立以来特别是"文革"以后，英语人才已是凤毛麟角，所剩无几了，我总算活了过来，又有这部现成的译稿。这是我的幸运，其实也是我的侥幸。尽管如此，我对徐诚的敬业精神还是非常敬佩的。他比我年轻12岁，1966年毕业于内蒙古大学生物系。以后我和他也成为终生之交。

徐诚代表出版社与我签约。首先出版第5分册《心血管疾病》。不是因为我的专业就是内科心血管病，而是徐诚的营销策略：因为患心血管病的人多，这样的书更好销。卖得好，也能增加社领导出书的信心。

回到九江，我立即把5分册译稿找出给徐诚寄去。徐诚迅速处理，发到印刷厂。那还是铅字时代。可是就在排印期间，又来了第15版《希氏》。这不是什么好事多磨，世界就是这样。它总是迈着坚实的步伐向前迅走，从不宽容，也不会等待。我们只有加快步伐，迎头赶上。

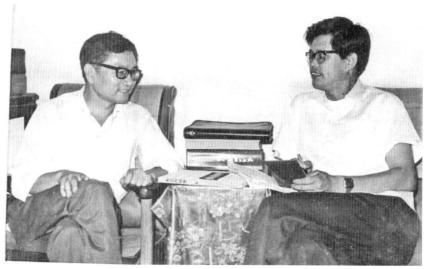

徐诚（右）与王贤才商讨《希氏》的事

重译第15版《希氏》

第15版《希氏》又有了很大发展，内容更充实、完整，更能反映当前医学发展的动态。第13版是由177位专家编著的，第14版是200位，第15版则是237位；全书篇幅也由第13版的340万字，发展到第15版的470万字。

我可以走一条现成而平顺的路：把增补后的第13版和第14版译稿提供给出版社。这样做，符合我和徐诚签订的合同，而且在国际已有的几种文字的《希氏》译本中，也不落后——当时国外最新译本还只有第13版。

但是这样做，我这个很容易满足的人，却感到不能满足了。既然我已经见到了第15版，而第15版比起过去的版本又有着明显的优点，要是我不能把最好的版本译出来，我会感到内疚和遗憾。毕竟我不是为出书而出书，而是把它作为一个心愿、一种理想来追求的。经过反复考虑，我决定还是重新开始——按第15版重译《希氏》全书。

我给徐诚写信，要求撤稿，也给黄家驷写信，说明此意。黄老很快表示同意，说："就是要有这种精神！你们把我写的序言也寄回来，我再就此补充几句。"黄家驷为第15版《希氏》中译本所写序言的最后两段，就是他后来加上去的。徐诚也很快复信表示支持。我告诉徐诚：我将在三个月内交出最先发排的第5分册译稿。全部译稿也将在三年内完成，也就是说，还是用三年或稍多一点时间，推出《希氏》第15版中译本全书。

我又投入了新一轮的紧张工作。不是没有预计到这个工作量和它的艰巨性，但我想，今非昔比，再难，也比在劳改队里译书要好吧！

从此没有任何节假日，没有午休。每天天不亮就起来工作，到6：25分，一边洗漱、吃早饭，一边收听电台天气预报和新闻节目。午休也免了。为了看中央电视台的《新闻联播》。一年四季我们都是下午7

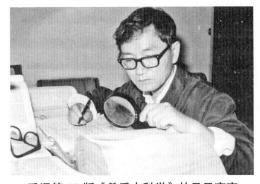

重译第15版《希氏内科学》的日日夜夜

点在电视机前吃晚饭，饭后又可以继续工作到深夜。

首先推出的仍是第5分册。不出徐诚所料，这个分册卖得很好。首印10000册很快售尽，又加印了10000册。1985年底，第15版《希氏》全部译成，共470万字。

回忆这些年来，我一共接触了五种不同的版本。从1957年到1985年，28年间，先后译出了1050万字。这个字数大约是《红楼梦》的10倍。我们是世界上首先拥有第15版《希氏》译本的国家。

卫生部对《希氏》译文组织评审，专家们对译文质量表示满意。卫生部为此特设"医学翻译特别奖"，1987年2月，崔月犁部长在卫生部为我授奖，我的妻子曾汉英由于在译书和出版过程中的积极相助，也被邀请去北京，参加授奖仪式。迄今为止，此奖是中华人民共和国成立前后仅有的一次（一年后，徐诚在内蒙古荣获出版战线的重要奖项"伯乐奖"）。

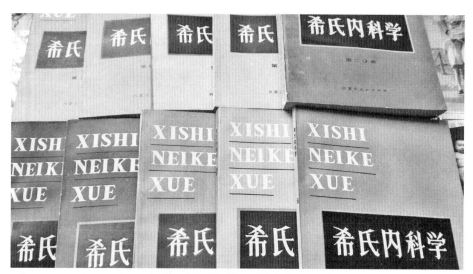

1985 年底，《希氏》第 15 版全书 10 册出齐。

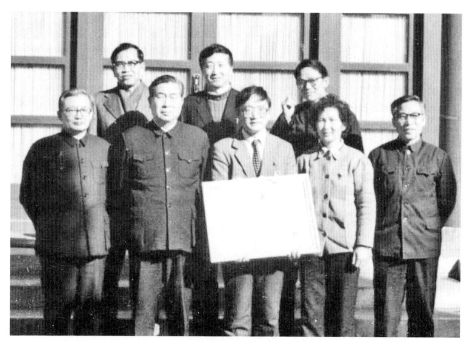

1987 年春，在卫生部接受"医学翻译特别奖"。左一是卫生部副部长顾英奇，左二是卫生部部长崔月犁；左三、左四是王贤才夫妇。

我不是中国第一个翻译《希氏》的人。民国年代的中华医学会曾组织一批专家集体翻译、出版过第 7 版《希氏》（似非全书）。为什么我的翻译特别引人注意呢？我想不是我真的做了什么了不起的事，而是可能由于以下一些原因：首先，《希氏》本身的学术地位和价值，这要归功于它的原作者。其次，作为一部世界医学名著，《希氏》已有意、日、西班牙、葡萄牙等多种文字译本，但各国翻译《希氏》都是上百人的专家班子，集体翻译，而我是独力完成。不是我这个人特别能干，是我的境况和经历决定了只能如此。最后，我又有着近乎传奇色彩的译书经历。

后记

以后一些年里，我为《希氏》还译下了：《简明希氏内科学》第 2 版（141 万字）、《希氏》第 17、第 18 版补译本（150 万字）、《西氏》第 21 版全书（600 万字）（因与西安世图合作，他们要求改"希氏"为"西氏"）、《西氏》第 22 版全书（815 万字）。

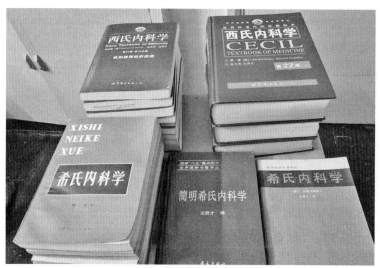

以后一些年里陆续推出的各种《希氏》版本（共 5 种 25 部 2100 万字）。

连同最先出版的《希氏》第 15 版，我先后接触过九个不同版本，共计译成和出版 2106 万字。在我迄今为止的全部译著（约 5000 万字）中，《希氏》

系列约近其半，结缘可谓深厚了。

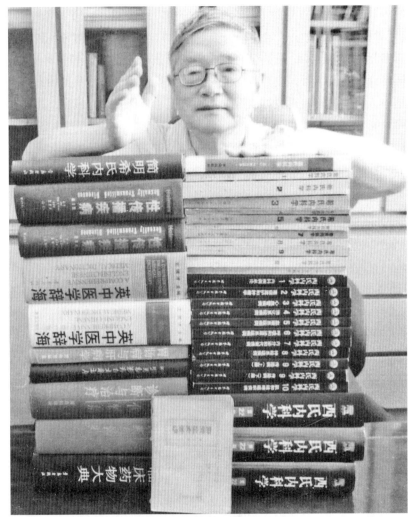

王贤才和他的译著。最前面的小书是学生时期译下的。它是"丑小鸭"，但它引领了后来那 5000 万字的译著。

（《人物》1986 年第 6 期；《中国青年》1986 年第 12 期）

艰难的历程

——我和责任编辑徐诚（之一）

翻译《希氏》是一个艰难的历程。没想到它的出版也很艰难。

《希氏》出了第15版

我从内蒙古落实政策回来后，很快把在狱中译出的第13版并按第14版修订补充了的心血管疾病（也就是中译本第5分册）译稿整理出来。那时还是铅字排印。有图有文的书稿，得先发图制版。所以我要先把图中的词条译成中文，并按图中要求的大小，注明字号，寄给徐诚。徐诚发到印刷厂排出，再打印出来寄给我。挖补图字，是个很细的活。先把原书的图复印下来，再把打印过来的中文词条用刀片按图中位置大小切割下来，粘贴上去，使原文刚好覆盖。贴好字的插图再经一次复印，就可以拿去制版了。所有插图的事，都是我爱人曾汉英下班回来做的。她心灵手巧，完成得很好。从这时起，到我们开始使用计算机前，我的所有译著中的插图都是这样做成的。

我在译稿上已按与徐诚商定的各级标题字号做了标注，所以徐诚收到译稿后，很快就向印刷厂发稿付排了。初校由徐诚负责。我看二、三校样，最后核红。

这时一位大学同学告诉我：《希氏》出了第15版！总主编变了，换成英国牛津大学的著名内科教授毕森（Paul B.Beeson），他为此已调到华盛顿大学。各卷分主编和各章作者，都有了很大改变。整个篇幅，也扩充到约460万字。看起来已不是做些修修补补就能做好的事。

经过一番思想斗争，我决定推倒重来，重译第15版全书。不是没想到这有多大工作量和困难。但我想再难也比在监狱里译书强吧。

我要重译全书

我给徐诚写信，请他尽快撤回发到印刷厂排印的 5 分册译稿，美国出了第 15 版，我决心按第 15 版重译全书。当天到邮局挂号寄出。回来还是坐立不安，不知道徐诚会是什么意见。邮局说挂号信其实比平信更慢，从江西（九江）到内蒙古（呼和浩特），要走 10 天以上。一两个来回就是一个月。亲自跑趟内蒙古也值得，但那也太费时间。还是打电话吧。

20 世纪 80 年代初，没有手机，也没有程控电话，普通人打长途不是件容易事。家里没有电话，要到市里的电讯局去。长途有两种情况，一种是"叫人"，一种是"叫号"。"叫人"时，电讯局要先找到指定姓名的人拿起电话，再通知主叫方接话。"叫号"只要接通那个电话号码就行。我当然是指名要找内蒙古出版社科技编辑室的徐诚。

我在电讯局坐等，等到中午电话还没来，不敢走动，怕电话一时来了找不到人，又得再排队。汉英赶来给我送饭。下午三点多，电话终于要通了，找到了徐诚。

我说："老徐，《希氏》又有了第 15 版，改动很大。"

徐诚说："不管它。我们签的是 13 ~ 14 版。就这，在国内也是最新最新的。"

我说："老徐，既然已经出了第 15 版，要是我们不能把最新最好的版本贡献给读者，那不会很遗憾吗？还是努力做得好些，尽可能好些。"

徐诚沉吟说："可是 5 分册已经发稿了。"

我说："老徐，赶快从印刷厂追回来。"

徐诚说："你要重译全书？"

我肯定地说："重译全书。"

徐诚说："那可是个大工程。3 年完成，你有把握吗？"

我说："放心，我现在有时间。我会全力以赴。"

徐诚说："新的 5 分册，什么时候能完？"

我说："给我两个月时间。"

徐诚说："一定？"

我一连说了三声："一定，一定，一定。"

徐诚终于下决心了："好吧，就这么办。"

他停顿了下，又说："这事就在你我两人中间，不要说出去。合同也不要改了。惊动社领导又麻烦了。就这么着吧。有事我扛着。你就一心译书吧。"

我说："从印刷厂撤稿，损失的费用我来承担。"

徐诚说："这些你都不要管了。你的任务是译书。"

虽说重任在肩，但解决了这个问题，从电讯局出来，我倒觉得一下轻松了。觉得徐诚这人不错，这么大的事，三言两语就敲定了。认识这个人，同这样的人共事，真是我的福气。

现在的问题是，我要保质保量地尽快拿出译稿。

五分册出版了

按我现在的工作节奏，每天约可译书万字。不到两个月，我就重新译完第 15 版《希氏》中的《心血管系统疾病》。正要打包寄去时，忽然有人敲门。开门一看，竟是徐诚站在那里！我惊喜得不知说什么好，只是说："你怎么来了？你怎么来了？"

徐诚直奔主题："五分册译稿还要多久？"

我把他请进来。桌上放着正在打包的手稿。徐诚的眼睛一下亮了："哎呀，真弄完了？"

我说："也是刚完，你怎么知道的？"

徐诚翻看译稿，口里说："心灵感应吧。"

徐诚把译稿理好，说："征订单都陆续回来了，形势不错，开印 1 万册不成问题。打上纸型，以后加印。现在的问题是要尽快出书。"

徐诚是去重庆出差，特意绕过来的。这也真巧了，晚一天，这稿就寄出去了。徐诚说他原意只是来看一下，放心点，不想大功告成了。重庆不去了，本来也是打个电话就能解决的事，不过是个借口。

我说打长途电话很费事。

徐诚说他明白。拿了部分译稿，要了支红笔就去电讯局。我陪他去。要了号，徐诚就坐在那里看稿，等着接通。中午我去给他送饭，在路上碰见他打完电话，风风火火地回来了。

两件事都办完了，徐诚很高兴。他要尽快回去发稿，已买到明晚去武汉的船票，由武汉回内蒙古。这是最快捷的途径了。离他上船，还有一天多时间。徐诚说，我们都放个假，休息一下吧。

那天下午，我陪徐诚上了庐山。那时候人们刚能吃饱，还没什么旅游意识。进山也不用买票，买张汽车票就上去了。

三个月后，五分册就出版了。中国确实是一个巨大的市场，那时改革开放不久，还处于文化饥渴状态。《希氏》是世界名著，我们与世界医学隔绝的时间太长了，谁不想见识一下这些年来世界医学发展的现状和走势呢？初版万册，很快卖完。又印了1万册。这时，我已译完并寄出6分册《泌尿系统疾病》译稿，转入《消化系统疾病》的翻译了。

徐诚忽然联系不上了

签约以来，我与徐诚一直有着密切的信函联系，商讨有关《希氏》的事。第一次收到徐诚的信，看他那板板正正而又不失清秀娟丽的钢笔字，像是出自哪位娴静端庄的淑女之手，不会想到竟是那个做事风风火火，性格急躁的大男人写的。徐诚说这是他刚入编辑行当时，带他的一位老先生严格要求下养成的习惯。

我们约定，有什么情况，都要及时函告对方。

但是忽然间徐诚的信件中断了，我连去数函，都无音信。电话也打不通。

"叫人"找不到，那就"叫号"吧。内蒙古出版社科技编辑室是要到了，但也问不出徐诚去哪里了，提到徐诚对方就挂机了。

一个人突然失踪了，这样的事过去是有的。记得20世纪60年代，我们单位就有位工会干部，突然"失踪"了。一年后又出现了，继续上班，说是叫去"谈话"了。什么话要谈上一年，带到什么地方去谈了，谈了些什么，都讳莫如深。人们也很懂经，不去追问。难道现在还会出现这种神秘失踪的事么？

这时候忽然收到内蒙古通过邮局寄来的《希氏》第五分册稿费2600元。这钱来得有点迟，但应该还是个好兆头吧。徐诚这个责任编辑是不是复出视事了？再等等吧。徐诚应该有信来。

果然，徐诚来信了，但写得很简短，只是说稿费已结算出来，经社里审批，现已寄出。让您久等了，很抱歉。根本没提他的事。许多情况我是后来才逐渐了解到的。

徐诚搞改革

那时改革伊始。中央号召大胆改革，甚至说了允许改革犯错误，不允许不改革的话，也可看出推动改革之难。毕竟人们在旧体制下生活的时间太长了，任何改革都会牵动一些规章甚至体制问题，很容易上升到"路线"上去。人们在这方面吃的苦头真是太多了。从来搞改革而得以善终的，好像未之有也，历史教训很多。

但是徐诚却是个敢吃螃蟹的人，在他主政的科技编辑室搞起了改革。他是从发行方面动手的。历来的规矩是：出版社出书，新华书店卖书。书店负责发行的人，按出版社报来的书目和简介，决定进货数量，这就带有很大随意性和片面性。很多好书，未蒙法眼，因为他不懂（一个人怎么能什么行当、什么专业都懂），也可能是过目时这位仁兄心情不好，懒得要它。订数不足，再好的书也不能开印；幸而出来的书，宣传介绍不足，也可能卖得不好。徐诚说他在这方面受的憋屈太多太久了。所以改革大潮一起，别人还在观望时，他就首先在图书发行上改革开了。科技编辑室七个人，直接介入发行，推销自己出版的书。

那个时候还远未到图书出版兴旺发达的年代，从很多方面来说，都还是卖方市场。稍微作点努力，就能收到很大效果。图书经新华书店的发行费用是码洋的40%，也就是说，一本定价10元的书，新华书店卖出去能得4元；出版社所得6元中，还得支付作者稿费和印刷厂的排版、纸张和装订等费用。所以抓发行，经济效益是很高的。徐诚他们几个人，除了自己下去跑，还向外地有关科技单位寄送图书介绍，在自己出版的科技刊物上登广告。每天下班后，他们就忙着打包寄书。一些原来滞销压库的书，也都销出去了。赚得的钱，扣除有关费用，并按规定向社里上交管理费后，剩下的就在室内平均分配了。开始发钱还有顾虑，总觉发多了不好。那就发实物吧。于是发了冰箱。其实这也很刺眼。那时候有几个人家里有冰箱呀？他们每人发了一台。后来又发了洗衣机。每人分到的卖书钱，据说也是四位数。这就有人看不惯了。不免叽叽歪歪。重要的是，社领导也有人不满了。特别是分管科技编辑室的副总编。

传统做法就是整你的"资产阶级思想"，割你的"资本主义尾巴"。现在好像不兴这个了。最简便的方法就是"整顿"、查账，也就是"四清"时的"清账目"，"三反""五反"时的"打老虎"策略。

徐诚为此被停职检查，要他交代问题。

徐诚把自办发行的事写了又写，反复交代。但是负责查账的人把账本一看，就发现问题不少：这是什么账呀？乱七八糟的。没错，重点在这里。狐狸尾巴到底露出来了。一下调来六个人，从头到尾，把所有账目、单据、发票全都整了一遍，内查外调，结果倒真使人大跌眼镜。原来那账目乱是乱点，因为不是一个人记的，也没有一个在行的会计，但核查结果，倒是一笔不少，一分不错，真的理顺了。据说那一刻科技编辑室的几个人，都不禁欢呼起来，还买了一挂鞭炮来放，震动了全社。

徐诚"解放"了。他把还磨蹭着没写完的"检查"，三把两把撕了。当晚，全室七个人在城东一个小饭馆喝酒，喝了五壶啤酒。壶就是水壶的壶，不是瓶或"扎"之误。那还是物质匮乏的时代。啤酒生产上马不久，供应还很紧张，虽然没想到发票证，但"行规"是炒一个菜给一碗酒（就是日常吃饭、盛菜的那种蓝边碗）。啤酒都是装在烧开水用的镔铁壶里卖的。虽然如此，从物资短缺时代过来的人，还是兴高采烈：总算有啤酒喝了。

整徐诚肯定是整错了，上级还来人专门总结他们的改革经验，发了通报。徐诚也由科技编辑室副主任升为主任（本来就没有正主任），到任的第一件事，就是抓《希氏》。那时他手头已有两个分册的译稿，决定一起发稿。出书计划循例上报总编室。

分管科技编辑室的副总编是新上来的，不敢做主，请示总编。总编也是新上来的，就是原来的分管副总编。他在徐诚继续出版王贤才译《希氏》后续分册的请示报告上批示：

> "那个王贤才是做甚的？这样大部头的书，理应由中央出
> 版社出版，我们不宜插手。"

这人有点健忘，原来批准这个选题，同意签约分 10 个分册陆续出版，三

年出齐的，正是这位（当时的分管副总编）。总编推翻副总编的决定，也属常有。但总编和副总编原就是同一个人呀，怎么变得好像根本不知出《希氏》这回事？

但徐诚还要稳定我的情绪，要我不管这些，一心译书，译书的进度千万不要慢下来。好书不愁找婆家。但是耽误了进度，削弱了时效，好书也可以成为明日黄花。从这点来说，科技市场是很严酷的。

这理我懂。《希氏》第15版推出后，现在国外有译本的国家也都在紧张运作中。虽然各国译书，都有上百人的专家班子共同努力，而我只有一个人。但我是全力以赴的。他们每人分担的量虽很有限，但译成后的整理和统筹工作也非常复杂，要花很多时间。最终统筹不起来，以致胎死腹中的事也是有的。所以一个人孤军作战也有他的优势。

不要用新闻压出版

我忽然收到《光明日报》寄来的一份审校小样，标题是："世界医学名著《希氏》在我国正式出版"。报道突出三点：首先指出《希氏》在临床医学中的权威地位，中国老一代医学家，都是以《希氏》为主要教材培养出来的；其次，《希氏》是200多位国际知名专家共同完成的，各国译本也都有上百人的专家班子，而我国是由一位医生担此重任，他为翻译此书，殚精竭虑，历尽坎坷；还写了打成"右派"、"文革"中升级为反革命在狱中译书，五易其稿，中共十一届三中全会后才得以出书的过程。由于篇幅巨大，全书将分10个分册出版，三年出齐。现在出版的第五分册，已引起业内人士的高度关注，反应强烈……

谁都会想到，这是徐诚的"杰作"。我也是这么想的，后来才知道作者是我在九江的一位文艺界朋友写的。那是改革开放之初，中央正以很大力气，强调和落实知识分子政策。所以《光明日报》对这样的稿件很欢迎，很快排成小样，按作者提供的地址，给我寄来一份，请我审定。

十天后，这篇一千多字的新闻稿就在《光明日报》头版头条发表了。我是从中央人民广播电台每天早晨6：30分的《新闻和报纸摘要》节目中听到的。

徐诚看到《光明日报》，也是喜出望外，顾不得追问新闻来源，就拍案而起，以为一切都会迎刃而解了。总编肯定也会看到《光明日报》上这条报道的。他就是从不看报，也会有人找给他看，因为事涉他主管的出版社和他们出版的书。

但是当徐诚兴冲冲地再来请示《希氏》出版的问题时，总编拿起案头放着的《光明日报》挥了挥，说："不要用新闻压出版！"

他当然认为这条消息是徐诚写的，而且存心不良，意在向他施压。

徐诚怎么也没想到等来的是这么一句阴阳怪气的话。他毫无思想准备，不知如何接话，更不知如何回答。

好在总编也不用他说话，又说了句："我还是那话：不出。《光明日报》有兴趣，你叫他们出吧。"

所有这些我都是后来知道的。包括《光明日报》上那条新闻的真实作者。当时我还蒙在鼓里，在斗室里埋头译书。

《希氏》走上快车道

徐诚忽然风风火火地从内蒙古飞来了，真是从天而降，事先我一点也不知道。

徐诚精神焕发，在我的案头重重一击："好了，一切搞定，就等出书了！干脆，我把手头的四个分册，都发到江西来排印，你也方便照应些。"

没想到事情一下会好成这样！

我期待徐诚说出详情。

但他没说，因为转机缘何而来，他也不是很清楚，只是知道《希氏》可以出了，而且要尽快尽好地推出来。这是总编让总编室的人通知徐诚的。

徐诚当机立断：要快，就发到江西去排印。

这个要求好像有点过分。出版社有自己的印刷厂，就是赶任务，也是发到本地其他厂家，何至于要万水千山地发到江西来。

不想总编也一口答应了。

总编的脸还是阴沉沉的，看得出来他心情不好，是奉命行事。不能用新闻压出版，他不怕《光明日报》的政治影响，那就是迫于上命了，上命缘何而来，他当然不会透露。

徐诚也顾不得打听了，立马整理手头存下的四个分册译稿，带着社领导签好的发稿单，直飞南昌。在南昌一家最大印刷公司发稿后，才来九江见我。

后来听说是内蒙古领导人说了话。他怎么会对一部书的出版说话呢？据说竟还是《希氏》作者本身促成的。

《希氏》三主编之一的麦克德莫教授（Walsh McDermott），是个大人物，因为他同时还是美国卫生系统最高学术机构"国立卫生研究院"（NIH）的院长。麦克先生应邀率团访华，在内蒙古见到自治区领导人，大约提过《希氏》的事。后来这位领导人说了话，作了批示，要求做好《希氏》中译本的出版工作。已成死棋的事，就此复活了，而且变得非常鲜活。这是我们无论如何也想不到的。

像"史无前例"时"翻烧饼"那样，"反革命"转眼之间翻成了"革命派"，《希氏》出版的事，经过否定的否定，也终于走上快车道了。

徐诚当时虽还不知个中详情，但也深知是遇到"贵人"了。立刻提出把《希氏》就近（当然是就译者之近）发到江西排印。

总编立刻同意，说是好主意。

徐诚说："抓紧时间，我这就坐飞机去。"

总编也立马点头，一迭声说："飞吧飞吧。"

徐诚在南昌停留了三天，与我把《希氏》的事细议了下，才高高兴兴地走了。临行前，忽然想到我与他初识时提到过的一本小册子：《消化系统疾病》，那是我在九江市二医院那个英语学习班结业时组织学员集体翻译，经我仔细审校改定的。徐诚说带回去想办法出了。那书小，也还实用。我当然乐观其成。后来这本小册子就在内蒙古出版了，学员们（各科主任）都很高兴。

学生时期的梦想实现了

1985 年 5 月，我调南昌江西医药杂志社，举家随迁。我就住在编辑部对面的一套宿舍里。继续埋头译书，只是译书地点从家中转到编辑部。我也还能以每日万字的速度工作。完成一个分册，就寄给徐诚。徐诚再发到江西来排印。那两年，印刷行业好像已不景气，排印《希氏》的江西印刷公司，规模很大，印制条件堪称一流，但业务上还是吃不饱，所以上上下下都很看重内蒙古来的这个大单。发来的《希氏》多了，排字车间几乎都在做《希氏》。这些后来完全可以在自己计算机上完成的事，当时就是这样跨省区运作的。

但是《希氏》出版毕竟走上了快车道。1985年底，《希氏》10个分册460万字全部出齐，在有《希氏》译本出版的国家，我们还是抢先了一步，最先推出第15版中译本。

学生时期的那个梦想，终于实现了。当年萌生这个心愿时，我知道我有很长的路要走。但是从20世纪50年代到80年代，竟要花去30年这么长的时间，才能实现，则是我始料未及的。

1987年，卫生部为《希氏》中译本出版，特设"医学翻译特别奖"，为我授奖。在《希氏》出版中对我帮助很大的夫人和责任编辑徐诚，也都应邀来了北京。

《希氏》能够得奖，我其实更为徐诚高兴。对《希氏》的肯定，应该也是对徐诚工作的肯定。我一直以为，在这件事上，徐诚比我更加不易。出书过程中遭遇过许多困难，但他始终坚定不移，知难而进，足以说明他的敬业和对工作的执着。这样的出版家不是很难能可贵的吗？

所以我觉得应该为徐诚授"伯乐奖"。这是出版界当时正在酝酿的一个全国性大奖。他是当之无愧的。徐诚倒是希望我的得奖能使他的处境得到改善。那位总编已升了社长，但总编职务也还兼着。社里很多同事认为这是为徐诚保留的。徐诚倒不作此奢望，而是认为只要当上刚又空出的分管科技图书的副总编，就很满意了。他也可以做更多的事。现在他虽是科技编辑室主任，但没有终审权，只能向分管副总编推荐。做了副总编，就有了终审权了。徐诚一直盼着这一天，而自《希氏》完成以后，他就觉得也许离这步不远了，所以有家报社曾有意调他去当副总，他谢绝未去。他觉得还是出版界对他更合适，他对这份工作更熟悉，也很有感情。《希氏》得奖，他觉得离自己的梦想又进一步了。

但是徐诚回到社里听到的第一个消息就大出他的意料：空出来的副总编，正式任命了，不是众望所归的徐诚，而是原总编室主任。这对徐诚不啻当头棒喝，让他一下清醒过来。现实一点不像他想的那样，还是很严酷的。

但是群众对徐诚还是很热情的，特别是自己编辑室里的几个人。提拔副总编是不可能了，"伯乐奖"应该是实至名归的。

这时候，《光明日报》发了我给报社写的一封信，建议为徐诚授予"伯乐奖"。我是作为《希氏》的译者，为《希氏》的责任编辑请奖的。报纸加了编者按，欢迎读者参加讨论，为此开辟的专栏就叫"他该得'伯乐奖'吗？"

朋友们也同意我写信，但有识之士对真正解决问题，仍持悲观态度。毛主席说过，要注意团结那些反对过自己而后来证明是反对错了的人，其实更难的是团结那些反对过自己而后来证明是反对对了的人。人们常说魏征不错，算得上人臣楷模，但真正可敬的是唐太宗。魏征造就不了唐太宗，唐太宗才能造就魏征这样的谏臣。故事必先有唐太宗而后有魏征，绝不是相反。徐诚那个总编（社长），做不了唐太宗。果然，这话不幸而言中了。

《光明日报》上讨论进行得很火热。参加讨论的人很多。几乎一边倒的意见都是：虽然徐诚有这样那样的缺点，比如主观、急躁，甚至有些粗暴，有时还不尽人情，但是瑕不掩瑜，世界上没有完人。《希氏》的出版和得奖，徐诚功不可没。所以他应该得"伯乐奖"。

庆功会开成了欢送会

外面闹得沸沸扬扬，社内也是议论纷纷。社领导还是稳若泰山，神情若定。有人在社长办公会上提出："看来徐诚这个'伯乐奖'是跑不了了，在他获得'伯乐奖'之前，我们社是不是先给一个奖，比较主动？"

不过徐诚自己对社里给不给奖、给什么奖，已经不感兴趣了。从他看到科技副总编的位子已经另属他人之后，他就心灰意冷了，知道自己在这里没有奔头了。在出版界朋友的帮助下，有两家新近获批建立的出版社，欢迎徐诚去做他们主管业务的副总编。徐诚还有些犹豫。

倒不是对这里还有什么幻想，而是有他的苦衷：父母都老了，而且先后都患了癌症，来日无多。倒是老两口知道儿子过得憋屈，要他能走就走。这里还有女儿女婿。徐诚就决定走了。去哪里，他也和我商量过。最后决定去青岛，也就是我上大学时的那个城市。

青岛升格为副省级的计划单列市，中央允许这样的城市建立一个综合性出版社。因为是新建社，所以很缺人。总编空缺，希望徐诚去先做主持业务的副总编。那边的调令刚到，社里立马决定给徐诚授奖，说要高规格，热热闹闹地发奖，除了要请有关领导，还要把主要媒体请来。

颁奖在政府宾馆多功能厅进行。社长发表了热情洋溢的讲话，对徐诚推崇备至，对《希氏》赞不绝口。一点也看不出他对徐诚有什么芥蒂。最后宣读授奖决定，授予徐诚"先进工作者"称号。

徐诚最后讲话，他没拿讲稿，但已是成竹在胸了。简单说了几句感谢之类的话后，忽然话锋一转说："今天也是我的告别会。明天我就要去青岛工作了。调令已到，社领导也已同意。我并不想走。我的爹妈身体不好，得了癌。我真不想在这个时候离开他们。但是由于大家都知道的原因，考虑再三，我还是得走。请朋友们多多关照我的老人吧，拜托了！"说着，徐诚眼含泪花地深深鞠了三个躬。

庆功会一下开成了欢送会，这肯定是社领导想不到的。在场的人，除了社长和几个核心班子的人，都不知道徐诚要走。社长虽已点了头，但不清楚徐诚自己是否知道调令已到，更没想到徐诚会在这个会上宣布要走。

所以他和一些社领导不久就悄悄走了。

走了更好，因为领导一走，拘谨和官气也随着走了。徐诚说，那天晚饭吃得很"悲壮"，朋友们挨个给他敬酒。徐诚来者不拒，举杯就喝。虽然后来换成啤酒，也招架不住。最后把杯子一扔，哭了。几个铁哥儿们也跟着掉眼泪。

《英中医学辞海》的书里书外

——我和责任编辑徐诚（之二）

徐诚第二天没走成，醉狠了，一直睡到第二天下午。只好把火车票退了。在家又睡了两天，也想了两天，才收拾动身。但不是去青岛，而是先到了我这里。

编一部向中华人民共和国成立 40 周年献礼的书

徐诚说，青岛那边已有人来找过他，他也知道一些那个出版社的情况。干部大多是从报社、文联、文化局等单位调过去的，没有真正搞出版的，等着他去主事。没有总编，对他这个副总编，算是虚位以待了。所以他来和我商量一件事：编一部英汉医学大辞典。当时国内的医学辞书也出了不少，但英文医学术语只是给出一个中文对应词，没有解释。所以他要编一部对所收词条附有简要说明的大型综合性辞书。

我的兴趣一下来了，觉得这是个很好的选题，意义不下于《希氏内科学》。徐诚说，这事得快，他想作为中华人民共和国成立 40 周年的献礼书推出。

但是现在已是 1988 年 3 月了。献礼的书，即使延至 9 月底出版，也只有一年半时间，能编出这样一部大辞典吗？徐诚说行：首先，现在不会有什么阻力，他会举全社之力，保驾护航。再说现在印刷条件也好多了，完全计算机排版，也能节约很多时间。再就是，这次不是孤军作战，而是大兵团会战，组织百人编译组，共同工作，我主要负责终审。估计全书约 600 万字，化整为零，每个人也只五六万字的任务。三四个月就能做完。那么年底就能发稿。计算机录入，激光照排，明年出书是不成问题的。

徐诚和我商定，在北京、上海、南京、武汉、广州和青岛各找一位有正高职称的专家任分主编，再由他们物色参编专家。我觉得这个方法可行。于是商定了分主编名单，分头邀请。那时候，职称评定恢复不久，要求也较严，副高以上职称都要报到省里审批，还要通过省政府办公会议认定，所以获批副高和正高职称的人数还很有限。但是徐诚坚持各地分主编都要有正高职称，副分主编可以是副高。建立这样的专家班子，徐诚是用了很多心力的。

尝试集体编书

后来徐诚把这些分主编和我都请到青岛，商定了编译条例和一些具体事项，逐项落实，分工负责。分主编请多少参编专家不限，但要求今年国庆前，分主编要把文稿收齐，完成审校，给我寄来。分主编对本组稿件全面负责，我用半年时间完成总审，主要解决统筹和分主编提出商榷的重要问题。

会议开得很顺利，出版社上下也做了充分准备，大家齐心协力，一定要按时推出质量上乘的辞书。会后我就开始工作。我自己兼江西的分主编。在这之前，随着职称评定的解冻，我已破格直接晋升为主任医师。我请的主要是我们编辑部里的编辑，再有就是他们推荐的省内一些专家。我自己承担的工作立即开始了。因为从现在起到截稿总审止，我还有半年时间，所以我自己大约可以承担全书四分之一的编译任务。这个时候计算机大致还在286年代，计算机专业人士已很活跃，但是我们这些人都还未用过计算机，写作都还用纸笔。

以前我一直是"单干户"，自己写自己的书，从来没有尝试过集体编译的事。现在看来，真是人多好办事，人多力量大。一部几百万字的巨著，分摊给众人，功效立刻增加几倍、几十倍。可是到了收稿的时候，各地分主编都是叫苦不迭，说得好好的稿件收不上来。总有人不能按时交稿，而任何人哪怕只是一个人工作没有做完，都会影响全组甚至全书的进程。从这点来说，众人编书虽然力量很大，但也是非常脆弱的。体例、术语、文字等方面，也有很多问题亟待解决和统一。更要命的是，收上来的部分译稿，质量很差，整理、校订这些译稿，甚至比重写都更费事。这些都是徐诚和我始料未及的，也使我深深体会到：为什么说链条的强度决定于最弱环节，桶深决定于最短板材的道理。我想悟出这个道理的人，恐怕像我一样，也曾有过难以忘怀的教训吧。

徐诚说，没辙了，集中起来搞吧。

也只有这样了。

过了年，我就去青岛。那时候还没有互联网，编这样的大型综合性医学辞书，要用到很多参考书，还要随时查阅有关文献。因此决定住到医学院的招待所去。我原来就读的那个大学，早已迁到省城去了，医学院留下来，成了一个独立院校。1986 年学校邀我回校，参加医学院建院 40 周年活动，我给学校送了一套我译的第 15 版《希氏内科学》。从那以后，学校和我关系亲密，我还给学校副高以上教工开过医学英语的讲座。那时改革开放时间不久，英语受到重视，但是中华人民共和国成立以来毕业的医生们，英语程度普遍不高，所以我的讲座很受欢迎。学校也欢迎我利用母校图书资源，给我三大间房子编书，还应我的要求，调来了五位专业和英语较好的教授、副教授帮我审校。

"羊吃草式工作法"

1989 年是中华人民共和国成立 40 周年，也是国家的多事之秋。以反贪污和反官倒为核心的学生运动，席卷全国。到处都有学生罢课、游行。可是徐诚和我们这班人好像都已失去对外界的反应能力，一门心思都扑在这部书上。

这是我一生最忙的日子。我原来是住在学校招待所里。每晚只能工作到 9 点多，因为招待所每晚 10 点就要锁门。后来徐诚给我送来一张小铁床，放在我工作的办公室，原是让我午休用的，但我立刻离开招待所，住到办公室来，工作时间就不受限制了。

我也说不上几点上班，几点下班。睡醒了就干活。青岛是避暑胜地，气候适宜，但蚊子不少。常常被蚊子叮醒了，于是起来工作；实在困了，也就顾不得蚊子了。蚊子成了我的钟，给我打更。后来我把这叫作"羊吃草式工作法"，也就是吃吃歇歇、歇歇吃吃，没有准点的意思。当然我不会要求帮助我工作的那些教授们，也像我这样没日没夜地忙活。他们还是住在自己家里，8 小时工作制，长点短点也可以。所以我们一直相处得很好。

出版社离医学院很远。新组建的出版社，还没小车，只有一部装货的卡车。每天听到卡车大声喷气的声音，就知道徐诚来了。他送来新改出的校样，取走我们这里初审、二审、三审校样和终审清样，登记归档。他的提包里，放着不同页码、不同校次的校样，当然更多是要和我们商讨交代的问题。

忙疯了，人的火气也大了。我和徐诚的神经都绷得很紧，说话嗓门提高了，不断地磕磕碰碰，吵吵嚷嚷。徐诚的夫人后来告诉我，那阵子她都很担心，怕我们吵红了脸，很好的朋友伤了和气。但是那时候哪里顾得上生气呀？抬头吵上几句，低头又忙着干活了。心里也没有装闲气的地方。顾不上了！真是顾不上了！

牛奶会有的，面包也会有的

但是就这样忙活，8月底以前出书送展也绝无可能了。9月底也不行。虽说遗憾，也是无可奈何的事。

可是有一天徐诚好像忽然想通了，变得宽宏大量了，反倒安慰我们说："放心吧，同志们！牛奶会有的，面包也会有的……"

我想这人是急糊涂了，你能变出书来拿去献礼呀？

我也懒得问他了。

我心里只绷着一根弦：越是忙，越要注意质量问题。工具书是要"为人师"的，不能出错。所以普遍都校了七次。我这人有个毛病，看校样看一次都要改一次，哪怕是校到六七次了，也忍不住要改。不是录入错了，而是我看着要改。有时改来改去又改回来了。计算机录入员都是小姑娘，气得嗷嗷叫：没错也有"红"，也要改呀？这还有个头吗？可是有"红"就要改。徐诚在这方面也很配合，很支持，从不责怪我，说我改多了。

我们就这样，忙过了6月初的那场"政治风波"。我不看报，不听广播，也不看电视，对外界几乎一无所知。忽然一天听说学院要组织学习了，而且抓得很紧，不能请假、不能出差，甚至长年病休在家，能走动的，也得来。这是要用当年搞"肃反"、搞"反右"时的那股劲头抓这场"学习"了。我不明就里，说这怎么行呀，正在节骨眼上。就给学院党委打电话。他们倒没和我计较，商量后，居然破例允许在我这里帮忙审稿的几位教授不参加学习了。在那种政治气氛下，作出这样的决定，学校领导肯定也要承担相当风险的。每念及此，我都对我的母校充满感激之情。没有学校的鼎力支持，我和徐诚是做不成这件事的。

理发喜剧

到 9 月初，终于发完了稿，只剩下印刷的事了。记得看完最后一页清样，是下午五点来钟。我长长出了口气，感到从未有过的轻松。

我已经 4 个多月没理发了。我虽不甚在意，但乱发飘扬，也很碍事，只能用夹子把它夹起。就是女同胞常用的那种最简单的发夹子。头发又长了，再加上只发夹子。最后夹了四只夹子，歪歪斜斜地插在头上。对镜一看，不觉莞尔。因想当年刘姥姥醉卧怡红院，满头歪歪斜斜插的花，大约也是这个样子吧。

终于轻松下来了，于是出来理发。虽说还不到六点，但是走过两家理发店都打烊了。一家尚未关门，但见我这副尊容，大约觉得不好对付，也忙说要打烊了。最后在一条胡同里，找到一家小店。一位年轻姑娘坐在理发椅上给自己卷发，从镜子里看见我这副尊容，不知怎么失声叫起来："爸爸，快来！"

老师傅慢吞吞地出来了，总算没说要打烊的话。我想他是见多识广了。

于是赐坐，铺单，又慢吞吞地从我头上卸下那些发夹，问："你这人多少日子没理发了？"

我想了下："前后将近半年吧。"

老人摇摇头："一年两个头。都像你这样，我们可真没饭吃了。"

我不禁脸上发热，抱歉地说："对不起，实在是——出不来。"

老人哦了声，好像明白了。"总算放出来了。还没回家吧？也好，先理发去个晦气，也图个吉利。"

我没怎么听懂他那口音很重的胶东话，只冲着吉利两个字应了声。但在他理完发，接过我递去的理发钱时，忽然问了声："你犯的什么事，叫人关了半年！"

这才明白了。原来如此。

"无字天书"

最终《英中医学辞海》是在这年 11 月出版的。年底，我到北京人民大会堂云南厅，参加它的首发式。回到宾馆住地，已很晚了。徐诚忽然叩门进来，送给我一部包扎严实的大书。打开一看，蛋黄色护封，印着《英中医学辞海》的中文和英文字。我说："样书我早收到了，怎么又想着给我一部？"

徐诚诡谲地一笑："这可不是一般的书，是8月份作为40周年献礼，在展台上展示的样书。非同小可。"

可是8月份这书还没出来，还是一页页的清样、校样，我很清楚的，怎么成了书呢？打开一看，才发现装订的全是白纸。竟是一部"无字天书"。我吓了一跳，旋即也笑了。徐诚说，牛奶会有的，面包也会有的；这就是"牛奶"，这就是"面包"了。他精心制作了两部这样的"无字天书"，送去参展，还精心制作了塑料封包，防止读者翻阅。当然，书型、开本、封面和护封，都与后来出版的真书完全一样。

徐诚是有点鬼才的。

至今，这部"天书"，连同我在监狱译出的第13版《希氏》手稿，都保存在我的书橱里。虽然它们都没什么实用价值，对旁人来说，不过是堆废纸。但我很珍惜它们。毕竟，它们反映了我那两段很不寻常的生活。

《英中医学辞海》后来得了国家图书一等奖，翌年还得了国家辞书二等奖。徐诚青岛履新的目标终于艰难地实现了。

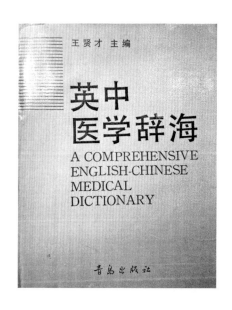

我和书记的那些事

十一届三中全会后，中央发出了著名的55号文件，给全国"右派"分子落实政策，没摘帽的全部摘帽，属于错划的应予"改正"；失去工作的，安排工作。当时我在我的原籍江西省九江市。头上还压着两顶"帽子"："右派"（摘帽的），"现行反革命"（劳改释放的）。但在"四人帮"打倒后群众自发掀起的学英语热潮中，我这人也被"挖掘"出来，让我在市职工夜校讲英语，在市文化宫还有个科技英语讲座，使我在市里小有名气。我的"右派"是1958年在北京工作时划的，后来这个医院奉命迁往内蒙古。反革命判刑就是在内蒙古工作时的事。所以九江不能给我落实政策，但也按55号文件精神给我安排了工作，分到九江市第二人民医院。医院职工很欢迎我，因为大家都想学英语。

初识书记

1979年5月我到医院上班。领导安排我每天上午查房，下午在会议室给各科负责人组成的半脱产英语学习班讲课。我与大家相处得不错。实际上，也不只是英语，无论在学历和资历上，我也是比较老的，所以同事们对我都很尊重。

每天讲课中有一次休息，我常常到会议室旁边的阅览室去翻翻报纸杂志。一天有个四五十岁的男人进来，这人长得黑黑胖胖，眉毛很粗，眼睛不大，很严肃地望了我一会儿。见我没反应，就在我身边坐下来：

"你是新来的那个人吧？"

这话不好回答。但我确实进院不久，所以还是点了下头。

"不认识我？我姓王。我是王书记。"

我想起来，有人告诉过我，医院书记姓王，他是医院的一把手。早年当兵，先当"国军"，1948年平津战役中被俘，后来就成了解放军了。南下到了江西，在九江留下，七转八转（这个经历我不清楚），当了医院党总支书记。我来时是到医院人事科报到，没有惊动书记，所以还没见过他。

我还是没作声，等着他说话。

他又盯着我看了一阵，忽然说了句："你不讲这个英语不行吗？"

我没想到会有这样的话。"不是我要讲的。"

"我知道。不过你有自由可以不讲，懂不懂？"

好像有点懂了。但我觉得为难："这话我不好说吧。"

我的话肯定不是他想要的，也有点意外，让他很是愣了阵。

这就是我们的第一次接触。话不投机半句多，我知道叫他不高兴了，不待见我。我也没很在意。就这点事也不能怎样我吧。哪里想到我在这个医院的命运，就此注定了。

半小时后，我正在讲课时，院办一个人推门进来说："王书记让我来通知，现在开全院职工大会。"

主管业务的副院长和各科负责人都在我这班上，对这突如其来的大会都很意外。大家七嘴八舌，议论了会儿，决定还是继续上课。我们这是"半脱产班"，院长办公会上决定办班时就已明确：上课时不过问诊疗业务，不参加院内活动。副院长也宽慰大家说，没什么要紧事，安心学习吧。

我忽然想到，这会恐怕就是冲着我们这些人开的。但是他们不知道我和书记刚才那个短暂的接触。

果然院办主任自己来了，要我们立刻停课到礼堂去。

书记正在发脾气，痛斥院内资产阶级思想甚嚣尘上，自由散漫成风，职工大会都开不起来了！怎么只有这几个人？我们刚坐下，书记又宣布：大会不开了，各科回去查人，把不听招呼、擅自不来开会的人，统计上来。一个个都要说明理由。

这件事给我的印象很深，知道这场风波其实是对外语学习班来的。只是参加那个班学习的，都是各科负责人，他们与书记，应该说于公于私都能过得去（否则也上不来），只有我是新人，又是这个班的关键人物。这笔账就记到我头上了，好在那时候已经不搞政治运动了。

不让评职称

不过对书记来说，机会不久就来了，而机会总是留给有准备的人的，一点不错。那机会就是中央决定恢复职称评定。

说"恢复"其实不很准确。因为过去并没有这样的"评定"。中级以上职称，几乎都是民国年代带过来的。中华人民共和国成立后毕业的，都按最低职称待遇，多年不变。当然也有工作需要，又被领导看中时，给个中级职称，也是领导说了算，不用评议。所以技术员、助教、住院医生多年不变，20 年一贯制，是很普遍的事。现在注意到了，要认真抓一下这件事，给各行各业的知识分子评职称。制定了一套考评方法，引起了很大震动。寂寞冷落了多年的知识分子们，不禁喜出望外，奔走相告，跃跃欲试。

外语也更热了，因为评职称要考外语。那个时候，实际上只要外语过了，其他评审项目都好过。所以我不但为本院，也要为市里各医院的联合外语班讲课。

我很早就做主治医生工作，但只是"代理主治医师"，不作数的。按职称申请办法，我们这些多年未获晋升的高年资医生，可以越级申报。所以我想我可以直接报考副主任医师。但是正当我和大家一样，跃跃欲试时，医院人事科通知我：不能申报职称。越级不越级都不行。说明这是传达院党委的指示。

我只好去找书记，虽然我很不愿去见这位领导，而且感到也许问题就出在他那里。

王书记好像知道我会来找他，端坐不动，眼睛盯着我。

我说："王书记，我怎么不能申报职称呢？"

"你的'右派'还没改正。"

"那是两回事吧？我是医生，应该有职称。"

书记说："一回事。没改正你就还是'右派'。当然，帽子摘了，但'右派'那件事还在，你不能否认，对不对？市里按照 55 号文件精神，给你安排工作，是给你一碗饭吃。'右派'也要吃饭呀，这是革命人道主义。"

我去"摘帽办"，还去了市卫生局。答复都是爱莫能助。虽然他们也表示同情，认为此举恐不合理。中央文件没说"右派"未改正不能评职称，但也没说可以评。因此不好出面说话，干预一级党委的决定。原来这个人的一句话，就代表了"一级党委"，就成了"组织决定"。

1978 年中央发出 55 号文件后，许多人都回原单位去平反、改正和落实政策了。可是我一直未动。我这个人有很大的惰性，生活上还很容易满足。已经有了正式工作，又回到了故土，一家人也算团聚了。这就很好。甚至认为平反不平反，与我关系不大，为什么呢？别人平反，官复原职，我无职可复；别人平反，恢复党籍，我不是党员；别人平反，恢复原工资，我以前是卫技 14 级，就是大学毕业转正后那个级，从未变过，这次安排工作，给的也是这个级。重要的是，落实政策得回内蒙古的原单位，我不想再去见那些整过我的人。所以我竟没想着去落实政策。现在看来，这是绕不过去的了。作为一个技术人员，我不能不要职称。

还是不能评职称

我终于回到内蒙古，回到原工作单位，顺利办完"右派"改正和反革命冤狱的平反，恢复了清白之身。原单位据此为我落实政策：恢复原职（医师）原薪（卫技 14 级），这都不出所料。但还有一条，补发工资。这不是对我特别宽厚，而是中央有规定："文革"期间未发的工资都要补发。我的冤狱正是在"文革"期间。还有意外之喜：与内蒙古人民出版社签约，分册出版我在狱中译出又经修订补充的世界医学名著《希氏》，实现我在学生时期立下的那个心愿。

内蒙古也在办职称评定的事。原单位根据政策，让我申报副高职称，并通过考查和评审。因为我不愿意由原单位回收，要求仍回江西工作。所以按我的要求，把评审材料一起转回九江市第二人民医院。

回家后我很快把首先要出的《希氏》五分册译稿整理好，给内蒙古人民出版社寄去。然后到医院汇报落实政策的事。"右派"改正，冤狱平反，虽说事情不小，但三言两语也就说完了。接下来是职称问题。我是因为报考职称受阻，才不得不去落实政策的。我说我在内蒙古已经参加了职称考核，根据我的情况，职改办同意我越级报考副主任医师，考核结果会转回九江，由这里报批。最后说到《希氏》的事，我拿出出版社为我写的请假公函，请医院给予支持，让我尽快、如期完成《希氏》的发稿和出版工作。请创作假是很常见的事。有了比较成熟的想法，就可以在作协或出版社支持下请假。我已经与出版社签了出版合同，只要给我时间，肯定是可以完成的。

听我汇报的党办主任真像是来"听"汇报的，始终一言不发，等我说完，就起身说："你辛苦了，先休息下吧。你的事，我都会向书记汇报。"

过了一天，王书记在他的办公室接见了我。我坐下后，他把抽屉拉开了，低头找什么，又像在看什么，很久没说话。党办一个人进来给我倒了茶，也出去了。

书记没开口，不知道他是什么意思。我也不好作声。

还是书记打破沉默，说了声：

"回来了？"

说话时头还是没抬起来。

我说："回来了。"

又等了会儿，书记这才正面对着我。"说吧，有什么要求？"

我说："我已经对胡主任谈了。"

"你再说一下。"

我觉得还是先易后难，就先提出职称问题。这个问题应该是最好解决的："右派"改正了，反革命平反了，考试和考核都做了，只要报批就行了。那个时候，副高以上职称都要报到省里去审批。

但是书记的头又低下去了。

"我们没有见到你的职称考核材料。"

我说："不会吧。我在那里就发了，至少已发出一个月了。"

书记还是那句话："没见到。"

我说："请你过问一下，查一下，真是没来么？"

书记一下板起脸来："共产党员说话，地动山摇，你以为是闹着玩的？"

我说："王书记，这对我来说，是件大事。我也不是闹着玩的。"

书记说："其实你还谈不到这步。为什么？你还不是干部。"

这就奇怪了，怎么还有这个问题？

我耐着性子提醒他："王书记，我已经改正了、平反了，你不知道吗？文件上清清楚楚写着：恢复原职（医师）原薪（卫技 14 级），补发工资，连续计算工龄……这不都是文件上的原话吗？"

书记说："你说得不错。可是这上面没有恢复你干部身份的话。"

"医师不是干部吗？"

"也有以工代干的，我们这里就有。"

"可我不是。"

"拿文件来。"

我气极了，转身推门走了。

回到家里，忽然想起还有请假的事未谈呢。不过按这情况，谈也是白谈。但是一个人整理一部三四百万字的大书，全凭业余时间是很难办的。

因祸得福

不如意的事总是接踵而来。忽然得知：《希氏》又出了第 15 版！而且内容有了很大改变。作者已由 177 人增加到 200 多人，整个篇幅也由约 340 万字增加到约 430 万字！

这时《希氏》5 分册方下印刷厂。那还是铅字印刷的时代。拣字、排版都是很繁重的活儿。

一夜无眠。现在我该怎么办？我不是为出书而出书，而是把它作为一个事业来做，来追求的。既然已经有了第 15 版，我也见到了第 15 版，要是我不能把最新最好的版本奉献给读者，书就是印出来了，我也不会满足，甚至会感到内疚。我愿意推倒重新来过，重译第 15 版全书。不过这样一来，不给假肯定是不行的。请假就得去医院，我实在不愿再去面对那个王书记，那就去找院长试试。

这天夜里我还拿了个主意：实在不行时，就去哈尔滨。我在内蒙古落实政策时，认识了哈医大副校长、著名病理生理学家王孝铭教授。他是留苏出身，却很看重《希氏》，希望我去哈医大，说一定全力支持我译书。我想实在不行时，就去投奔他吧。

二医院的院长是外科医生出身，比我大几岁，原是部队医院的。"文革"中打成反革命，坐了三年牢，平反后转业到我们医院当院长，还算熟，好像还好说话，但这人胆小，从来都是书记说了算。我知道求他办事是难为他了。但是不告诉他书记的态度，他就是批了，书记也能推翻它，倒弄得他为难。所以我把上午的事，先跟院长说了。

院长听了直皱眉，劝我不要生气，请内蒙古那边再查一下：材料是否已寄出了，什么时候寄的，挂没挂号。

我说："不过我来找您，是另外一件事。"

院长的眉又皱起了。他当然知道，在书记这种态度下，我的事都是很难解决的。

我知道他很为难。但请假译书的事又不能不说。可是没想到我刚把这事说出，院长就爽朗地笑了："没问题，这个没问题。"

我倒吃惊了，怀疑自己是不是听错了，或者我没把话说清楚。

我说："我请的不是三天、两天，也不是三月两月的假。"

院长毫不为难："多长时间都行。说吧，你要多长时间。"

我说："你知道，《希氏》是部很大的书，第15版的篇幅更大。我全力以赴，恐怕也要两三年。"

院长站起来，先去小心翼翼地把门关好，走到我跟前。我迎着他的眼睛站起来。

他压低声音说："其实你根本不用请假，也不用开假条。你已经转成'劳保'，不用上班了，要上班还得另办手续，你怎么不知道呢？"

"吃劳保"我懂。按规定，职工连续病假超过 4 ~ 6 个月，就转为"劳保"，拿60% 工资，以后要上班时，得提出申请，再经专家会诊，作出劳动鉴定，才能复工。过去我经常给吃劳保要求复工的职工做这样的会诊。但我不是请病假，是去落实政策，怎么把我转成劳保了呢？不用说，又是王书记的高招了。想不到他还有这一手！但是我因祸得福，书记再也不会想到，他这个损招，倒在关键时候成全了我。

重译第15版《希氏》，首先推出的第5分册《心血管疾病》，反应热烈，卖得很好，很快就脱销、加印了。那是改革开放初期，百废待兴。一部书、一部电影，都有可能造成轰动效应，我心里很清楚：这是时势使然，并不能说这部书或这部电影真有那么大的价值。

意外获评国家级专家

1984年庆祝中华人民共和国成立35周年，国家选拔了首批有突出贡献的中青年专家，江西入选三人，我也忝列其一，是省里直接上报的。我是以初级职称入选国家级专家的。因为我一直被挡在职称评审的大门外。内蒙古转来的评审资料也一直处于神秘的"失踪"状态。

市卫生局觉得我在医院的处境不正常，局长亲临医院，让我与书记在他面前直接交谈，交换意见，"团结一致向前看"。书记又用党性做保证：没收到内蒙古转来的职称评审材料，也没见到哈医大发来的什么商调函。当着他直接领导（局长）的面，话说到这个份儿上，我也信了。况且这时职称评定全国都已冻结，找着了也报不上去了。

没想到几个月后那包材料还真找到了。那是卫生部人事司的一位领导从医院人事科的档案柜里轻易"找"出来的。这位司长是作为中组部检查知识分子政策落实情况的工作组成员来到江西、来到九江的。王书记不在医院，到广州去了。不久《光明日报》三版头条发了一条新闻：

九江市二医院党总支书记王××处处作梗
王贤才医师翻译《希氏内科学》困难重重

这样一来，事情就公开化了，也有点严重了。

市里成立以科委主任为首的工作组，到医院来调查情况。我一直"吃劳保"在家译书。两天后，工作组通知我到医院去谈话。我刚到医院门口，院办一位同志拦住我，说市人事局找你，请你马上去。我摸不着头脑，又转往人事局。

一位科长接见我，通知我去地区卫校报到，教英语（那时九江市刚从地区划出，升格为地级市，地区一级党政机构也还保持）。见我对调动的事毫不知情，也很奇怪。

问："你自己没要求过，也没人先和你谈过？"

"没有。"

"那你的意见怎么样？愿意去吗？"

我一口回绝了："不愿意。"

我说我是内科医生，不是外语教师；市里正在医院调查我的问题，我是当事人，在调查刚开始时就被调走，也不合适；再说，我还是"吃劳保"的，在本单位都不让上班，把这样的人调走，也不合适吧？

科长沉吟好大一会儿，出去打电话（其实他桌上就放着电话），进来对我说："好吧，这事先撂下。很抱歉，我们也是上面叫办的。"

科长没说"上面"是谁。他上面当然是局长了。但局长并不认识我，这事应该有比局长更大的人来推动。但我们那个王书记本人是没这能力的。

这盘根错节的人事关系，使我感到沉重。

不久就听说，书记用党性保证没收到、没见过的哈医大对我的商调函，也从人事科"找"到了，商调函上还有王书记亲笔批示的"不同意"三个大字和王书记本人的签名。

关心我的朋友和同学们都说情况复杂，你还是走吧，这里水太深。我这个人乡土观念很重，好容易回来了，哪里也不想去了，只想守着这几间祖屋过活，没想过再出去。但也只有走了。

调到南昌

1985 年 5 月，我调到《江西医药》杂志，家也搬到了南昌。我就住在编辑部对面的一套宿舍里。《希氏》第 15 版全书出齐后，我开始做《希氏》第 17、第 18 版的补译工作，而且由于卫生厅决定译文先在《江西医药》上连载，所以我可以在上班时做这事，不用请假了。

这年我被增补为省政协委员，并选为常委。省委分管党群工作的刘副书记也是从九江调来的，在政协食堂请我吃饭，就是他和我两个。吃饭间他随意问起："知道九江二医院你那个书记现在怎么样了吗？"

我说不清楚。我想我都到南昌来了，还管他做甚。

刘副书记说："嗯，我批了个东西下去。"

我也没问批了什么，为什么批。组织上的事，不该打听的就不要打听。反正我与这人没关系了。

不久就听说，王书记停职反省了。

大约三年后，我到九江出差。九江市委常委、组织部部长胡春如同志到我住宿的宾馆来看我。稍事寒暄，就转入正题，说原来二医院那个书记王××给市委打报告，说年纪大了，希望分配个单位好从那里退下来。特来征求您的意见。我说我能有什么意见。立即表示同意，还说如果你们需要，我可以写封信来给你们表态，请你们给他分配工作。

胡部长很高兴，说您的姿态这么高，这事就好办了。我说我是对他有些意见，但都是过去的事了。我从来没告过他，不是不想告、不敢告，实在是没那时间，因为告就得写材料、送材料。我顾不上。

这些话是送胡部长时走着说的。但是最后我不经意说了句：刘书记跟我说过，是他批示下去的。胡春如止步望着我，惊异地说："怎么，这事还涉及刘书记，刘主席！……"

那时刘副书记还兼了省政协主席。

我回到南昌，依约给九江市委组织部写信，拥护给王××同志分配工作的决定（这信应该还能从组织部查到）。但我后来听说王××最终还是没能如愿，可是我已无能为力了。

近来想，我和这位王书记其实谈不上什么个人恩怨，怎么就闹出这么多事来呢？我想这也是过渡时期的特殊现象和矛盾吧。十一届三中全会标志着一个重大的转折，从"阶级斗争为纲"转变为"以经济建设为中心"，邓小平同志还有要尊重知识、尊重人才的话。王书记还没有或者说不愿意转变过来，还用原先的思维和方式当书记，看不惯我这样的人居然得到职工的欢迎，而把他冷落了。他以为只要动个小指头就能把我灭了，结果倒是自己倒了。不是我整倒了他（从头到尾，我没告过他），只能说是他没跟上变化了的时代。

少年未识愁滋味

——初学译书的那些事

40 年前的一个周末夜，在山东大学医学院的学生宿舍里，同学们都出去了，我一个人留在宿舍，阅读排队半年才从图书馆借到的英文本《希氏》（第8 版）。那是我第一次接触这部医学名著，一下就着迷了。看着看着，忽然有个想法：

——这么好的书，为什么不把它译成中文呢？

我知道这种想法不现实。因为《希氏》是一部 2000 多页的长篇巨制，由国际 100 多位知名专家集体编写，号称"标准参考书"的"庞然大物"，我当时只是个普通的大学生。我知道我有很长的路要走，但我想重要的是要迈开步子。"千里之行，始于足下。"

不久，我选中一本《临床外科须知》（*An Approach to Clinical Surgery*）的小册子，篇幅不大，内容也是我能"吃"得准、把握得住的。我想先把这本小册子做个练习，取得经验，再用蚂蚁啃骨头的劲头去动那个大部头。那年我20 岁，开始在附属医院实习。

当时大学生不多，实习医生要管很多病床，24 小时待在医院里，写病历、做手术、做化验，什么都做，没有什么业余时间可言。但我想，再忙，也要在毕业前把这本书译出来。一则在学校里，遇见困难，好向老师请教；二则学校图书资料丰富，检索方便。

要译书，只有把睡眠时间压缩一下，早晨早点起来。我是一个人在青岛上学，没有亲人能为我提供"叫醒服务"，我也没有手表、闹钟，重要的是：我还要"保密"。因为无论是要译这本小册子，还是想译《希氏》，暂时都还是我的内心秘密。

不过我还是能出奇制胜的，每天晚上在病房把一天的工作做完了，临去睡觉前，先喝上一茶缸水。这样，凌晨尿意窘迫，我就得起床。我悄悄跳下床，又悄悄推门而出。

我的"工作间"是附院外科三病房一个蛛网尘封的阁楼。几年以后我在电影《聂耳》中看到：聂耳在上海阁楼里练琴时，得把天窗打开，把上半身伸出房顶，在夜空中拉琴。我的"阁楼"也很矮，只能弯腰进去，但我比聂耳"幸运"，因为我无须顶天立地站着，可以蜷曲着身子工作。我的"桌子"是一只稍稍垫高的旧肥皂箱，坐的是用废纸包起的砖头。没有电灯，我是借着烛光工作。我的眼睛不好，常常因为凑得很近，而嗅到一股冲鼻的焦味，那是蜡烛把我的头发烧着了。干到6点多钟，"打扫战场"，回到宿舍。这时同学们先后起来了。我和同学们一起去洗脸，再一同去吃饭、上班。后来证明我这段"地下活动"算是成功的。1986年回学校参加校庆活动，谈起这段往事，当年睡在我下铺的老同学刘君就承认在这之前，他一直不知道我有此一番"非凡活动"。

这是我第一次译书，反复搞了四次，终于定稿。可是到底行不行呢？得有人评审一下。但我想还是要"保密"下去。决定不惊动老师了，直接寄到上海卫生出版社（现为上海科技出版社）。

可是这一去，有点"杳如黄鹤"，直到我毕业离校，分配到北京工作，都如"泥牛入海"。使我坐立不安，那情形，大约不比等待法庭判决的当事人好过。

这年秋天，我出差到了上海。鼓足勇气，给出版社打了个电话。很快接通了负责我那部译稿的编辑室，找到了我的责任编辑。我一说起这件事，他就接口说："你到上海来了吗？好吧，我们见见面。请你明天到社里来一下。"

电话随即挂断，我心里琢磨：这是什么意思呢？

我和我身边的"心腹"（都是同学）商量。一位女同学提醒我："要注意'卖相'。"我觉得这话未免高深莫测，听不懂。她解释说："演员卖小，医生卖老。作家、艺术家尽有天才，少年得意。可你是医生，长得还像个孩子，谁会相信你？第一印象很重要，就你这样，肯定不行。"

这可难了，但大家说，事在人为，有办法。他们给我借了一套黑西服，系上黑领带，换了一副黑框眼镜。还用6B铅笔在上唇画上一道胡子。我看着不像，洗去了。不过经此一番摆布，看上去，好像有点起色，老了几岁。同学们反复叮嘱我：一定要表现得很"老练"。

我的责任编辑看上去50来岁，中等身材，背有一些佝偻，也戴着眼镜，一副上海人特有的那种精明样子，使我有些不安。他给我递上一支烟。我刚要谢绝，忽然想起要装"老练"的话，就接过了。他给我点上火，我又要说谢谢，又要吸烟，未免手足失措，吸进嘴里的烟就乘虚而入，钻进气管，呛得我直咳。

编辑抱歉地说："对不起，我这烟太冲。"

我慌忙摆手。

他说："那么你是感冒了？"

我就此下台，承认患了感冒，而且有了支气管炎，不免咳嗽，随手就把烟插在烟灰缸上。我不知道能否遮掩过去。不过编辑好像不是很在意，已经打开了我的译稿。

他就译稿中的一些地方，和我交谈了一个多小时。看来他很细心，而且对我的译稿下了功夫，一些地方用铅笔写了很多字。最后他把译稿合上，满意而又不无疲惫地说："好吧，就谈到这里为止。"

他站起来，而且伸出了手，那意思很明显：谈话结束，我该走了。

可是我的问题还没得到解决，"当事人"还没听到"宣判"呀。

只有单刀直入了，我鼓起勇气说："请问这部译稿还可以么？"

他一边收拾译稿，一边漫不经心地说："唔，还可以，还不错。我是说，内容不错，译文也很流畅。"

"那么你们接受了？"

他看了我一眼，看得很认真，使我有点招架不住，心里发毛。不过他很快就说话了："我给你写了封信，你没收到么？有一张出版合同。"

我说："我已离开学校，到北京去了，信和合同都没收到。"

他点点头，要我等一下。过了一会儿，他拿来一张盖好公章的出版合同，请我好好看一下，是否同意签字。我哪有不同意的！而且鬼使神差，我的图章刚好也在身上，于是立刻签字盖章。

1957 年，《临床外科须知》在上海出版。不久，我就买回第 9 版《希氏》，正式向《希氏》进军，开始了我那几十年风风雨雨、磕磕绊绊、寻寻觅觅的生活。

（《人民政协报》2001. 10. 17.《山东大学学报》2002. 3. 27.）

获奖纪事

1987年春节前，卫生部通过江西省卫生厅通知我：去北京接受部里特设的"医学翻译特别奖"。鉴于我爱人曾汉英在翻译和出版中对我的帮助，也在邀请与会之列。飞抵北京后，住在北太平庄的江西办事处。

受奖本当是很愉快的事，但是我的心情一直都很压抑。因为给我这样"身份"的人授奖是否合适，会不会有什么变动？

当天夜里就收到廖老的电话，他是我的顶头上司，省政协副主席、九三省委主委。他说有人提出《希氏》6分册的"前言"有政治问题！

1985年6月，我译完6分册时，把三年前我给《希氏》三位总主编写的一封信，译成中文，作为这个分册的"前言"。那信当然是用英文写的，不长，主要介绍我从1956年起开始翻译《希氏》的经历。说到1958年我因为对苏联医学先进性的怀疑而被补定为"右派"分子时，我还对这个政治术语：rightist（"右派"分子），以他们能够理解的方式作了一点说明，使他们知道这顶"帽子"的分量，非同小可，以致不得不放下正在做的翻译工作。

这封信后来成为《希氏》的经典文献，收进了出版《希氏》的W.B.Saundres公司百年纪念文集。在国内，也没引起什么令人不快的事。但是当政治风向有点变化，好像"又来了"的时候，就有了麻烦，又有了"小子鸣鼓齐攻之"的味道。当这股风初起于青萍之末时，当时的九三省委秘书长徐文星同志写信给我，说及此事，叫我多加小心。现在廖公又给我打长途电话，说到这事，安慰我要沉住气。

我说这不过是个比喻，比喻只能在一个特定方面作些说明，不可能面面俱到，所以"比喻总是跛足的"。毛泽东说"六亿神州尽舜尧"，你也可以上纲说：6亿人都成了尧舜，地、富、反、坏、右呢？这不是阶级斗争熄灭论，混淆阶级阵线吗？

廖公在电话中开心地哈哈大笑起来，他是很少有这种开怀大笑的。临了，说了句："欲加之罪，何患无辞！'四人帮'那一套又来了！"

我说："廖院长（当时我们都叫他'廖院长'，因为他还是江西省科学院院长），是'又来了'吗？"

廖公说："不管它，天塌不下来。有人问，你就按刚才说的对待。有毛主席给你扛着呢。"

话虽如此，心里的包袱仍不能真正放下。但也只是闷在心里，没对身边的爱人说起这些。看她和孩子玩得很好（那年儿子不到 5 岁，我们外出都把他带上），心里竟还有些难以言喻的凄凉感觉。

第二天，卫生部科教司刘秉勋司长给我打电话。我们是第一次通话，他先作了自我介绍，对我来京表示欢迎，说了下明天会议的安排。崔月犁部长将为我授奖，安排我在受奖后说一点话，要我准备一下。放下电话，好像有了一些放松的感觉。

第二天在部里，我才与秉勋同志第一次见面。他中等身材，穿一件当时很普通的蓝色涤卡中山装。他是老湘雅出身，大我几岁，应该是我的学长，以后我们就是介乎师友之间的那种关系。他很平易近人。那天会议是他主持的。

那是一个大型茶话会。崔月犁部长，胡熙民、顾英奇副部长都来了（陈敏章同志出差在外）。马海德同志也来了，他是美籍华人，卫生部顾问，麻风病专家，延安时期的"老革命"。我们在政协是同一个组的，有过接触，所以比较熟。再就是京、津地区医学界的专家学者了，有我认识的也有我不认识的。

授奖后会议继续进行，专家们随意发言，有谈《希氏》的，有谈个人科研或工作的，气氛轻松。中午时候，会议暂停，工作人员上来，每人发了一个盒饭。大家就在自己的座位上吃盒饭。部长们也都一样。马海德同志坐在我身边，我看他吃得挺香，虽然说了句饭有点硬的话，但还是高高兴兴地吃完了，把空盒子对我和他另一边的崔月犁部长亮了下。这是我第一次也是唯一一次在有部长和专家们参加、规格不能算低的会议上吃盒饭的经历，留下了深刻印象。

当晚，中央电视台报道了卫生部部长崔月犁为我授奖的消息。廖公又从南昌打电话过来，说："你这个奖太好了，好就好在，你这样的人照常获奖。"

我的大学

我这一生与医学翻译结缘，译了一些书。或以为我是外语专家，功底深厚，其实非也。医学翻译像所有科技翻译一样，要有外语、专业和中文基础。我从未受过专门的外语教育或训练，就是民国年间教会中学的那点底子。学医也是很偶然的事，但却付出了沉重的代价。

和很多人一样，我从中学起，就做起了大学梦，一心一意要上大学。也终于考上了，成为一个大学生。那是人生的黄金时段，应该是无忧无虑，充满幻想和快乐的。可是我的大学很辛酸，很纠结。

迎接解放

我是江西人。1949 年 5 月 17 日上午，解放军二野一支小部队开进了我所在的那个江南小城九江市。没有打仗，因为在这之前，国民党的守城部队已经仓皇撤离了。

当时我是九江同文中学的高中生。那个学校属于美国教会诸多门派中的美以美会（Methodist）。学校有宗教活动，但都是自愿参加。我读教会学校，只是看中它的教学质量好，而且远离政治。学校里没有国民党、三青团之类的组织活动。我不信教，也没有参加过学校里的宗教活动。

我应该是属于"进步学生"之列的，因为爱看"闲书"。"闲书"其实不闲，也可以说是很重要的，只是因为它们与正课无关，所以把它叫"闲书"。我读的"闲书"中，很多都是针砭时政、呼唤革命的力作，像《新民主主义论》《论联合政府》等流传很广、反映共产党主张的毛泽东名著，相信共产党和毛主席领导的革命，会缔造一个自由、民主的新中国，那也正是百年来仁人志士追求的目标。所以我很拥护共产党，拥护革命创建的新社会，热爱共产党领导的新中国。

解放不久，我和一位进步同学受命到市文化馆阅览室去做义工（那时叫"义务劳动"）。我那同学叫孔柏林，我看的书很多都是他借给我的。他叔叔原来是我们这个中学的英语老师，后来辞职走了。孔柏林悄悄告诉我，是参加共产党，去福建那边打游击了。我们每天晚上到文化馆阅览室上班，为来看报纸、期刊的市民服务，注意他们的言论，有可疑的，及时反映上去。这个工作我做得不很得力，没有发现什么重要信息。孔柏林比我强些。他有分析能力。但也没有什么惊人发现。大约觉得这个"点"意义不大，不久就撤了。孔柏林调市公安局外事组，我也另有任务。

受命打入"团契"

那天团市委（应该是团的市工委，但我们都叫它"青委"）学生部领导找我谈话，要我打进教会在学校搞的组织"基督徒青年团契"，了解这个组织的活动。我的直接领导就是团市委学生部部长张万起，他是天津人，大学生，天津解放后参加工作，随军南下来到九江的。

教会学校大多是清末民初时建立的，那还是"男女授受不亲"的年代。所以要男女分别建校，通常都是一个男校一个女校比邻而在。同文中学对应的学校是儒励女中。团契是跨校组织，是个很松散的团体，来者不拒，一概欢迎。所以我很容易就参加了团契。我把看到和了解到的团契情况，不断向领导汇报。后来组织上分析认为，这就是教会争夺青年的一个群众性组织，但也没发现什么劣迹，算不上反动组织，决定由政府出面，召见团契负责人，劝告他们"自行解散"。他们也很听话地立即解散了。

我在团契的任务圆满完成。可是我在团契有个不可告人的秘密——经历了一场刻骨铭心的初恋，这是我自己也没想到的。对方是女校那边的学生，父亲是教会医院的院长，眼科医生，一家都是非常虔诚的教徒。我虽然还不是党团员，但自以为已是靠近组织、要求进步的人。那个时期是很讲阶级立场的，和这样的女生谈恋爱，是很丧失"立场"的事。所以我们只能偷偷来往，不敢让人知道。她不知道我的"身份"，从未问过我这个非基督徒怎么会忽然间参加到团契里来了。

完成团契的任务后，我就入了团（"中国新民主主义青年团"），走到前台了。我被选为学校学生会主席、市学联副主席（后来是"代主席"），成为学生中的著名人物。教会学校没有党组织，市里很多任务都是通过学生会布置下去的，所以我每天忙得不可开交。爱情也还是不能见天日。

鼓励女友参军

1951年春，开学不久，团组织调我去武汉中南团校学习（那时江西省属于中南区）。这时我离高中毕业已不到半年。虽然心里老大不愿意，但还是服从组织决定，辍学去了武汉。

加强国防建设，这年的四五月份，再次号召青年学生参加军事干部学校。我在团校突发奇想，要是我那初恋女友报名参加军干校，她就是光荣的人民解放军了（我自己由于高度近视是参不了军的），人们对她的看法就会改变，我们的爱情也能公诸于众了。我立即给她写信，鼓励她报名参加军干校，说这是我们获得组织认同的最佳途径。她听我的话，立刻报名。很快被海军选中，分配到青岛海校。

这年7月，团校学习结束，我从武汉经南昌回九江时，正是参干运动的高潮，各地市获准参干的学生都到南昌集中。我们一行（团校江西组学员）被团省委留下，协助搞参干工作。我与女友在南昌相见了。我觉得现在不用躲在地下，坦荡地向组织（就是一同回省的江西组组长）汇报。组长是来自景德镇的一位姓程的团员，他问要不要请求组织把她留下来？照顾关系，政策上好像是可以的。我感慨激昂地说不用，让她参军，保家卫国吧。我们就这样在南昌分开了。

回到九江，张部长叫我在学生部上班，正式当了团的专职干部。那还是暑假期间，学生部的中心工作就是借我们学校的校舍办暑期学习班。政府出钱，团委组织学生自愿报名参加，食宿免费，学习政治，改造思想。张部长让我也随他在这里办班。白天小组讨论时随意到小组听听，晚上和部长一起，听小组汇报。我觉得整个生活节奏一下慢了起来。

1951年开始有了高校统考。这年是属于试办性质的大区统考，但学生报考是不分地区的。这时同学们都已从外地参加高考陆续回来了（考场只设在省会以上城市）。我不习惯专职团干的生活，情绪越来越低落，"大学情结"又爬升起来，还很思念远去的女友。忽然听说山东大学医学院还要单独招生，而那时的山东大学就在青岛！真是喜出望外。我虽有半年没上课，但高三下学期已没有很多新课，稍事复习，我觉得还是可以应考的。我一直想学的是航空工程，觉得那才是高端技术，也是祖国所需要的，从来没想过学医。但是现在别无选择，只有学医了。不过在青岛学医，能与女友团聚。医学院学制长，海军服役期也是最长的，我可以在青岛一直陪着她。到我毕业时，她正好复员了，这不是两全其美吗？

辞职升学

那天晚上在会议室和张部长一起听过小组例行汇报后，我没有走。房里只剩下张部长和我。张部长看看我，没作声，摸出烟来抽。

我说："张部长，我想考大学。"

张部长不说话，一个劲抽烟，后来把烟掐灭了，说："你从省城回来，一副魂不守舍的样子，我就知道你这个人是待不长了，会走。不过大区统考都考过了，你还能考什么？"

我说："还有大学在招生。"

张部长问："你想考哪个大学？"

我说："山东大学。"

张部长说："在青岛吧？"

我把头低了，不吭声。

张部长又点着烟，猛吸一阵，扔下烟蒂站起来："留了你这个人，也留不住你的心。有什么办法呢，那就去吧。"

我没想这就同意了，如释重负地说："谢谢张部长。"

张部长想了下，说："你先不忙谢。明天我带你到专署文教处去，想办法给你开个去山东大学的介绍信。"

我想，考大学要什么介绍信呀，专署文教处能管大学吗？但是张部长这样热情，我也不便再说什么了。

第二天早饭后，张部长就带我到了专署文教处。这里的人，从处长到一般干部都认得我，当时地区所有中学都是专署文教处管的，市县只管小学。张部长说明来意，处长就高兴地说："好呀，上大学。说吧，介绍信开到哪里？"

我说："山东大学。"

处长说："行，保送你去山东大学。"

拿到介绍信，张部长出来对我说："有了这封信，这棋就活了。当然，说是保送你，未必管用，但它能说明文教处同意你去。文教处的牌子大，与市里是平级的，团市委压不了它。这事就这么稀里糊涂地算办成了：文教处看我来了，认为团市委同意了；而团市委冲着这封介绍信，不就以为文教处批准了吗？左右逢源，你看多妙呀！"

我这才知道张部长为什么要陪我来文教处，开那个未必管用的介绍信了，心里真是说不尽的感激。

张部长让我先办其他要办的事，不动声色。最后到团市委组织部转关系，也转到山东大学去。叮嘱我去时不要多说话，言多必失。把文教处介绍信给组织部看就行了。我一一应着。张部长骑车先走了。

我先到学校教导处，开高中肄业证，说明因调团校学习，高三下未读。还附了高中几年成绩。这个肄业证是报考大学必需的，有了它，才能以"同等学历"资格报名。回家又给爸妈说了。两个老人都很高兴，爸爸是中医，对我决定考医更是喜出望外，还让妈妈把他早年用的一块老怀表，从箱子里翻出给了我，说这表还能作秒表，我兴许能用上。看两位老人高兴的样子，更使我感到：当初去团校学习，不考大学，对他们伤害有多深。我想，就凭二老这份心，我也一定要把大学上好。

准备工作都做好了，做得都很顺，可说得心应手。最后一件事，就是去组织部转团关系。这应该是很简单的事，有专用的介绍信，填下就行了。可是事情却大出意外。我想就是张部长也不会想到的。

变生不测

组织部在团市委二楼。部长姓阎，也是南下干部，听说还是工农干部（那个时候工农干部比知识分子出身的干部好像身价更高），平时沉默寡言，不苟言笑。我和他很少接触。那天早晨，我敲门进去，他坐着没动，一直盯着我看，不说话，等我开口。

我拿出专署文教处的介绍信给他，说："阎部长，文教处保送我去上大学，张部长也同意了，请给转下团的关系。"

几句话我是按照张部长的提示，经过深思熟虑的，应该无懈可击。

阎部长看了介绍信，又还给我，闷了半天，说："你这关系不能转。"

"为什么？"

阎部长说："部里决定请你退团。"

我吓了一跳："我为什么要退团？"

阎部长正襟危坐地望着我说："不是我们要你退团，组织上让你退。"

中国新民主主义青年团是1949年4月才成立的，青年团的事业欣欣向荣。团的干部都很年轻，超龄退团的情况也鲜有所闻。犯错误开除团籍的情况是有的，市里就有过一位团员，已经参加工作，土改中同情地主父亲，在批斗大会上宣布开除团籍。但是自己被提出退团，简直是不可思议的事，理论上和感情上都叫我接受不了：那不是自行退出革命吗？

我说："我犯了什么错误，要我退团？"

阎部长说："没说你犯错误。你是不够团员条件，所以请你退团。"

"我怎么不够团员条件？"

"团员三个条件：承认团纲团章；缴纳团费；服从团组织决议。这第三条，我们要你当团干，而你要去上大学，这不是不服从团组织决议吗？"

我说："上大学也是为了建设祖国呀。"

阎部长说："你是这个动机吗？你要是为了建设祖国、报效祖国，那是好的。可你是为了那个女人就置革命于不顾了。"

我没想到他会这么说，还把她说是"那个女人"。"女人"虽是中性词，但他那语气包含着明显的鄙夷，我受不了。

我说："你们开除我吧，我自己是不会退的。"

阎部长微微一笑。大约我的反应在他意料之中，所以还是那样不温不火、不紧不慢，很有耐心地说："你没犯错误。你是不够团员条件。不够条件，就退嘛。写份退团申请书就行了。"

我说："我不会写。"

阎部长递给我纸笔，说："不会写不要紧，我说你写。"

我知道这关过不去了，一横心，退就退吧，我再也不要看见这个阎部长了。于是在部长的口授下，以这样的"申请"结束我与青年团的关系：

　　我因不服从团组织要我到团市委工作的决定，不够团员条件，现遵嘱申请退团。

王贤才

"遵嘱"两字是我加的，说明我的被动和无奈。阎部长看了，虽然盯着我看了眼，但也没说什么。

破帽遮颜过闹市

那天夜里我在床上翻来覆去，几乎整夜没有合眼。在全校甚至全市学生中，我是很有名的学生干部，进步学生代表。我自问也是真心实意拥护共产党，热爱新社会的。但是现在我的政治生命终结了。原来设想的入团入党，为革命、为党的事业献身的路再不可能了。从理论上说，在具备团员条件后，我还可以重新入团，以后条件成熟时也可以入党。但是实际上怎么可能接受一个曾经退团的人，重新入团甚至入党呢？只能走另一条路了，做个技术专家吧。说穿了，也就是成名成家了。但这种思想在当时已经反复批过了，那是个人主义的，属于资产阶级的反动思想。可是不走这条路，我还能走什么路呢？

"退团"肯定是一大丑闻，特别是中华人民共和国成立之初的那个时期。不用两天，这个丑闻就会在全市学生中传遍，也会使人大吃一惊。好在我的事情都已打理完了，那就赶快走吧。眼不见、心不烦，离开这个是非之地。

第二天早晨我没去吃饭，在宿舍收拾东西。学习班开始小组讨论后，闹腾的校园刚安静下来，张部长忽然推门进来，在床上坐下。我坐在他对面的椅子上，两个人好长一段时间没说话。后来还是张部长先开口说："这事怎么闹成这样！"

我低了头说："对不起，张部长……"

张部长说："没什么对不起的，我没帮上你。已经这样了，那就赶快走吧，好好读书，不要多想了。"

无论如何，我对张部长还是心存感激的。

当天我搬回了家，第二天黄昏的时候，告别父母，悄悄离开九江。这时离考试已不到半月时间。我把行李都带上了：一个衣箱，一个用油布包起的铺盖卷，做一担儿挑在肩上；手里提着的网兜里，放着脸盆和洗漱用具。当年负笈求学的学生就这模样。不过我还有点特别，太阳已经落山了，我还戴了顶草帽，帽沿压得低低的。走在路上，忽然想起鲁迅先生的一句自嘲诗：破帽遮颜过闹市。他老人家怎会有此体验呢？去轮船码头是要过闹市的。我不走闹市。认识我的人很多，特别是青年学生。我只挑僻静的陋巷小道走。

网兜里还放着要在旅途中复习的高中课本。那时还是延续民国年间的规矩：不管考什么专业，中学学过的科目都要考（加了一门"政治"），最后按专业要求用加权的办法统分。离考试的时间已很近了，不能不好好筹划一下：数学、理化、语文、外语只能吃"老本"，不再看了（也无从看起）；刚从团校出来，政治也不再花时间了。首先要看生物，因为那还是高一时学的，又是考医的重要科目，再就是抢背高中三年的历史和地理。

"失群的孤雁"

五天后，我来到青岛。那时大学对来投考的学生都免费开放宿舍。暑假期间，除了少数留校的学生，宿舍几乎都也空着。我很快在文学院那边找到一个教学楼的地下室。看中这个宿舍，因为这地方有点偏，安静，适合看书，还可以独占一室。隔壁有个男生，我的心情不好，又忙着看书，不想和人联系。他也没过来。

下午我从食堂吃饭回来，忽然听见邻居在那边拉二胡，是我熟悉的二胡曲《旱天雷》。这是描写久旱之时忽闻雷声即将下雨的欢乐心情，节奏明快，我也拉过。可是我的邻居却把它拉得很慢，令人惊异的是：这一慢，竟使整个曲子的情调变得忧伤了，成了他说的《悲秋》。接着就听他唱起来：

秋风起
白云低
一片片的落叶满阶前

遥望天边浩无际

只有一只失群的孤雁

彷徨彷徨

向着北面飞

雁呀，你可是同我一般的

由人欺侮没人怜……

他的声音有些沙哑，实在不是唱歌的料，但是这时听来却很适合，也使我一下想起了自己的不幸和委屈。我想他大概也是个有故事的人，但我没问过他，也没心情去交这个朋友。以后几天里，每天都能听到他那沙哑的歌声，刻下了很深的记忆，终生难忘。这些年来，无论在什么地方、什么时候，听见或自己哼起、拉起这个音律，就能想起初到青岛的那段孤寂、无助的日子。

考上山东大学

不过《悲秋》虽使我听了难过，也有一种激励作用，鼓励我发愤努力。我已经没有退路了。有家难回。要是没有考取，我就在山东大学物理系旁听一年，明年再考（那就不学医了）。已经打听过。旁听手续很好办。

几天后，参加了山东大学医学院的入学考试。

虽已想好退路，自觉考得也还可以，但发榜那天还是很紧张。我没去买报纸，因为住在学校，校长室的大布告栏里也贴有一份毛笔楷书的录取名单。看榜的人很多，我站在他们中间，从最后面的"备取生"开始，往上找自己的名字。看了大半还未找到，心里就有些慌了。闭上眼镇静一下吧。忽然听见有人好像在说我的名字，睁眼一看，发现头一个就是我！真是大喜过望。

认真想来，也算不了什么。因为正式高考已经考过了，成绩好的学生，都已高高地考中了。只有那些考得不理想，录取志愿或学校不称心，或者像我这样，因为各种原因误了考期又还愿意学医的人，才会来考。

我在中学不偏科，文理都可以。我还抓着了几道题，比如史地试卷上有道题：写出五胡乱华时各国的民族和国号。记住五胡十六国的名字，还要分出它们的族别，不是很容易的事。但我把它们按民族排好，编成一个歌，就很容易记住了，至今还能准确写出。生物也押对了一道题：食物从口腔到肛门的消化过程。语文的作文题是"暑假纪事"。我想起去年暑假曾在一个山村小店吃饭，看见女掌柜把韭菜炒鸡蛋的钱另放在一个木箱里，问为什么这样，说这群鸡是为女儿置办嫁妆养的，卖的钱都另存着。听着很有趣。这时又灵机一动，把置办嫁妆改为抗美援朝捐献飞机大炮。这个立意一下就把主题"升华"了。反正是作文，不是新闻报道，虚构一下也是可以的。估计得分甚高，因为开学不久我就在校报《新山大》读到我写的这篇文字。应该是阅卷老师推荐过去的。

我就这样学了医，做了医生。重要的是，为医学翻译打下了基础。我的翻译就从这里起步，第一部译著就是在山东大学读书时偷偷译下的。翻译《希氏内科学》的心愿也是这时萌生的，影响了我的大半生。

发奋努力

进了山东大学，立即投入紧张的学习。我这一生，在学习上，从来没有这样认真，也从来没有这样勤奋过。小学只能说是混过去的，中学也不算用功。前面说了，喜欢看"闲书"，就是与正课学习无关的书。解放后做学生会和团的工作，更是忙得不亦乐乎，常常缺课，我也不以为意。到了大学，才知发奋努力。因为我跟别人不一样，我是付出了惨重代价才争得这来之不易的学习机会。"退团"的事也一直压得我抬不起头。几乎没人相信我是因为要上大学被勒令退团的。特别是不久国家号召在职人员踊跃报考大学以后，上大学成为很光荣、很进步的事，更不会相信我那被逼退团的话，所以后来我就不说它了。履历上也懒得再填入团、退团的事，组织上也没就此找我谈话。但事实俱在，档案里记载得清清楚楚，我那自以为很"精明"，写了"遵嘱"二字的退团申请书，大约也还留在我的档案里。那不是"文革"期间的"黑材料"，不在清理之列。

"退团"的事就那么悄没声地过去了，像一阵风，拂面而过，好像什么也没留下。但是有识之士还是认为它可能影响了我的一生，至少是前半生。我怎么会补成"右派"呢？以后成为历次运动的对象，直至"文革"中被打成"反革命"，锒铛入狱，恐怕也都与"退团"那个"原罪"有关吧！

又见阎部长

时间到了 1994 年，也就是我"遵嘱退团"的 43 年后，又有了一点下文。这年八九月间，我带一个医学专家团到上饶地区活动，和当地专家们对口交流，互相学习，也帮助他们解决一些实际问题。这是省政协教文卫体委员会的一次活动，当地媒体热心地做了报道。那天晚上，我下榻的宾馆前台打电话到我的房间，说有位老同志要见我，说是我的老朋友。我想不起上饶我有什么老同学或老朋友，但还是很高兴地请他稍待，我这就下来。前台转达说不用，客人说自己上楼更方便。

几分钟后有人按我的门铃。"老朋友"到了，开门迎接。看见一位中等身材的老人，穿着很普通，印象最深的是眼睛不大，但很有神。但还是认不出这"老朋友"是谁。他握着我的手笑着说："老王，认不出我来了？贵人多忘事啊。我是你九江时期的老朋友，再想想看。"

我又盯着他看，还是认不出。我把他让进来，请他在沙发上坐下，给他倒茶。

他说："我是阎善亭，想起来了吧？"

哎呀，阎部长！真是如遭雷击，很震了下。他的大名我当然记得，虽然当年我们其实没有什么来往，除了那个"退团"的事，甚至没说过话。他是机关里地位很高的组织部长，印象中沉默寡言，有点叫人望而生畏，而我是学生部的一个新来乍到的小干事。不是"退团"的事，我未必记得起这个人，记得住他的大名，他也未必能记得我。我当时脑子就在飞快地转动：他怎么会光临我的住地来看我呢？除了那事，我们也无"旧"可"叙"呀。不免自作多情地想：他是来给我道歉或解释的吧？当时为了升学，一定要你"退团"，大约给你带了不少麻烦，造成了不好影响吧。这事做得有点"过"，所以，抱歉了。

但是整个晚上他都没提这事，当然更谈不上道歉。

后来我们还见过几次。他的老伴是他在九江时结识的，是九江人，所以他常到九江去。路过南昌时，他都给我打电话，很热情。我发现他交游很广，每回到南昌，都有人请他吃饭，还把我拉去过一两次。请他的都是他早年的下属，现在好像都比他强。那时候公款吃喝成风，也算不了什么。有一年他邀了我的老上级，从省委农工部离休的原学生部部长张万起，一起到我家来。阎说他们都是离休干部，其实也可以把我办成离休："你一解放就参加了青年学习班，给党工作，那是中华人民共和国成立前。从团校出来就升学了，但大学也可以算工龄的。我们给你写材料，做证明。"

已经谈到了上大学。这是最接近"退团"的事了，但也没说下去。

我也没接着他的话说，只是谢谢他的好意。我那时已在省文史馆任职，当时有政策，党外馆长是不退休的。

我至今不知他为什么那么热情而主动地来看我，但又始终对"退团"的事讳莫如深、守口如瓶，从不涉及这事。

是他忘了吗？我想不会。他能记得我这人，就说明他没忘了。在青年团刚建立不久的那个年代，不会有超龄退团的事，"退团"就是非常罕见的特例。用"退团"处理人，更是绝无仅有的吧。

也许他始终认为，当初处理我"退团"也没什么不对，符合团章团纲，符合党的政策。他是秉公办事。虽说严了点，也是组织行为。他是代表一级组织的，所以你应该正确对待……

不管它了，怎么想都不要紧。年纪大了（他比我还要大几岁），早已把个人恩怨的事想开了、看淡了。也没什么人是我要恨的了。况且退团升学，使我学了医，才使我能在医学翻译上做了一些事。从这点来说，他老兄也许觉得还是成全了我的。

恩师不待见

我这一生以很大精力做医学翻译的事，有人以为我是学外语的，英语专家。其实误会了，愧不敢当。我是学医的，内科医生。我们那个时候，非外语系的学生没有公共外语这门课，入学考试时外语及格了，就不修外语。所以我的英语主要就是民国年间在中小学里学的那些。所幸高中时遇到一位严师，受了大益，算得上是我的恩师。可是我的恩师很不待见我。我的日子很不好过。

那是民国末年的事。我读的是个教会中学。那年来了位英语老师，40多岁，人称"密司徐"，也真是位"密司"，终身未婚。我们背后叫她"old maid"（老小姐）。说到"老小姐"，就会使人想到古怪、孤僻，不可理喻。中外名著里不乏这样的人物。徐老师也真是这样。学问是好的。在美国拿过文科硕士学位的老校长都说，她写的东西，比英国人、美国人都好，味道更"醇"，算得上炉火纯青。但脾气之大、之古怪，也是名声在外。千万不要得罪她，得罪了，你就"死"定了。不想我就撞上了枪口。

至今不知是怎么得罪她老人家的，反正成了她最不待见的人，上课时常常没来由地骂我、训斥我。骂得我抬不起头，恨不能地上有个洞钻进去。

我找班主任（那时叫"导师"）、教导主任诉苦，一直找到老校长。他们对我都是劝慰有加，说你把她的课学得好好的，让她无可挑剔，还能训斥你吗？

也只有这样了。我的英语原来也还可以，但怎么就能把它学得好好的呢？那就"笨鸟先飞"，把她要讲的课先背出来吧，或者她就无奈我何了。

那时高中英语课本有好几种，徐老师都看不上，给我们教的是部范文选读那样的书，都是名家名作。她又不是一篇篇地挨着往下讲，而是跳着、挑着讲。谁也不知道这篇讲完了，下面讲哪篇（哪里敢问）。只能往下多背几篇，也就是我背的要比她实际讲的多出很多。背得滚瓜烂熟，不敢有丝毫马虎。真能做到对答如流，问一有二。这样一来，挨骂的事虽还不能尽免，倒是少多了。我们的关系也没有根本改善。不过我的英语经此一逼，的确有了很大进步。所以她虽很不待见我，我还得把她认作"恩师"。

但这已是我后来的认识。当时以及后来很长一段时间里，我并没有这样的"悟性"，而是怀恨在心，耿耿于怀。上大学后，放假回家，都到母校去，看望当年教过我的老师，但没去看过徐老师，从来没有。

1957年反右运动不久，老同学来信告诉我，徐老师因为"反党""反书记"，被打成了"右派"，把我吓了一跳。她这个人在政治上绝无野心，不会想当什么"长"，更不会想着去"反党"的。听说是跟书记吵过架，说了些过头话，大不了也像对我一样，骂过他吧。谁知骂成了"右派"。我那时还没被打成"右派"，但反右斗争的阵势是见过的，不免为她担心：她是那么尊贵、清高又很骄傲的人，那场面叫她怎么受得了。

我这人有个毛病：对一个人不管有多大意见，这人要是倒霉了，就会冰消雪融，一笔勾销。于是就很后悔回家探亲时没去看过她，明年回去时再不要忘了她。

可是没有机会了，因为1958年6月，我也被补成了"右派"。阴错阳差，与她成了"一丘之貉"，宁不悲夫！只是这样一来，倒不好去看她了，因为"右派"们私下往来，是说不清楚的。不要害人害己。

这一耽搁就是18年。1975年9月，我历尽坎坷，回到故土，与老母相依为命。不久就听说徐老师因严重的类风湿性关节炎，关节僵硬、畸形，已不能走路了。我这时对她不但早已尽释前嫌，还有了很强的"恩师"感觉。但要不要去看她，还很犹豫，因为我头上还有两顶"帽子"——"右派"（摘帽的）和"反革命"（劳改释放的），会不会给她带来麻烦？不想她却叫人给我捎信来了，说想见见我。我便去了。

她还住在那个小楼里，那是她父母给她留下的房子。早先她与父母住在一起，她父亲是教会的退休牧师。父母去世后，她一个人生活。不是没有兄弟姊妹。她这人性格不好，跟谁也合不来，即使是自己的亲兄弟。只能自己过了。每天有个小女孩来给她料理下生活。"史无前例"以后，她就没有工资，也没单位管她了。当然也没有了公费医疗。严重的类风湿愈演愈烈。打从她不能行动，深居简出以后，就更加被人遗忘了。好在还有那在新加坡定居的弟弟给她寄钱，供她生活。她原可以活得好一些，但她却过得很窝囊。她也不以为意。

每天早晨起来，由那位小姑娘帮忙，挣扎着挪下楼来，坐在客厅的藤椅里。她订了一份《光明日报》，说这张报还有点看头。真是"一张报纸看一天"。晚饭后，小姑娘再搀她挣扎着挪上楼去。

我第一次来看她时，她就坐在客厅里，戴着花镜看《光明日报》。报纸的边边沿沿上，写满了英文。报上凡她认为精彩的部分，她就把它译成英文，自己评品、欣赏。她一看见我，就拍着藤椅扶手高兴地说："哈哈，little boy（小男孩儿），我又看见你了！"

她一口气给我提了一大堆问题，我都不知从哪里说起。可是她好像并不在意我的回答，又跟着说她自己。她说她绝不是"右派"，而是"左派"，民国以来就是如此。

"将来我死了，你们给我立块碑，写上'左派教师密司徐之墓'，不刻中文，也不用英文，要用波斯文，没人懂，那就不担心'破四旧'了。"

说着，放声笑起来，笑得那么天真、那么快活。

她说这些年来，很多人的英语都荒疏了，很多基督徒都不信上帝了。她跟英语比什么时候都亲近，对上帝比什么时候都虔诚。所以她一点都不感到寂寞，也不觉得空虚。她问我看过英文版的《毛选》没有？译得还算不错，但也不是没有可议之处。她拿起《光明日报》，读了一段中文，又读一段她译的英文，问我怎么样？是不是够水平？她说她写的是最纯正的英文，Shakespearian（莎士比亚风格的），应该让英国人特别是浅薄的美国人来读。

以后的接触中，她还是常常不客气地教训我，像过去一样。我觉得我在她面前，再也长不大了，尽管我已不是她说的 little boy（小男孩儿），而是个饱经风霜的中年人。但她还把我当作当年那个很不懂事的中学生。给我讲英语时，也还像多年前在课堂上那样，用图解（diagram）的方法剖析句子，而这种方法语法界早就不用了。这使我感到她也"长"不大了，我们都被"定格"了。

在市文化系统任职的一位朋友要我看一下他们准备的介绍九江名胜"烟水亭"的英文资料。我和徐老师说起这事，把那资料给她看。她看了第一个字就摇头说"No"！怎么可以把烟水亭的"烟"字译成 smog 呢？那是 misty water，或者说 mist-covered waters，不是冒烟的烟。是一种雾气，迷迷茫茫的，带雾气的水。"烟波江上使人愁"的那种"烟"。smog 是什么？是烟尘和雾气混在一起的东西，当年伦敦的雾，才是那种烟……她一口气给我讲了一上午的"烟"，不容我插嘴，当然更不能解释和反对。

1981年我从内蒙古落实政策回来，同学们告诉我，徐老师也"落实"了。不过她这"落实"有点特殊。不是"改正"或别的什么，而是发现她其实并不是"右派"。反右时作为"右派"批了她，斗得不轻，最后把她调到县中。也说她是"右派"，很猖狂的"右派"。所有的人都是这么认为的，包括县中这边的领导和群众。但是这回认真一查，才知道当时并没动"真格的"。也可能是报上去了，上面没批。没有划右的档案。糊里糊涂当了20多年"右派"，"享受"了"右派"一切待遇，直到"史无前例"中"驱逐回家"。却原来并不是"右派"。命运给她开了个可怕的玩笑，却也应验了她自己那个天真而坚定的信念：决不是"右派"。

不是"右派"的"右派"，当然也不存在什么改正和落实政策的问题。况且当事人也很老了，谈不上安排或恢复工作。最后决定作退休处理，恢复公费医疗。

同学们去看她，祝贺她，放了很长一挂鞭炮。她已多年没出过门了，要感触一下世界。看看这座古老城市的变化。我们借来部平板三轮车，把她的藤椅放在上面，请她坐好，在市里兜了一圈。这是支奇特的队伍，蹬车的是位高级工程师，背后簇拥着我们这些学生，也都有了一些年纪了，倒是文、理、工、农、医，各业俱全。十几年来，她第一次上街，昂头坐在车上，发现这刚从阶级斗争的烈焰中脱身，阅尽人世沧桑的城市，也还没有很大变化，只是更老也更破旧了……

（原载于《德·赛》1993年第4期；《百花洲》1994年第6期）

辑二

译文选载

医学是一门历史悠久的职业

　　我是在很久以前，在儿童时期，第一次听到"医学伦理学"这个术语的。当时它是一个非常明确的非关哲理方面的概念，关心的也只有医生及其家属，而且都与钱有关。对病人大吹大擂，收费过高；以不正当手段拉拢其他医生正在诊治的病人；甚至从其他医生处赚钱等，都被认为是不道德的。所谓"医学伦理学"或"医德"，就是这个意思。医生做流产虽说不是不道德，但也算歪门邪道甚至犯罪。拿人做实验不算不道德，因为没有这种活动，或者更确切地说，是由于还没有认识到：在正常医疗实践过程中，其实也是在对病人进行实验——然而就是正在这样做的临床医生，也没有意识到这点。

　　当然，这已是过去的事了。从那时以来，医学已经发生了很大变化。往事如烟，人们大多已经淡忘了。由于变化如此之大，就是那些在这期间享有足够高龄的人，也很难发现当年那个古老的事业与今天的新事业之间，还有什么联系。从某种感觉来说，好像是一方面放弃了一种称为医学的职业；另一方面又拾起另一种职业。揭示这种改变，就要作一次漫长的回顾。

　　我的年龄和生活经历，正好可以来作这样的回忆。我出生在一个医学世家，过去几十年里，医学这门职业都是作为一种应用技艺而存在的；我就是在从事这门职业的家庭中成长起来的；以后又在医学开始向一门科学事业转变的关键时期，接受医学教育；最后投身于经历了这样演变的职业。在那些年里，人们是很容易从一个领域转换到另一领域的，也许是由于当时还没有这么多的具体事物要掌握，需要具备的专门技能也不那么复杂。这样，我有机会先后同几种不同学科有过密切的接触，它们是：儿科、内科、病理、传染病、免疫学等，还有行政管理。所有这些学科，近年来都发生了很大改变，很难设想还能像我当年那样轻而易举地跨越学科和专业的藩篱。但是另一方面我也确信：所有临床科学今后都将立足于同一基础科学知识。不要很久，通过内科和分子遗传学博士后阶段的培养，就能使年轻的大学毕业生几乎可以从事医学领域里任何一门学科的工作，今后某个时期，医学就会成为这样一种科学。

我父亲是在1905年开始从医的，在他一生的大部分岁月里，他都是个忙碌而成功的全科开业医生。以后他通过自学，把自己培养成个人认为合格的外科医生，当时都是这样做的。在他做全科开业医生的年份里，他只具备很少一点科学基础，而且完全是用于诊断的。至于治疗，几乎谈不到什么科学性，不过是"看护"病人而已。这就是当时他（以及其他所有医生）所知道的一切，没有什么技术性可言。的确，在我生长的那个小城里，如果一位医生在当地居然以治疗这种或那种疾病的技术著称，当地有关部门难免就会对他的医德发生怀疑。要说某某医生能治病，虽非绝对但也几乎无异于指控此人坑骗有术，而这种指控往往也是站得住脚的。但在那个时代，这样的江湖郎中还真不少见。

当然，不是说医生就不治病，但他更多是一种安慰性的姿态，有时就像是符咒或护身符之类的东西。处方是用拉丁文写的，开出非常复杂、种类繁多的化合物，大多是绿色和苦辛味的，根本不了解它们的生物学特性，广泛用于各种病情的人。实际上，当时无论是我父亲还是别的医生，也并不真正相信它能治病。这样的治疗，充其量只能说是于人无害吧。而在这之前，在父亲的父亲或父亲的祖父所处年代，还远远达不到这点。我想不起来在我父亲行医期间有过由于医疗不当而遭诉讼的事。不是因为别的，只是由于不会发生这样的问题。没有人会由于当时的那种治疗而被损害，至于因为缺乏这类治疗而受累的事就更少了。

在父亲那个年代，医生大多是被动的，他们在临诊中所能做的事，大多也只限于观察和等待。他们是在医学第一次大革命结束时接受教育的，也就是在扬弃先辈医生们认为理所当然的大量错误认识后得来的知识。

千百年来所谓治疗技术，就是立足于这样的基础上，也就是十足的估猜。任何人的理论都有幸成为后人学习的教义。人们认为要使药物治疗收效，就得冒风险，求医问药就是个激烈、冒险的行为，如果药石无功，那么即使是最普通的病，也只能以死亡告终。

什么病都有一套治疗建议，真是无病不治。现在的医学学生有时抱怨说：要学习和记住的"重点"知识堆积如山，记不胜记，而在我父亲那一代医学学生中，这种抱怨还要多。看看 19 世纪末那些医学或儿科教科书吧，的确是使学生们望而生畏的：隔上一页就塞满了稀奇古怪、神秘莫测的治疗方剂，只能死记硬背，因为相互间看不出任何内在联系。以脊髓灰质炎（"婴儿麻痹症"）来说，治疗内容就包括：注射士的年，脊柱处放水蛭，口服颠茄和麦角浸膏，碘化钾，大量汞泻剂，感应电流刺激肌肉，放血，拔火罐等。脑膜炎病人除这些治疗外，还要在头和脊柱上涂布斑蝥油膏，含量强到足以激起大泡的程度。由于所有病人都是以大致相仿的方法治疗的，几乎没有什么对照研究，机遇性观察很快就由医林逸事转变为医学传统。即便是像 Abraham Jacobi 这样令人尊敬的卓越儿科医生，在他 1896 年出版的著名教科书中讨论丹毒时也是这样写的：

> 我认为，最近我见到的具有这些症状的青年男子之能恢复，完全是由于饮了大量白兰地……

在家父从医之前，放血是通行全国的权威疗法。对结核病和风湿热的常规治疗方法是：每天放血约 1 品特，或放血至足以造成苍白、软弱、头晕和能感觉到的脉搏变弱程度；早期休克主要是甘汞和锑剂造成的，所用剂量已达致人腹泻和呕吐的程度。这里还可顺便提一下美国第一任总统华盛顿的事。据报道，他最后死于扁桃体周围脓肿时，就是以放血 82 盎司的方法"治疗"的。所有这些疗法的论点，都是从若干世纪前的 Galen 观点一脉相承下来的，因为他认为疾病——任何疾病，都是由于某个脏器充血造成的。

早在 19 世纪 30 年代，人们就对这种医疗有了异议。美国和其他国家一些眼光敏锐的医生，在认真考查了当时对伤寒和震颤性谵妄的治疗后发现：这些疗法很多都是弊甚于利的。人们终于慢慢地、慢慢地认识到，很多病其实都能不治而愈，当时很多到处风行的疗法，也许只会使病情更为恶化，但是放弃这些疗法，又还经历了好几十年漫长的时间。与此同时，也有了真正的科学活动，相当于对疾病天然病史的观察。根据周密的临床观察，结合正在兴起的病理学研究所见，开始对人类疾病作出可靠的分类。19 世纪末叶，疾病的天然病史终于成为医学教育的主要内容。事情进展虽然很慢，但确实是这样走过来的。临床医生的最高技艺和责无旁贷的工作，就是对疾病作出准确诊断，指出其未来的结局。

这就是父亲那代医生的培养目标。与此同时，人们也开始对疾病的治疗持怀疑态度，这主要是受到 William Osler 的影响。医生真正能做的事真是屈指可数：疟疾可用奎宁；熟练的医生用洋地黄治疗心衰；吗啡则是镇痛的主药——在收入药典的所有药物中，它是最受人重视的。

20 世纪 30 年代中期，我本人进入医学院校时，有了一些重要的进步，但也还是屈指可数：肝浸膏治疗恶性贫血、胰岛素治疗糖尿病、维生素开始问世、白喉和破伤风的免疫疗法、抗血清治疗肺炎球菌性肺炎，等等，大致如此。我在哈佛大学医学院所受的教育，与父亲当年在哥伦比亚大学时一样：治疗是最不重要的职责。医生的工作是准确识别疾病的本质，从而能向病人及其家属说明他得的是什么病，今后最可能的结局是什么。

这个说明病情的任务，就是当时所谓医术的最重要内容，现在也还是这样。一点不错，这就是医学的中心任务，说明这门职业存在的光辉历史是不负众望的，一直可以追溯到它所源出的宗教（黄教）。当你想到它时，病人首先想知道的就是："我得了什么病？"几乎同时还会想到："以后会怎样？""我还能活下去么？"病情越重，渴望知道这些的心情也越迫切。

从医学角度对这些问题作出的回答（这是医生最有用的地方），往往是不肯定的，直到 19 世纪末，医学取得重大改革以后，情况才有了好转。到 Osler 时代及其后几十年间，医生对病情的解释开始立足于科学基础，回答的内容也比较翔实可信了。

抗生素的问世，使传染病大致得到控制。只要懂得在抗生素问世前的时代，及时知道的是哪类病的重要意义，就不难了解为什么只是对病情作出解释，竟是如此重要。在当时，生命在很大程度上就是个捉摸不定的过程。你要是得了伤寒（在父亲从医的早期，它还是常见病），就知道大约要经历两个月的持续高热，同时全身极度不适和虚弱，随时都有发生肠出血或穿孔的危险，病死的概率约四分之一。如果得的是大叶性肺炎（这是我学医时最常见的严重感染），则可望在较短时间（两周左右）内见到分晓：要么死亡，要么自愈；令人惊异的是：它是由病人自身情况决定的。最大的危险，也是人们最畏惧的则是结核。当时人们对结核的恐惧，就像今天人们对癌症的恐惧，而且理由更为充足，因为任何年龄的人都能死于结核，而医生对它是束手无策的。年幼儿童只要发生咽喉疼痛，首先忧虑的就是作为风湿性心脏病起因的风湿热。除了风湿热，还得担心脊髓灰质炎。精神病的主要病因是脑梅毒，当时的公立医院里，住满了这样的病人。

知道自己或家属不存在以上任何一项严重疾病，自然是令人十分宽慰的事，这正是一个好医生所要做的。当然，临床实践中，还有更多的工作要做，而不只限于单纯地说明事实。

当我作为实习医生开始临床工作时，就曾醉心于治疗传染病所需的新的科学知识，我总想知道早先没有磺胺药也没有青霉素，谈不上有什么切实有效的治疗时，父亲是在做些什么，看他总在那样忙忙碌碌。在我整个儿童时期，家里的电话铃老是日夜响个不停，大多数夜里都会被父亲沉重的起床声所惊醒，听见他驱车到病人家去出诊。在他随身带的那个黑色出诊包里，几乎没有什么真正有用的东西。在他的行医生涯中，好像也没什么特殊的事件发生。不仅是他，在我生长的那个市镇上，所有医生都是这样生活的，虽然他能为病人做的事，实在微乎其微，他自己也很清楚这点，他的同事们也都如此。有时他也抱怨说：在大多数时间里，都会感到自己无能为力。他从来不相信在他的医疗生涯中，他的所作所为对任何一位病人的病情结局真正起到了什么作用。

这真是令人难以思议的，但它确实是医学的一个侧面，而忘记这一面的人则太多了。无论是医生还是病人，一旦疾病的本质得以阐明，并传达给病人，就会发生另外几种情况。首先，医生对其结局负责：改善或恶化。但最重要的也许是：他只是处于支持和帮助的地位，那就是：他可以认真考虑实质问题，尽管他的黑色出诊包里可能还是没有多少法宝，没有灵丹妙药，肯定也没有什么可以向电子计算机输入或检索的，但他的影响确实存在，而且能使情况发生改变，显出差异。当年 Osler 就常说：医生是可以改变各种情况的，如果他懂得病人正在发生什么情况，使病人了解这一点，同时让他感到医生就在身边，给他带来希望和力量，就能使情况发生改变。我相信这些，尽管我还不是很懂得这些。

谈到 50 年前的医学，记忆中还有一点可以提及，因为它对未来医学和医学科学的发展也许会有一些启示，那就是：50 年前，也就是刚好在医学这门职业即将发生根本性改变、开始与科技结合的前夜，任何人都没想到就要发生改变。我们这一代人都认为：我们在 1935 年学到的那些医学知识，肯定是今后将终生应用的知识，不会发生什么改变。如果有人想告诉我们：很快会找到控制细菌感染的办法，不出 20 年就能进行开放性心脏手术或肾移植，化学疗法能使某些类型的癌瘤得以治愈，或很快就能以简捷、明确的方式，对遗传和遗传决定的疾病作出精辟的生化说明，我们是根本不会相信的。因为没有任何理由使我们相信医学真会发生天翻地覆的改变。亚急性细菌性心内膜炎和结核性脑膜炎都会置人于死地；精神分裂症完全是不可思议和无法解决的问题；智力迟钝是上苍给予的，不可能作出什么解释，更谈不到治疗了。当然，所有这些都改变了：威胁幼儿生命的结核病已经消失；肿瘤发生机理已发现了很多新线索，因而可以选择适当途径进行研究，求得解决；老年性痴呆已是人们熟知的现象，现在认为它是我们时代医学科学面对的重大课题之一；如此等等。

这些往事告诉我们：对未来应充分敞开思想。一切都会改变，而无论现在我们是怎样想的。既然改变不可避免，就应以更开放的思维来考虑：当前的环境是否适合于事物的演变——看来方向对头的那些演变。照我看来（我承认是带有个人观点和偏见的）这就意味着更加科学化。

我们不可能回到往日的医学中去，但也切不可忘记医生存在的本身所具有的医疗作用，尽管我们无法对此作出解释，但还是应该充分珍惜这份对病人的神奇礼物，只是不能回到那个除此之外别无所有的医学时代。我们还远未到达预期的目标，还深为工作中许多不尽人意的事物所困扰，做了许多错事，而有些本来可以做得更好的必要的事，又被疏忽了。即使这样，今后也不可能使改变中的医学面貌更有改进，除非是通过科学——赋予更多和更加深厚的科学基础。

但是当处于我这样地位的人这样说话时，最好还要加上一两条说明。我们常常有被人视为说大话之嫌，如作出过多的许诺，说话傲慢；对我们的无知，也未做到应该做到的那样坦诚。我们并不是想要一下子改变世界，对科学的掌握也远未达到这样的权威程度，使人们对我们下一步将要做什么感到惴惴不安，而只能说——我以为——在把科学引用到医学的事业中，干得相当不错，但也只是相当不错而已。

我希望在医学院校中有一些正规课程，专门讨论医学上的无知；教科书也要写进这样的内容，尽管这样做会使篇幅大为膨胀。我们还有很长的路要走。

现在，展望未来是很令人欣慰的。医学正在我们眼前转变，我们所拥有的诊断和治疗技术，也随着每月新期刊的问世而在不断提高。

但在医生的基本职责方面，我还看不出今后会有什么实质性的变化。我希望：未来几十年里，无论技术发展会给医生带来什么，还要继续接受原先那样的道义约束，为病人服务。我也希望自己切记这种道义职责。只有这样，才能保持历史的连续性，才是联结先辈医生的真正环节。

我想起在我的生活里有过这样一段往事，很能说明医生的职责，而在很多医学教科书中，都未给予应有的强调。一些年前，我应邀到密西西比州一个边远县分的医学会去作一次有关抗生素方面的报告，听众几乎都是一般医务人员，地道的乡村医生。对那位 40 多岁的县医学会主席来说，这次会议无疑是当年的一件大事，也是他生平的重大机遇之一，人们以正规的礼仪把他引进主席办公室，讲话稿也准备好了。就在会议即将开始时，他收到一张条子，就匆匆离开会场去接电话。以后他就走了，三小时后才回来，显得筋疲力竭。我知道他会因为失去这次体现事业上成功的机会而深感难过。我问他出了什么事。原来电话是他的一位高龄病人的家属打来的，"那个病人刚刚死了。"他说。他觉得应该到那里去，帮助他的家属，这对他们是会有用的。因此他说是肯定该去的。

这已是 30 年前的事了，但我却怎么也不能忘了那位医生和他在那天夜晚表现的良好的医德风范。这与开放性心脏手术或治疗脑膜炎是完全不同的事，但是如果要我提出一个典型人物让今天的医学学生们仔细观察的话，我会挑选密西西比州边远农村的那位乡村医生，要是我能找到他的话。

（原载于 Lewis Thomas：《希氏内科学》第 17、第 18 版补译本）

医学是一门科学

　　医学实践要以生物学和行为科学为其坚实的基础，而它们的发展，又立足于化学、物理、数学、心理学、人类学和流行病学等学科。临床医生既要具备广泛的科学知识，还要熟练地掌握科学方法。而要始终胜任这种专业技能，必须不断地提高自己的知识水平，善于以分析态度解决问题，还要对科学上的新设想、新进展具有深刻的了解。

　　过去半个世纪以来，医学进展大多是立足于生物科学基础上的，已使临床医生处理疾病的能力获得极为瞩目的提高。这种进展很多都得益于基础科学的发展，它们是按自己的要求在探索真理中取得长足进步的。临床医生和科学工作者为特定临床目的而开展的研究项目，如阐明某种疾病的发生机理，也使医学得到重大进展，个人的偶然机遇以及对某一或各类病人及其病情所作敏锐的临床观察，虽然也在推动医学的发展，但在现在情况下，通过这样的途径取得重大成就是极为罕见的。探索防治新法的唯一合理途径，还是对疾病的原因和机理作出科学阐释。

　　十年前，Comroe 和 Dripps 曾追踪心肺医学方面的十项主要发现，以阐明医学进展中的确切渊源，发现 60% 以上都属于基础科学范围的，40% 虽是研究的结果，但并非着眼于任何特定临床应用目的而进行研究的。

　　当前的主要保健问题是：那些我们几乎对之无能为力的疾病仍然存在，至少经济比较发达的国家是这样。问题不在于保健方面所需支付的费用，也不在于保健经费的分配，因为这类问题可能是很不公正而又性质严重的。即使人人都能得到当代最好的医疗条件，不存在经济障碍，癌症仍会致人于死，类风湿性关节炎还会致人于残，精神分裂症则会致人于疯癫。对这些疾病以及构成本书主要内容的很多描述，都还没有确切的答案，要不就是像 Lewis Thomas 所说的那种"半吊子技术"，虽说也能够使之发生改变，但却不能达到预防或治愈的目的。医学还是一门不够完善的科学。今后也还将如此，因为科学本身按其本质来说就是不完善的。

现在医疗实践中的生物科学特性，是近代才发展起来的。整个有记录的历史中，医学在大部分时间里都谈不上是科学，而是被经验主义所统治，深受教条的禁锢和约束。诊断既不确切，病因了解非常贫乏，治疗也是无关宏旨和随意性的。医生的治疗手段不过是放血、通便、拔火罐，应用各种已知植物的浸液和各种已知金属的溶液，以及开出各种可能的食谱——所有这些措施都没有科学依据。当然，在缺乏科学的生物医学知识的情况下，也不可能具备这样的基础。

这种局面一直延续到 19 世纪初期，随着物理学和化学的新原理在医学上的应用，才慢慢地出现了一些新苗头。生理学工作者侧重于器官和组织功能的研究。这方面的典型实例，特别是 Claude Bernard（1813 ~ 1878）的工作，强调实验方法在探索生物学知识方面的重要性，认为医学实践必须立足于这样的知识基础上。而以 Virchow（1821 ~ 1902）为首的病理学家则强调必须深入研究正常和异常组织，以及疾病特征与精密的解剖观察之间的关系。以 Pasteur（1822 ~ 1895）和 Koch（1843 ~ 1910）为先驱的细菌学家开始鉴定微生物，探索各种疾病的特异病原——炭疽病的炭疽杆菌、结核病的结核杆菌、大叶性肺炎的肺炎球菌、产褥热的链球菌等。未来的治疗基础就是西欧这些伟大科学家们奠定的，而临床医生当时对大多数疾病来说都还是无能为力的。他们的主要贡献是在诊断、预后和支持疗法方面。通过正确诊断，就能展望疾病的结局，而通过常识性的支持疗法，能使病人感到舒适，增加恢复的机会。但这些处理也很可能把事情弄得更糟。1892 年问世的第 1 版 Osler 氏《医学教科书》就是以其怀疑主义和对治疗的虚无主义态度使人耳目一新的，这位杰出的内科医生严正指出：所谓秘方和疗法，大多是无用甚至有害的。

慢慢地，特异疗法（治疗糖尿病的胰岛素、治疗恶性贫血的肝浸膏）以及特异性免疫处理（白喉抗毒素、肺炎球菌抗血清等）开始出现了。但是直到 1935 ~ 1945 年的 10 年，磺胺药和青霉素进入临床，才使很多过去无法治疗或致死性疾病真正得到治疗。通常认为，现代医学就是从这些比较晚近发生的事件中开始起步的。

当代生物科学的语言，已经越来越富于生化内容了。器官、组织、细胞、细胞器和膜组分，都已得到阐明。成百上千种化合物的生物合成和分解情况，均已澄清。有关机体各种生理过程的调节情况，阐述越来越深入，而且是从化学角度来阐明的。很多药物现在已能深入了解到它们的特定作用位点和作用机制。新知识还在飞跃发展，速度之快，足以使得各个领域里的几乎所有专家眼花缭乱。特别是在免疫学、分子生物学和肽类研究方面，近来进展更为迅速。随着越来越多的化学介质和药理修饰物的发现，阐明人类行为发生机理的工作亦已初见端倪。

基础生物科学已经进入分子时代，分子生物学现已成为一门得到公认的学科。作为临床医学基础的一切传统学科，无不渗透着分子的影响。大约有 200 种先天性缺陷，现已查明其特定酶或其他蛋白的缺失或异常。人类异常血红蛋白已发现 240 种以上，突变基因上 DNA 的结构缺陷，都已一一阐明。细胞膜、细胞浆和细胞核上的激素以及药物受体，发现日多，真是到了爆炸的程度，很多新的和旧有的疾病，正从受体角度得到阐述，如Ⅱ型高胆固醇血症和肾原性尿崩症。阿片受体的发现，导致有镇痛作用的内源肽（内啡肽）的发现。它们的定位情况，提高了人们对边缘系统、情感状况和成瘾现象的认识。神经介质的数量和功能大为增多，所有在神经科学上取得的这些和其他进展，预示人们对大脑如何工作的认识将会发生重大飞跃。通过 DNA 测序技术和核酸限制性内切酶，已有越来越多遗传病的基因结构异常得到精辟阐明。在实验体系中，现在已有可能进行基因治疗，即对特定基因进行药物调整，并对损坏的遗传片段进行物理替换。

现代科学中的基础知识，很多是由简约法（reductionist approach）取得的，即先探索某些细节，再探索细节的细节，直至结构中的最小片段或发生机制中的最小部分都被揭示无遗。在生物学系统研究中卓有建树的科学家们都懂得：在他们致力于重组研究前，往往都要先经过这种简约法的研究途径。科学发展就来自各种各样的细微观察、烦琐的测定，最终成为那些虚怀若谷、不断提出合理问题的研究人员的业绩。科学工作者总是从细小、明确和显然能被分割的现象进行研究，而不是奢望一下洞悉全部真理。科学方式就是循序渐进，在已有基础上，一步一步地向前推进，当然，有时也会由于某一重大发现而取得一次飞跃。

以上所述医学科学中的进展事例，大多是由超微结构、生物化学和分子生物学等方面的研究作出的。在生物学领域里，这些学科的界限是比较人为和互相渗透的，如生理学、药物学、神经科学、细胞生物学、分子生物学、生物化学、免疫学、生物物理学，等等，它们还都处在相互融合的过程中，化学则是它们共同的语言。但医学不只是应用生物学中的一个分支，还包括心理学、社会学、人类学和经济学多方面内容。这些学科被人忽视的时间实在太长了，要不就被贬为所谓"软科学"，现在则越来越认识到，它们与医学这门学科以及医学实践这门专业的关系是十分密切的。

有人对由生物科学途径发展医学的策略持批评态度，认为促使死亡率急剧降低的重大进步，是得益于环境改善，矫治营养不良，通过免疫处理和抗菌药物控制传染病等措施，而且医学上的有关突破，大多是在 20 世纪 50 年代初期联邦政府对生物医学科学的财政支持大幅度提高之前取得的。他们坚持认为：使美国在生物医学研究中取得辉煌成就而付出的庞大费用，在促使医学进展上作用甚微，不值得继续推行下去，那是一种耗资极巨而对死亡统计影响甚微的技术。他们提出应该用生态学保健战略来代替由生物科学途径发展医学的战略。

但是这些批评没有注意到以下几项重要事实：（1）由生物科学途径发展医学的战略与生态学保健战略并非相互排斥，二者可能都是正确的；（2）1950 年以来，单项或某些类型疾病的治疗面貌已经发生了根本的改变，像 Hodgkin 氏病、儿童的急性淋巴细胞性白血病、Parkinson 氏病、Wilson 氏病等；（3）而这些进展的取得，大多得益于对其内在发病机理的更加深入和更为确切的了解；（4）阐明某种疾病的发生机理并提出合理的治疗途径，一般都是将基础科学知识应用于实验室或临床的某一问题，如嘌呤合成途径和速率的阐明，才促使黄嘌呤氧化酶抑制剂（别嘌醇）的问世，从而控制高尿酸血症和多尿酸尿症；（5）最近 1/4 世纪以来知识库的巨大发展，使人们对最终控制和治愈主要疾病和解决因病夭折的可能性，也持相当乐观的态度。

迄今尚无可靠防治对策的人类疾病清单，还是令人触目惊心的。解决这些疑难问题，必须对这些疾病本质的认识取得突破，而这只能来自坚持不懈的基础研究。那种认为实验室里就封存了大量科学信息，只要在临床应用上加以强调即可的观点是错误的。同样，那种认为通过一系列应急计划，就能解决癌症以及心脏、血管、关节、情感和思维等疾病治疗问题的设想，也是不切实际的。解决这些问题所需的基本资料，不仅有待于归纳整理，而且大多数还有待于揭示和发现。

医学实践既是一门科学，又是一门技艺。干练的临床医生必须具备广泛的医学知识，那是医疗技术的支架。此外，还需具备判断、机智、决策、克制、同情、关切、准时以及其他处事和献身方面的个人品格。医学的科学和技艺这两面，应该始终是紧密联系在一起的。医学学生首先学习医学的科学一面，及早掌握，以后还要经常回到科学中来。但他们还要掌握医学的技艺一面，即熟练地运用医学知识，为病人提供最佳治疗，则是一个逐渐积累的过程，在这个过程中，不断吸取有益的经验。

【临床医生应该是科学家】 由于医学是由一些与个人或群体保健有关的科学发展而来的，因此临床医生必须作为科学家来培养，以有效地运用这些复杂的知识。

作为科学家，临床医生要掌握的不仅是科学知识方面的条文，也不仅是熟练地运用它的特定术语，而是必须熟悉科学调查的过程：怎样收集和分析资料，怎样提出、修正或放弃假设，归纳推理的应用及其局限性等。总之，他必须充分掌握科学这门智力工具——它是在若干世纪以来的漫长岁月中，逐渐完善起来的体系。只有这样，他才能对医学进展始终保持独立思考和批判的态度，否则就可能在医学的时尚浪潮中，应接不暇，处于被动接受的地位。临床医生只有具备科学精神和严谨态度，才能成为并保持其在医学中的学者身份。医学实践本身，无论是收集和分析资料（病史、体检、化验等）还是提出某种假设（印象诊断），无不包含着丰富的科学哲理。

作为科学家，无论是科研成果还是科学方法的智能训练，对临床医生都是深有裨益的。此外，临床医生本人也能对医学进展做出程度不同的贡献。现在的医学研究，大多由很多研究者组成的团队共同进行的，拥有精心装备的实验室，充分利用现代科学技术和先进的仪器设备。但是富有探索精神的临床医生，仍旧可以通过亲身临诊经验，做出自己的科学贡献。过去医学上的很多进展，就是由这种猎奇作出的。而且这种形式的临床研究，无论它所从事的规模多么有限，也能给专业生活增添很多情趣。当年 Thomas Hobbs 就说过："正是这种深入探究临床罕见案例来龙去脉的强烈愿望，不断带来新的知识，由此产生的乐趣是任何世俗娱乐都不能比拟的，前者韵味无穷，而后则是瞬息即逝，肤浅短暂。"

【临床医生应该是人道主义者】 由于医生处理的是人类中需要帮助的成员，因此病人和公众自然会把医生看作既是合格的临床家，又是关心他人疾苦、体现人道主义精神的人。但是现代医学似乎面临信任危机的困扰。由于医疗技术变得越来越复杂，临床医疗越来越成为一种制度化的工作，人情味则越来越少。很多人（特别是非医务人员）都认为：临床工作中人情味的明显削弱，是由于医学科学技术的高度发展造成的。他们似乎认为科学和人性以及技术与同情之间，生来就是矛盾的。实际当然不是这样，科学知识和人类的同情心不应该是矛盾的。医学的发展大多以科学技术的进步为基础的，今天的临床医生比先辈能更有效地进行医疗工作，正是由于这种发展。Glick 甚至认为，CT 的问世在技术上使临床工作的人情味空前提高，因为它使病人得以免除很多艰难、痛苦而危险的操作，更早作出明确诊断。临床医生不会因为降低本人的科学水平而变得更富于人情味，正像医学学生们不会由于学习人文科学而更富于人道主义精神，尽管这种学习本身可能是合理的。也不能断言人情味的削弱是由于临床医生培养过程的漫长和艰辛，因为在人们认为医学中的人情味趋于消失的阶段，培养过程的艰苦性也在减低。Glick 认为："根本问题主要不在医学界，而在整个社会。临床医生基本上是社会的反映。……学生进入医学院校时，性格的基本特征已经充分形成。"他认为人道主义医学的典型例证是那些把人道主义放在比个人追求更优先地位的人，这实际上是在重申 Hippocrates 和 Osler 以及其他一切真正堪称伟大的医学大师们的观点。为了病人利益而运用的尖端科学和复杂技术，只能更有助于而不是有碍于达到这一境界。

（原载于 James B. Wyngaarden:《希氏内科学》第 17、第 18 版补译本）

医学实践中的伦理学

医学有以下三重责任，它们是：

产生科学知识并传授给他人

应用这种知识为个人或整个社会的健康服务

判断直接影响到人类另一成员的各项医疗行动是否合乎道

德和伦理要求

这是 Walsh McDermott 为本书早先版本所写《现代社会中的医学》一章的开场白。医学教科书提供构成医学科学的知识，说明它在医学技艺中的应用。第三种责任即"判断各种医疗行动是否合乎道德和伦理要求"，则是教科书中未加阐述的。但是任何投身医学职业的人，都会充分注意到它的伦理传统。科学和技艺是连同固有的伦理要求一起，传授给学生的：帮助病人趋利避害，尊敬和同情病人，保持信心和工作能力。医学学生们可以从最优秀的教授身上感受到这些品质，但是正像 LouisLasagna 说的，学生们"很快就会从周围感受到道德氛围，用不着去问"。医生们也能从过去和现在的优秀同事中，见识到这些值得赞扬的品德。有些医生不够尊重这种伦理传统，那是社会和经济方面的影响产生的对抗作用。但这种道德观念还是清楚的，对医生个人行为的影响也是非常显著的。

当前医学伦理学建设重新引起人们的关注，并非由于医生中道德败坏之风甚嚣尘上激发的。尚未尽如人意，是由于人们对医学伦理学的一般性原则有时尚持轻视甚至否定态度，加之医生和公众又越来越感到：这些一般性原则在新情况下还显不足。有些广为人知的事例，也突出地显示了这种不足，如开展慢性血透析早期，挑选有"社会价值"病人的"上帝委员会"（God Commetee）；

Karen Ann Quinlan 案例；Willowbrook 肝炎研究等。此外，来自医学、哲学、神学、社会学和法学界关心这类问题的学者，也试图对其总原则进行一次鞭辟入里的分析，看看怎样才能应用于当代的科学和医学实践之中。这样就产生了一门新的有时称为"生物伦理学"（bioethics）的学科。

这门新学科中讨论的问题虽然引人瞩目，但它必然是一般而抽象的。医生须对病人医疗作出决定，而这种决定往往就带有伦理学含义。这样一般和抽象的讨论必然变成特定而具体的内容。仅仅是以诚实的态度对待像撤除生命支持系统之类的问题是不够的。读到一篇允许病人"尊严地死去"的动人文章，也是不够的。必须把态度和信息转化为选择及实践。遇到这种情形时，应该像对待病人的医疗问题一样，认真探讨医疗中的伦理问题。

每个医生都很熟悉怎样组织临床资料，处理现有症状、病史、查体所见和实验室检查等资料。能干的医生分析这些资料，就能作出诊断，选择治疗方法。

伦理学结论也可以类似方式作出。几乎任何一类临床伦理学问题（如中断治疗、知情同意、保持信任、分配贵重物资等）中涉及的有关事实和利害关系，都可从以下四个方面进行评估，即医疗干预的指证、病人愿望、病人的生命质量、外界因素。本章将简要说明怎样从这四点出发，作出伦理结论。对有关事实和利害关系进行明智的评价，可以理顺往往显得非常混乱的思路。当然，有条不紊地考虑，也不一定都能作出最合理的结论，但应有助于避免可使临床伦理学决定受到扭曲的两种极端——鲁莽急躁和优柔寡断，二者都可能给医生、病人、家属和单位带来不幸。

【医疗干预的指证】 病人是带着改善健康状况或治愈疾病的愿望来找医生的。医生的习惯做法则是收集病人有关资料，进行综合分析，以确定能不能通过医疗干预，使病人获益。医生在伦理学上的主要责任就反映在他所作出的临床判断上，即认真、周密地估计诊疗中的每一步骤可能收到的效益和要冒的风险。最古老的医学伦理学信条，就是 Hippocrates 的这句名言："治病之道有二：帮助病人，至少不能有害于病人。"这就是"有利原则"，伦理学家认为它是医学伦理学基本原则之一，也就是"为人谋取重要和合理利益的职责"。

在大多数情况下，医生和病人实现这个职责不会发生伦理学上的问题（尽管在医疗上可能是棘手的）。病人可以告诉医生他还希望得到哪些合理的利益，如希望恢复健康、解除疼痛症状、减轻病残程度、消除疑虑等。医生则常采取一些旨在争取特定效益的措施，以满足病人的要求，如应用青霉素 G 消灭脑膜炎球菌、降压药控制 180/115 毫米汞柱的血压、限制膳食中麦胶以防止乳糜泻症状，等等。病人的关切和医生的反应，都集中在体现医疗干预目的那些效益上：（1）恢复健康；（2）缓解症状；（3）恢复功能或保持已受损害的功能；（4）挽救处于危险状态的生命；（5）通过咨询和教育给予病人支持。虽然所有这些目的很难全都充分达到，但它们就是体现医疗效益的目的。

有时人们可能会问：对某一特定病人来说，这些效益中的某一两项，是不是真是他的利益所在。当病人自己已不能表达他的意愿时，医生或家属是可能发生这样的问题的。下面就是可能发生这类问题的典型临床情况：

病例 1　患者男性，46 岁，因患 Hodgkin 氏病第 IV 期，化学治疗无效，现已处于严重免疫缺陷状态。患者已发生菌血症性休克和肾衰竭。这样的病例是否要用抗生素和血管加压药？是否应做透析？

病例 2　患者女性，69 岁，30 年前即已诊断多发性硬化，现已截瘫，开始出现情感紊乱而有智力衰退症候发生。患者因治疗肺炎而收入院。对她应该给予治疗吗？

这里，伦理学上要考虑的最重要问题，也就是临床要着重考虑的是：对他们进行医疗干预，能达到什么目的？不能从某些特异性临床干预可能预期的立即效果来探索答案，而应由上述医学的基本目的来考虑。

病例 1 提出的伦理学问题应该是：对医疗干预可能收到的效果，进行现实的估计（既要估计到这种效果的性质，也要估计到取得该效果的概率）。病例 1 唯一可能达到的目的是延长生命。但是做到这点，应该说还不是医疗的目的。说医生有责任延长任何机能皆无恢复前景的病人的生命，是很可怀疑的。按照这种观念延长生命的做法，在医学伦理学历史上是没有依据的，不过是现代危重病例监护技术的"人工制品"。医生开始或继续治疗的道义责任，应该建立在治疗是否能给病人带来真正效益的实际概率上。

病例 2 在治疗上可以达到几种目的。虽然病人最终愈后不良，但通过治疗可以使她恢复原有情况，并从很多方面给予帮助。因此从医疗适应证来说，她是应该给予治疗的。但患者本人的愿望和今后生命质量也是应该考虑的。因此应按以下原则来处理。

【病人的愿望】 如果使病人获益就是为他争取最佳利益，一般就应由病人的愿望来确定什么是有利，什么是有害。通常人们是很难表达个人的利益观的。近来医学界的评论家们对有"家长作风"的医生提出批评，因为他们对病人居于支配地位，认为有权确定病人的利益。在医学史上，肯定可以见到带有家长色彩的伦理观点。Hippocrates 在《医德誓词》中就写道："我愿以自己的能力和判断，通过治疗来帮助病人。"但却未提及"病人的能力和判断"。过去就有此一说："为了病人的利益"，可以给予"人道的欺骗"。所谓知情同意（informed consent）则是现代的观点，即病人在充分了解真实情况的前提下表达的肯定意愿。所谓当代医学伦理学，按它的一些倡导者的意见，几乎全都是对家长作风和自主权的讨论。

自主权即作出个人选择、安排个人生活的个人自由，这是医学伦理学的核心观点之一。一位伦理学家写道："尊重自主权就是真心实意地承认病人自己作出的利害判断和看法，哪怕你认为判断错了也罢。"

在现代医生的临床实践中，家长作风和自主权很少会发生强烈对抗。医生可能没有与病人交换意见，没让病人表达自己的愿望，或者对此不予理会。但大多数现代医生是把自己看作病人顾问的，如果在诊断、预后和治疗方面发生重要问题，会把自己的意见告诉病人，尊重他们的意愿。取得知情同意的做法正在增多，而采取蒙骗的做法则在减少。此外，还有些情况是必须严肃提出有关自主权方面的伦理问题的，特别是以下两种情况，也是临床实践中经常发生的：病人拒绝医生认为是至关重要的治疗建议，以及是不是要对失去自主能力的病人进行治疗。

拒绝治疗问题可能有以下两种情形：

病例 3 患者女性，46 岁，有做冠状动脉造影的全部指证。但医生知道她胆小怕事，又极端神经质，担心告诉她操作的危险性后，她会拒绝造影。那么应该告诉她吗？

病例 4 患者男性，54 岁，因出现高度提示心肌梗死的症候而送入急诊室。患者神志机敏，定向力正常，但拒绝住院，坚持回家。应该对他进行管制吗？

不能以预计病人可能拒绝医疗建议（病例 3），作为欺骗病人的理由。当然说明情况时应采取谨慎而同情的态度。这种预计的理由可能并不充分，万一病人发生了事先没有对她交代清楚的不良情况，就会动摇她对医生的信任。而且欺骗就是对病人的不尊重，也会破坏医疗工作中的信心。即使病人在得知情况后，真的拒绝建议的事项，也要努力了解其中原委。如果是出于恐惧或误解，也可进行相应的处理。一位神志机敏、有自主能力的人（病例 4）真的表示拒绝，在医生作出很大努力取得对方的理解，并且肯定他确实具有自主能力后，仍应尊重他的意愿。同样，那位患多发性硬化的妇女（病例 2）如无智力缺陷，则她拒绝治疗急性病的意愿也应得到尊重。

自主权意味着一种能力，即分析情况作出结论的能力，但结论不一定是"真实""合理"或"正确"的。如有定向障碍、精神错乱、精神病甚至疑系代谢紊乱时的"特殊判断"等临床症象出现，则病人是否具有自主能力即属可疑。但如果没有丧失自主能力的临床表现，就不能这样认为。

病例 5 患者男性，32 岁，已因消化性溃疡治疗 4 年，此次因大出血住院，拒绝输血。医生知道他的宗教信仰（上帝会成员）。患者嗜睡，定向稍有障碍。

病例 6 患者女性，19 岁，大学生，因剧烈头痛、周身不适和颈项强直来校医室求治。患者发热 39.4℃，瞳孔缩小，脑脊液中检出革兰氏阳性双球菌。她拒绝抗生素治疗，但未说明理由。

那位拒绝住院的心肌梗死患者（病例 4），并没有丧失自主能力的可信迹象，因此他拒绝住院也许是出于个人的否定，这是人们常有的一种心理现象，不是自主能力丧失的表现。他的决定可能是愚蠢的，后果也是不幸的，但医生在作过解释、说服后，是无须对病人的自主选择承担责任的。

病例5患者当时尚未失去自主能力，但是他的个人历史表明早已皈依那种教义，因此估计他是由于宗教原因而拒绝输血的，这样的意愿应该受到尊重。至于为什么那个教派不允许接受输血的缘由，则是他人无须过问的。

病例6患者是这样一个人，虽然看上去她神志清晰，无定向障碍，但却可能是失去自主能力的。她发高烧，没有说明拒绝的理由，而拒绝抗生素治疗的后果则肯定是很严重的。

医学伦理学者大多承认：如果一个人真的不能自由、合理地作出决定，则给予某种形式的适度强制是应该的，即暂时按照病人的最高利益替他作出判断，直到他自己又能作出决定为止。因此，强制一位可能由于代谢性智力改变而不肯住院的人住院治疗，固然是正确的，但也只能持续到他神志恢复时为止。而且这样的强迫做法，只限于有确切证据提示患者已失去自主能力时，才能允许。否则，含糊其词的提法，如"患者病情表明"或"患者过于激动，无法作出正确决定"之类，是很难符合这种要求的。一般说来，医学伦理学上尊重自主权的原则，是要求医生从病人最高利益出发，作出判断，并将它提交病人考虑，尊重病人深思熟虑后作出的决定。如果病人不能表达出这样的决定，医生应该根据所能收集到的最能说明病人最高意愿的资料，如参照病人的过去经历、家属和朋友的反映、现有的书面意见等，替病人作出判断。

【生命的质量】 这里的"生命质量"是指人们对生活或生活的某一部分的满意程度作出的判断。当然，这是一个主观色彩很大的判断，如关节炎病人可能会说："生活相当不幸，痛苦深重，活动维艰。"而另一位关节炎病人则可能说："虽然痛苦不少，行动不便，但自觉活得很好，因为我还能看书、听听音乐。"有时可能非常含糊，如有一份对化疗研究表示同意的文件上是这样写的："这种治疗旨在改善你的生命质量，但任何治疗也可能使你的生命质量减低。"医生和病人一样，希望提高生命质量，即努力解除病人的痛苦和症状，制止疾病的破坏，消除恐惧和忧虑。本来生命质量如何，自己是最好的裁判。但近年来医学讨论中已有相当特异的含义。

这类讨论往往是针对那些今后只能在痛苦中度日或生活极度受限的重症病人而言的。有时生活受到限制可能并非当前急性病造成的，而是其他某种情况，如先天性迟钝；再者，病人生活质量下降也可能由于失业或降职。此外，病人还可能陷于持续性植物状态，这样的病例一旦需要进行急性医疗处理时，就可能发生这样的问题："生命质量如此，值得抢救吗？"

这里提出的问题，是极端复杂的，在以"生命质量"作为临床决定的一项因素时，应注意以下三点。

第一，由亲身经历这种生活的当事人提供的报告，应有别于他人的观察，前者比后者更有发言权。

第二，医生可能只侧重于他与病人接触中最突出的那些生活特征，即体质和精神方面情况，而躯体活动高度受限的人，思维活动可能仍很活跃。但智能有限的人，却可能在社会关系上得到支持。遭受巨大痛苦的人，仍可享有丰富的精神生活。

第三，凡属生命质量的判断，都是价值判断，但有些是可以从某些实际表现上得到印证的，如感到某人十分痛苦或忧郁。有些价值判断不那么取决于实际表观，而主要决定于个人或社会的偏爱或成见，如对弱智、不事生产和失败者的歧视。

作出临床决定时，前面那种价值判断的分量当然重得多，后者一般不应发生影响（这样的"道义"态度往往是隐匿的，须予揭示），原因有二：医务界很久以来就想把道义判断排除在临床决断之外，关心病人，只是由于他在患病。这类标准无论按照哪一种，都会使思考陷于这样的境地：首先是末期病变被认为是没有治疗价值的；其次是精神病；最后是慢性病，如此等等。这种观点的不幸后果是损害了 20 世纪的医学历史。处于某些社会和经济状况的病人以及某些生活方式"不能被接受的"病人也常有报道，他们的结局虽说不是那样突出，但也是很不幸的。可见生命质量是一个非同寻常、难以捉摸的概念，它在临床决定中的含义必须细加斟酌，谨慎对待。

【外部因素】 以上讨论的是有关病人本身的健康、愿望和生命质量三方面，此外，有时还要考虑到病人的外部因素，即病人的决定对别人的生活或社会产生的影响。其中有些是属于负担方面的，如家属、单位或社会所需支付的费用，给亲属带来的困难，对他人造成的危险等。有些则是有利的，如解除困难，对他人的保护作用，治疗带有的教学和研究作用等。在临床决定中，这些外部因素应该怎样衡量呢？

有些外部因素很久以来就被认为是不道德的，如医生仅仅出于追求利润的目的而延长徒劳无益的治疗，家属为了得到遗产而听任亲属死去。有些则已通过周密的调查，使其在道义决定中的作用得到充分阐明，如利用病人进行研究，为了他人的利益而吐露病人的某些秘密。处理这些情况的一般原则是清楚的（但应用时又往往不甚了了）。除极个别情况外，只有取得病人的同意后，才能进行研究；如果研究措施会增加病人的危险，应使病人得到一定补偿。在医疗中了解到的隐秘，应注意保密，除非有充分根据提示：不提供这个信息，很可能会对他人造成明显的损害。

医疗费用对临床决定应有何影响，是目前正在争议的问题。这项外部因素对临床决定的意义，必须比对生命质量的考虑更为慎重。这样说在原则上应该是稳妥的，即只有在病人意愿不明、可能收到的效益很差且后果预计不良的情况下，才可用继续医疗对家属或社会的经济负担为理由，放弃生命支持疗法。

有些病人是否应接受某些类型的治疗，可能要由政策水平作出决定，而不是临床医生的抉择问题，如高或低于多少年龄的人，不做慢性血透析；某些方式的治疗（如根本不能植入的人工心脏）是否给予开发和应用；是否把某种类型的预防措施放在比高度技术性治疗更优先的地位来开发。考虑这些政策，不仅要看到它的效果，还应着眼于布局和负担是否合理以及对全社会的利益。目前，关心医学伦理学的人正就保健事业的合理规划问题进行深入研究。

一般说来，不能像为特定病人作出临床决定那样制定政策性决定，而应充分考虑到可以正确发挥权限、进行公众调查和获取信息等方面。外部因素虽说重要，但在为病人医疗作出伦理学决定时，只能放在最次要的地位。只有当满足病人希望和为病人争取利益的目的都难以达到时，才能认为这些因素是重要和有决定意义的。当然，对任何一位特定病人来说，对这些目的的性质和实现的概率如何，是要深入讨论的。

【结论】 医学伦理学的位置，既不完全是个人意愿问题，也不是一般原则问题，而是包括意愿、原则和事实等内容的综合体，但却往往被搞乱了。如果是由合格的医务人员承担"判断医疗措施的道德和伦理性质"的责任，就应尽量消除这样的混乱。所有困难案例都应明确其伦理学上的困惑所在，摆清事实，说明个人的偏见，认真考虑有关原则。本文是从临床决定的角度，提供一项组织这些因素的方法。但单凭一种方法是不能解决问题的，还须加入这样的内容，即对伦理学价值的评价和对伦理学原理的认识。现有医学伦理学中的长篇巨著和重要文献，也应有所涉猎。还应与熟悉这类问题的人商讨。提倡与病人、家属、住院医生和护士等一切有关方面坦率交谈，这样的医务人员不但称职，也是负责的。（AlbertR. Jonson:《希氏内科学》第17、第18版补译本）

小结

以上这些绪论章节，既是漫谈性，又是折中性的。进入到20世纪的最后十几二十年里，医学几乎广博到漫无边际的境地。虽然已经发生了很多改变，但传统和共同目的都还一如既往。800年前Moses ben Maimon（即Maimonides，1135～1204）是这样祈祷的：

> 给我改善和延长学习的机会吧，因为知识是无限的。帮助我改正和补偿教育方面的缺陷吧，因为科学范围和它的地平线在不断扩展、延伸。给我以勇气，使我认识每天犯下的错误吧，这样明天我就能在更好的光线下看到和懂得昨天在暗光下无法理解的东西。

半个多世纪以来，《希氏内科学》就是为了提供"更好的光线"而奉献给读者的，本书第18版有幸继承在医学教育中人们熟知的这一光荣使命。

（原载于《希氏内科学》第17、第18版，补译本，卷一，绪论：医学——通过学习才能掌握的人道职业；学苑出版社，北京，1991）

辑三

序跋拾贝

译者的话

《希氏内科学》第 15 版第五分册前言

《希氏内科学》决定分册出版，对我个人来说，是一件十分欣慰的事。

距今正好十年以前，我开始翻译《希氏内科学》(第 13 版)。当时我是"专政对象"，原没有从事译述工作的"资格"和条件，幸遇"贵人"相助，勉力为之。不舍昼夜，几历寒暑，到 1975 年秋，终于完成全书 24 卷共 340 万字的译述工作，未几，我也获释出狱，回到故乡江西九江。

1980 年秋，我因事到呼和浩特。给朋友办一点事，到了内蒙古人民出版社，见到汉文科技编辑室的负责同志徐诚。事情谈完，偶然提及我的这部译稿，徐诚以一个出版工作者特有的敏锐洞察力，立即对这个大得令人生畏的书稿，表示浓厚的兴趣，做了很多工作，终于与我签约，交他们出版。当我回程经过北京时，依出版社嘱托去见中国医学科学院黄家驷院长，他也对这部书的出版，表示关切、支持和鼓励，认为此书很有参考价值，对我国医学教育和临床界会有一定帮助。

考虑到原书篇幅过大，而我们从发稿到出书周期又很长，经过认真研究，决定分 10 册陆续出版。这样做的好处有以下几点。

1. 分系统出书，便于读者按照自己的需要，自由选购。

2. 原书每隔几年，就要改订一次。每次改版，各篇章都有一些改动：有的改动大些、有的小些、有的完全改写。分册出版，也许还利于今后译本的修订，即首先选择改动最大的分册，修订改版，以应需要。

3. 分册出书，各个分册篇幅大致控制在 40 万字左右。篇幅不大，出版方便，价格相对也会较低，利于普及。

出版顺序方面，是按原书先后顺序照搬，还是按我们的实际需要选定好？

我们觉得后者要好一些，即先推出循环、消化、泌尿等分册，因为这些内容的分册，需求量可能大一些。计划用三年左右时间，出齐全书。

我在"十年浩劫"中的译稿，是按原书第13版译出的。1980年底决定整理出版时，已有第14版，乃按该版重新校译。1981年春，循环系统分册增删修订完毕，下厂排印期间，忽然收到第15版，内容改动甚大。为保证译本质量，决定撤回原稿，再按第15版重译全书。因此，现在付梓的已是三易其稿了。

还有一个插图问题。原书中的铜版图，经拍摄试制，效果不好。如其给读者提供一些模糊图片，不如暂时割爱，至少还能减轻读者经济负担。因此，译本中只选用了原书的线条图。

译者是一个普通临床医生，无论外语和业务水平，都很有限；翻译这样一部由237位国际知名学者通力合作、反映当代内科发展水平的医学名著，原非所宜；错谬之处，期待读者的指正。

王贤才

1982.1.8 于江西九江市

后记： 这是我为《希氏内科学》第15版中译本第五分册《心血管疾病》写的"译者前言"。由于这个分册是最先出版的，这个"译者前言"也就成了全书的第一份序言。

前　言

《希氏内科学》第 15 版第五分册修订版

1982 年 10 月，本书（第五分册）问世后，因印数不多，很快销售一空。很多同志给了我热心的鼓励和指导，特别是恳切地指出译本中的一些错误、不足和误植之处，我是非常感激的。当时我尚忙于其他分册的译述，故请挚友汤益明主任医师校阅。益明兄与我私交甚笃，是专攻心血管疾病的专家，在繁忙的诊疗和行政工作中，允为所请，逐字逐句地反复校勘两遍，使译本质量大为提高，在此再次深致谢忱。

翻译科技书籍，都有一个名词统一问题。本书所用医学术语，基本上都以人民卫生出版社 1979 年出版的《英汉医学词汇》为准；一些专门术语，还参考了物理、化学、生化、生物物理、遗传、免疫、微生物等专业辞典。有些名词的译法，略异于一般，是经过反复斟酌的，特在此说明一下。

如 "myocardial infarction"，通译 "心肌梗塞"，本书译作 "心肌梗死"，是因为考虑到 "梗塞" 是血管内发生的病变，心肌发生的则是缺血性 "坏死"。重要的是，这种坏死并非都是以血管管腔的梗塞为其发生基础的，故译作 "心肌梗死"，似更妥帖，也不致面临 "非梗塞性梗塞" 这样的 "困境" 了。

又如 "nephrosis"，一般译作 "肾病"，原很简洁，但却不免与 "nephropathy" 混淆，而后者是只能译作 "肾病" 的。因此本书把前者译作 "肾变病"，虽较累赘，但却不致混淆，否则在遇见 "肾变病之类肾病" 时，就说不清，道不明了。

再如 "glucagon"，通译 "胰高血糖素"，由来已久，现知胰外组织如肠黏膜，也能产生能使血糖增高的物质，故 "胰" 字宜去，译作 "高血糖素" 更为稳妥。这些并不是纯理论的、抽象的甚至 "钻牛角尖" 的考虑，实际上都是在沿用通用译名陷于窘境后，才想到要作这些调整的。当然，这样处理是否合适，也不是很有把握的，还愿与同志们继续商榷。

本书初版一万余册，出版后很快销售一空。应各地读者需要，出版社决定再版，使我得以趁机再事修订。唯挂一漏万，圭误仍所难免，诚恳地期待同志们的批评、指正。

王贤才

1985.3.2 于南昌

致《希氏内科学》原主编的信

《希氏内科学》第 15 版第六分册前言

尊敬的毕森教授，

尊敬的麦克德莫特教授，

尊敬的温加登教授，

尊敬的先生们：

我是一个普通的中国医生。请允许我荣幸地通知三位先生，尊编《希氏内科学》第 15 版已由我译成中文，交内蒙古人民出版社分 10 册陆续出版。很抱歉未能先期奉告，敬希原谅。

半个多世纪以来，《希氏内科学》在中国，正像在世界其他地区一样，也有着十分深远和广泛的影响。我们老一辈的临床家，几乎都是以《希氏内科学》为蓝本，接受医学教育的。

20 世纪 50 年代初期，作为一个医科大学生，我就已听到很多关于希氏及其巨著的评论，渴望能得到一部《希氏内科学》供学习和参考用。但是我无力购置这样的巨著。我到学校图书馆去申请借阅。管理人员告诉我：要借此书的人很多，我得耐心地等待。半年以后，我才拿到《希氏内科学》。当时我们的内科学课程已经进行了一半以上。我怀着十分尊敬和愉快的心情，把这部渴望已久的巨著捧回宿舍。一种难以言喻的感情，浸润了我的整个身心。那是第 8 版《希氏内科学》，也是当时所能得到的最新版本。我贪婪地阅读这部巨著，深深沉缅于它那系统、严谨而精辟的论述之中。我觉得好像是突然闯进了一座宏伟、瑰丽而庄严的科学之宫，就像爱丽丝漫游她那神奇的王国一样。当月亮从我的窗前升起时，一个意念忽然在我的心里泛起：这么好的书，为什么不把它译成中文呢？

这个想法有点荒唐：一个普通的医学学生，竟然奢想独立承担这样的重任，翻译这样的巨著。但是心愿的确是这样在一个中国青年的心中萌生了。

大学毕业以后，我如愿成为一个内科医师，有了自己的工作。我不相信命运，但是命运的确把我推上了一条崎岖、坎坷的道路，使我尽管一直保留着学生时期的夙愿，却无法付诸实现。1958年，我由于主张学习国际先进医学而不要囿于苏联一家，被定为"资产阶级'右派'分子"（这里要解释一下当时所谓"资产阶级'右派'分子"这个政治术语的含义。由于大家都知道的原因，在当时，有这种遭遇的人，在中国并不是很罕见的）。

以后来了"无产阶级文化大革命"，我被控对毛泽东诗词的大不敬以及"吹捧美帝国主义科学技术和资产阶级反动学术权威"，判刑12年，在山西太原一个监狱的卫生所服刑改造。

1972年，我的一位获释出狱的"反革命"朋友给我送来一部第13版的《希氏内科学》。

我已经不是青年，而是一个饱经风霜的中年人了。但是，当我接过这部巨著时，还是无法控制自己激动的感情。我在自己的小房里贪婪地阅读这部阔别已久的巨著，再次沉湎于它那系统、严谨而精辟的论述。当月亮从我的窗前升起时，那个有点荒唐的念头又从我的心头涌起：我还要等待什么呢？这不正是我译书的时候吗？

但在当时，这不仅是荒唐，而且是非常危险和可怕的念头。如人们所知道的：中国当时执行一条极端排外的政策，特别是对待来自美国的任何事物。一个被控崇美而判处重刑的政治犯，居然想在狱中做这样的事，翻译来自大洋彼岸、集"反动权威之大成"的美国巨著，岂非异想天开？

但我不是轻率作出这样的决定的。除了由于相信自己可以取得监狱官员的支持和保护外（他们对我一直都是非常尊重的），更重要的是因为我坚信，眼前这一切不会持续很久。因为我们毕竟是生活在20世纪：人民正在觉醒。我们毕竟有一个成熟的党。世界上没有任何一种力量，可以使中国及其经济、科学和文化，与世界永久隔绝。中国还会走向世界，对人类做出自己的贡献。就是在这样的信念支持下，我决定在监中开始译述《希氏内科学》，实现早年的心愿。我觉得这也是我个人在当时情况下能为祖国效力的一种适当方式。

我终于取得监狱当局的同意，经历了无数个日日夜夜，克服了许多困难，1975 年 9 月，译完全书。几乎与此同时，我被突然开释。我已经失去了一切，但我还是感到非常"富有"，因为我带回了在狱中译出的那 340 万字的第 13 版《希氏内科学》译稿，回到九江——以庐山著称于世的中国南方小城，回到我那含辛茹苦等待我释放归来的仅有亲人——白发苍苍的母亲的身边。

感谢中国共产党十一届三中全会提出的方针、政策和路线，使我洗刷了 1957 年以来蒙受的一切屈辱和不幸。搁置已久的《希氏内科学》译稿，也终于得到为人民服务的机会。1981 年冬，在中国医学科学院院长黄家驷教授的支持下，内蒙古人民出版社表示愿意出版这部译稿，黄教授亲自为中译本写了序言。我于是对照第 15 版原著，开始新一轮的重译，迄今我已完成约 230 万字（约占全书一半），首先付印的第五分册《心血管疾病》即将出书。

预料中译本的出版，将会受到我国医学学生和临床医生们的欢迎。任何受惠于本书的人，都会感激你们——原书编著者的辛勤劳动和业绩。

亲切的敬意！

王贤才（签名）

1983.2 于中国九江

后记：此信是由英文译出的。原件寄《希氏内科学》第 15 版首席总主编保罗·毕森教授，后由毕森复印三份，分寄其他主编温加登和史密斯，以及出版《希氏内科学》的美国桑德斯公司董事长汉莱先生。此信已收入桑德斯公司百年纪念文集。

深切的怀念

《希氏内科学》第15版第六分册序言

1984年5月17日,《光明日报》记者来访,告诉我黄家驷教授病故的消息。我几乎不敢相信。当天下午收到《光明日报》,看到报道的全文。整个晚上我都不能很好地工作。

由于黄老给《希氏内科学》中译本写了序,有人以为我和黄老大概有着深厚的个人渊源。这是误会。我与黄老只有一面之缘。在这之前,1976年春天,我曾冒昧地给他写过一封信,他很快回了信,都是谈《希氏内科学》的。再就是:他写序前,从内蒙古人民出版社那里,要了我的部分译稿看了。这就是黄老与我的全部"渊源"。

仅有的一次见面,是1981年初,我从呼和浩特回江西,路过北京的事。出版社委托我去取黄老答应写的序。

我按出版社给我的地址,找到黄老的家——首都医院(现已恢复原名"协和医院")宿舍区里的一幢普通小楼的楼上。黄老还没回来。黄师母,一位和蔼的老太太,热情地接待我这个不速之客。我就在这间看来是黄老起居室又兼工作室、餐厅,大约还是卧室(因为还放着一只铁床)的屋子里等他。

黄老回来了,他端详着我。我赶紧作了自我介绍。他宽厚地笑了:"原来是你。"黄老脱下大衣,招呼我坐下。他从抽屉里拿出写好的《序》,还有我的部分手稿(那是从出版社要来看的)。我接过《序》,就要把它连同我的手稿一起放进提包里。

黄老说:"你看一下,有没有不妥当的地方。"他说他虽然看了些有关《希氏内科学》出书的背景材料,但很有限。"你是这本书的专家,比我了解得多。看看有没有不合适的地方,马上可以改。"

我遵命读了一遍。黄老在几个地方又特意问过，才让我收起来。他问我是怎么想到翻译这部巨著的，说起在监狱里译书，他说也算是个"奇迹"。

我说："这不算什么。要说奇迹，是奇在那样的环境下，特别是在那样的政治气氛里，有人敢于支持我译书，那才是真正的'奇迹'。"

黄老同意地、感叹地说："是啊，我们党里，好人还是很多的。"

黄老说起，他对《希氏》是有感情的，当年他在协和医学院学医时，就是看的《希氏内科学》，大约是第3版或是第4版。他还说起，不久前，《希氏内科学》第15版两主编之一的麦克德莫（W.McDermott）教授到我国来访问过，黄老亲自接待过他。麦克德莫同他谈起《希氏内科学》的一些情况，谈起它的几种译本，还问起《希氏内科学》在中国的影响。黄老说他对这部书作了肯定的评价。"再有机会见到麦克德莫时，我可以告诉他：我们不久又会有一部新的中文本《希氏内科学》了。"

说话间，已到了吃午饭的时候。黄老一定要留我吃饭。老实说，我没有——也不可能有这样的思想准备。倒是懊悔告辞得迟了。但在主人的盛情下，还是老实坐下来。饭桌上只有黄老和我。黄老还在和我谈话。他的一个三四岁的小外孙女，从桌上爬上窗台，伸手去抓窗台外沿放着的一盆花。我偶一回首，还没来得及说话，小姑娘已从窗台上掉下去了！我失声叫起来。黄老立刻也回头看见了。他脸色一变，放下碗就往楼下跑去。我也紧跟着下了楼。

孩子躺在地上，两眼紧闭，没有声音。黄老抱起孩子就往医院跑（好在离医院不远）。我木然地跟在后面，说不出是什么滋味，但我真是感到：就是我自己的孩子出了这样的意外，我也不会这样揪心、难过。我感到内疚，要是我不在这里吃饭，要是黄老不是跟我说话，怎么会发生这样的意外呢？

很快到了医院。黄老亲自作了检查。别的医生们也都来了。

"你不要急。"黄老转身发现我，轻声对我说了句，又是那样宽厚地笑了笑，好像倒怕我急坏了。

我喈嚅地说不出话。唉，现在有什么办法能挽救这样的不幸呢？

可是，这回"奇迹"真的来了。从二楼窗台上摔下的小姑娘，居然万幸没有发生什么意外。检查结果：一切正常。

我就是这样带着十分感激而又不安和内疚的心情，第一次也是最后一次见到黄家驷教授的。

两个月后我再次回到北京，不放心，特意又去看了下。黄老不在家，黄师母说：孩子的确好了，什么事情也没有。

我一直希望还能见到他，至少在《希氏内科学》出齐后去看望他，向他表示我 —— 一个普通医生的诚挚的敬意和谢忱。可是命运不给我这样的机遇。只能以这篇短文，寄托我的深切的怀念。

尊敬的黄老，您安息吧。

王贤才

1984.6 于江西九江

（《希氏内科学》第 15 版第六分册序言；另见《黄家驷》，中国文史出版社，1990；《中国科技史料》，1986 年 7 卷 3 期，中国科技出版社）

《胃肠病与肝病学》前言

科学发展走上了快车道。临床医学的发展日新月异，令人眼花缭乱。医生们从医学院校毕业出来，进入临床，繁重的诊疗工作已经使人忙不可言，但还不得不认真投入继续学习。各级医学会也都有继续教育的专门组织。这是形势逼人。我们别无选择！只有跟上科学发展的步伐，不断提高和更新自己的知识，才能更好地为病人服务，也才能使自己在充满竞争和机会的临床医学中，争得一席立足和发展之地。

学习有各种选择、各种方式，但最实际、最方便因而也是最主动的方法，恐怕还是在工作中的个人自学。美国医学学会提出的医学知识自测教程（MKSAP），就是为此服务的，取得很大成功。从1991年起正式推出的MKSAP丛书，深受医生们的欢迎。而首先问世的，就是这部《胃肠病与肝病学》，现已出至第2版。

这是一部很有特色的分科学习书。它不是一般意义上的教科书。一般教科书篇幅很大，面面俱到，既为医学学生学习也为临床医生工作中的参考。MKSAP则是专门为临床医生继续学习用的。它比教科书更精练，但又更深入——深入一个特定的分科（如本书的"胃肠病与肝病学"）的专业内容。它以临床医生为读者对象，真正做到要言不繁。我读这部书首先产生的一个强烈印象就是这样。

这样的书要怎样编写，才能使处在繁忙工作中的医生们受益最大呢？简言之，就是无论讨论一个什么问题，虽不能说把所有堪称重要的地方都点到了（智者千虑，尚有一失，何况所谓重点，也是见仁见智的事），也要使写出的每句话，都是重要的。做到这样，肯定是不容易的。原作者们为此付出了艰辛的劳动。写作过程中，开过很多会，共同度过了很多漫漫长夜。初稿写出，主编、副主编审后，又分送美国内科医师学会、美国胃肠病学会和美国消化内镜学会等六个有关的全国性专科学会，征求意见；再根据反馈意见，修改定稿。可知编写过程是非常严谨认真的。

说这是一部很有特色的书，还因为它为读者提供了一系列临床自测试题。认真思索这些试题，不仅是对自己学习效果的测试，实际也是一个深入学习的方式。重要的是从中学习临床思维和逻辑推导的方法。

我们都参加过临床病例和临床病理讨论，对这种结合具体案例的学习方法，都不陌生。但是看一看当代美国医生们的临床讨论，就会感到无论是在命题方式还是分析方法上，都很有特色，大有新意。我们对某个问题（比如消化性溃疡）可能自觉已经有了一些系统知识，也能讲上一套、写下几页，但面对本书提出的这些问题，却未必很有把握，虽然提问内容并非乖僻，而是临床中很可能遇到的实际情况。我想这不是别的什么原因，而是我们对一些问题还只是一般性的泛泛了解，缺乏深度，缺乏准确性，因此回答时就会感到把握不大了。这也是我愿意郑重推荐本书的重要原因。

早年在大学里，兴致所至，在文学院听过童书业先生几节课，很多都忘了，但童先生提倡治史者要熟读一部书，以此为纲，旁征博引，不断丰富自己，可收事半功倍之效，童先生以为是妙不可言的事。听后很受感动。我也就按此办理，获益匪浅。我觉得《胃肠病与肝病学》是一部可供通读和熟读的书。

写书到了写序的时候，都是很愉快的事。因为序虽然印在书的前面，却总是在最后来写的。此时全稿既成，欣然命笔，快何如哉。但是在我为《胃肠病与肝病学》写序时，却是另一种沉重的心情。

我是在获知原卫生部长、"世界医学名著译丛"总顾问陈敏章同志重病消息后，决定选择《胃肠病与肝病学》的。他生前对这套丛书的选题和出版，一直都很关心。虽然每次见到他时，他的第一句话都是眼睛还好吧？我这双因为视网膜脱离而先后三次手术的眼睛，也是他常常关心的。可是当我每次看到他接过我递给他新出的书，顾不上戴花镜，就把眼镜摘下，像我一样趴在书上认真阅读时，也不禁为他担心：但愿他的眼睛不要出我这样的问题。我还一直对他从未发胖表示高兴和羡慕。他只是"不在意"地笑笑。我忽然感到未必真是"不在意"，也或者是有些难言之隐，说不清、道不明。但我此刻就很有一点难过，要是我不是说他不发胖的好，要是我劝他多注意一点自己，认真检查一下呢？尽管我知道我的这些想法都是多余的，但现在却很难摆脱这种心情。

噩耗终于传来，虽然从获知他住院时起，作为一个医生，我就已经有了思想准备，但我还是难以平息悲痛之情。我只能埋头在《胃肠病与肝病学》的翻译中。我不知道怎么表达我的哀思，但是我有一个想法：敏章同志是消化系统疾病专家。我又想起他跟我说起在老山前线为一位战士做内镜检查的事。谈起这些事时，他心情愉快，眼睛好像都更亮了。使人感到他重操旧业时的那份喜悦和对自己一度追求的专业的感情。他是个多好的消化病专家啊。

《胃肠病与肝病学》出版了，但是敏章同志却先此而行了。我没有来得及把这部书送到他的案前。那就让它作为责任编辑徐诚和我的一瓣心香，寄托我们的思念之情吧。

（原载于《健康报》2000 年 2 月 16 日；《中华读书报》2000 年 2 月 16 日）

译者的话

《希氏内科学》第 15 版第一分册前言（1985）

十年前，我在山西太原某劳改医疗单位译完第 13 版《希氏内科学》，是 9 月的一个凌晨，大约一两点钟。一些写新闻报道和报告文学的同志，对我居然忘了对我个人来说应该是很有意义的日子，感到可惜。其实我不是忘了，而是没有想到要记住它。当时好像也没有什么复杂、细腻的特殊感情，只是觉得总算做完了学生时期起就想做的这件事，好像有点累了。我把最后译成的手稿小心地放好，后来就睡了。

十年以后，我译完第 15 版《希氏内科学》，又是一个 9 月的凌晨——我又没有记下这个日子，但是这回我的精神很好，思绪万千，心潮起伏。我想起这些年来，围绕《希氏内科学》所经历的风风雨雨，日日夜夜。我是在大学读书时产生这样的意念，想把《希氏内科学》译成中文的。尽管我设想过种种困难，知道要做成这件事，会有很长一段路要走。但是我怎么也没想到会遇到这么多的困难，经历这么多的苦难。从 20 世纪 50 年代到 80 年代，最后实现这个夙愿，几乎用了 30 年漫长的时间。虽说《希氏内科学》篇幅大，一个人的力量有限，但也用不了这么长的时间啊！（人生能有几个 30 年！）

数点下来，这些年来我总共接触了五个不同的版本：

第 9 版，40 万字，"反右"后烧了；

第 11 版，40 万字，"四清"后烧了；

"十年浩劫"中打成"反革命"，在监中译成第 13 版全书，340 万字；

出狱后，补译第 14 版，160 万字；

最后译成第 15 版全书 470 万字（也就是现在出版的这个本子）。总共译了 1050 万字。

《希氏内科学》的出版，首先要感谢党的十一届三中全会。这绝不是一句空话或套话，而是我发自肺腑的心声。

为什么翻译一部《希氏内科学》，要经历几乎 30 年漫长的岁月？要说我缺了什么，只有一个，那就是缺了一个至关重要的大环境，缺了十一届三中全会的路线。

去年国庆，我们全家在电视机前观看首都盛大的阅兵和游行大典。当游行队伍中忽然出现"小平您好"的横幅时，我们全家都欢呼起来。我的眼睛也湿润了。说来惭愧，我是在这一瞬间，才真正体会到什么叫"阶级感情"的。

1984 年 12 月出版的《人才天地》上，有一篇署名文章，介绍了三个在《希氏内科学》中文本的出版上起过重要作用的人，他们是：原中国医学科学院院长黄家驷、原山西太原某劳改单位政委李恒文、内蒙古人民出版社汉文科技编辑室主任徐诚。的确，他们都给了我很大的支持和帮助，没有这种支持和帮助，我是很难译成《希氏内科学》的；译了，也很难顺利出版。

我感到难过的是：在我写这篇短文时，黄家驷和李恒文同志都已先后作古，只有徐诚同志仍旧以充沛的精力，活跃在出版战线。

值得感谢的当然不止这三位。在这漫长的岁月里，在《希氏内科学》的译述过程中，对我给予真诚的支持、鼓励和帮助的人，何可胜数！

一位从美国回来不久的老同学，在听过我讲述的译书情况后说："你应该把你的《希氏内科学》题赠给你的夫人曾汉英。"

的确，这些年来，为了支持我译书，她默默地承担了全部家务劳动，使我每天都能工作 12 ～ 14 小时。1982 年我们的儿子小磊出生以后，她的担子更重了：她要上班、做家务、照料孩子，还要挤出时间帮我抄稿子、看校样。全部插图都是她负责搞的。贴图字是一项极为细致、也很烦琐的事，也都是她"包干"的，而且几乎都是夜深人静，孩子熟睡之后，坐在小板凳上，伏在床沿上粘贴的，而把书桌让给了我。搬到南昌后，有八个分册是从内蒙古发到江西印刷公司来排印的，跑印刷厂、取送校样以至核红等，也都是她。去得多了，排字车间的工人都认识她，每次她抱着校样出现时，工人都说："《希氏》来了！"

据说日本公司表扬职工，总是把他的夫人一起请上主席台，我想这是很有道理的。也容我在这里对夫人道一声辛苦了。

后记：第 15 版《希氏内科学》分 10 册出版。第一分册因须载全书目录，所以它是最后出版的，也就是全书至此出齐。

前　言

《英中医学辞海》第一版

　　近年来，辞书出版空前繁荣，从医学领域来说，几乎所有比较重要的门类和专业，都已有了自己的工具书。这是十分令人高兴的。辞书的出版，从来就是学术事业兴旺发达的重要标志。不无遗憾的是：在门类繁多的医学辞书中，除了极少数专科辞书外，都只对所收外文词条提供中文（汉文）的对应词，未对术语内涵作出阐释。

　　熟悉英语的同行都知道，美国有部世纪同龄书：《多兰氏插图医学辞典》（*Dorland's Illustrated Medical Dictionary*）。这是一部对所收词条给予简要解说的大型综合性医学辞书，自从 1900 年初版发行以来，风行不衰，在医学界算是知名度很高的工具书。我从做学生时起，就经常接触这部辞书，几乎每天都要用到它。学院图书馆里，它和《韦氏大辞典》等放在一起，供人随时查阅。

　　据说很早就有人打算把这部美国辞书译成中文，但是直到中华人民共和国成立，始终未见出书。在很长一段时间里，我的心一直在《希氏内科学》上，没有想过要把这部辞书介绍给我们的读者，没想过要做这样的事。

　　弹指一挥间，终于迎来了辞书出版的黄金年代。大概辞书出得越多，人们也愈加感到医学辞书领域中这个空白的令人遗憾。这几年来，一些学术界的朋友，包括我很尊敬的前辈和老师们，都和我谈起过应该有一部这样的辞书。对此我也深有所感，但我仍没想到自己要做这件事。因此在《希氏内科学》第 15 版全书出齐后，我又投入第 17 版的补译工作。有些人在做一件事情的时候，就会想到甚至着手准备第二件、第三件事。我想这也是一种"帅才"吧。可是我这个人不行，在一个时期里，只会认准一件事、做一件事。

　　1988 年春，一位美国朋友对我重提此事，其时我的《希氏内科学》第

17版补译工作已近尾声，用我们的行话来说，算是度过了"绝对不应期"（absolute refractory period），可以想一想下一步的工作了。一家出版社对此表示出浓厚的兴趣。在我身边工作的同志也都表现出很大的热忱。不久，我在北京见到我的老搭档，《希氏内科学》责任编辑徐诚同志。他当时正是一个不大不小的"新闻人物"——《光明日报》上围绕"他该不该得'伯乐奖'"的专题讨论刚刚结束，徐诚在有关领导和各方面的关怀下，被任命为青岛出版社副总编辑，从内蒙古取道北京去青岛履新。他一听说我这个其实还只是相当朦胧的臆想，又一次以他那出版家特有的敏感性和责任心，抓住不放，希望把这部书交青岛出版社出版。他很快向社领导作了汇报。社里经过认真研究，一致通过了这个选题，决心全力以赴，抓好这部书，向中华人民共和国成立40周年献礼。

我当然乐于和徐诚再次合作，向中华人民共和国成立40周年献礼，更是令人鼓舞的。但也不免有些不安和惶恐，时间这样紧，能行吗？像当年译《希氏》那样孤军作战是不可能的，我们得尝试一下"大兵团作战"的方法。

这样，我开始和一些医学界的朋友们接触，请求他们的支持。我还向卫生部领导汇报了此事，得到了陈敏章部长和顾英奇副部长的热情支持。陈敏章同志为《英中医学辞海》写了序言，顾英奇同志在百忙中担任《英中医学辞海》顾问，给了我们很多指导和帮助。卫生部科教司司长刘秉勋同志也热心过问此事，给予了支持和鼓励。我还向江西省有关领导汇报了此事，他们也都很支持，特别是江西省科委主任杨淳朴教授以及卫生厅周标、廖一祥等领导同志，给予了很多具体指导和帮助。整个编译班子组建顺利，不久就先后在江西、山东、浙江、江苏、上海和北京，组织了编译组。同年6月，《英中医学辞海》第一次编译会议在青岛召开，正式拉开了编译工作的序幕。当时采用的参照蓝本是1981年第26版 *Dorland's Illustrated Mcdical Dictionary*，这是当时的最后版本。

我们在盛夏中开始工作。各地编译者都有繁重的医疗、教学、科研和其他方面的工作，为了如期完成自己分担的任务，都要作出很大的努力，挤占一切可能利用的时间。一些同志为此而使自己的健康受到影响，甚至有因紧张工作而致心脏病发作的。有些同志不无调侃地说，弄得连家庭关系都有点紧张。我想这大约是中国式幽默，不能太当真，但也知道中国知识分子特别是我们这个年龄的人通常在家务劳动中分担的角色，而不能不对支持我们各地编译同志的贤内助、贤外助们深表歉意和敬意。

可是就在各地编译者即将完稿时，突然得知：有点姗姗来迟的"Dorland's"第27版，终于在1988年出书了！

我说"姗姗来迟"，是因为它是在停顿七年后推出的。据我所知，在"Dorland's"的出版史上，这是间隔时间最长的一次，然而却刚好发生在我们的编译途中。这是不幸的，因为这样一来，我们这尚未出版的辞书，好像要成明日黄花了。但这又是幸运的，如果我们能把握这个机遇，努力再向前走一步的话，岂不是可以成为最新、最鲜艳的黄花吗？

我们很快作出决定：按第27版修订全书。我的一位至今尚无一面之缘的"老朋友"、美籍华人蔡启荣医师，托人热情地送来刚出版的第27版"Dorland's"，立即复印发往各地（我也如约给他寄赠一部我的第15版《希氏内科学》中译本全书）。

各地编译者按商定的体例和要求，完成自己的编译稿，参加组内互校。分主编对全组文稿负责。为了保证书稿质量，在编译工作即将结束时，在南昌召开了审稿会议，约请了一些专家，分头审稿，特别是按第27版对全书再做一次审校。发稿后，又在青岛专门组织了一个终审班子，对全稿逐条逐字地做一次全面审校。北京、上海、南京、广州、山东和江西的专家们，在各自单位的支持下，专程来青岛参加终审工作，每天都忙到深夜。

这里要特别提到我的母校青岛医学院对我们的支持。整个终审工作，都是在青岛医学院进行的。学院领导专门给我们三大间办公室，生活上给予了多方照顾，还应我们的要求，抽调了周惠民、张经国、林启雄、黄奋人和蔡孝良等教授、副教授，连同专程从广州赶来的赵西丁主任医师，参加全书的终审。大家全力投入这项工作。从4月到8月，我们一起度过了紧张而繁忙的春天和夏天，终于有了现在奉献在读者面前的这部辞书。

有人问：书名《英中医学辞海》，是否包括中医术语。答曰否。因为我想，就中医术语来说，想从中文找到英文译名的情况肯定是有的，那是中英（汉英）医学辞书的任务；但要从英文中医术语检索中文译名（应为原名）的情况，大概是很少或没有的。因此，书名《英中医学辞海》的"中"字，就是指的"中文"，当然，更确切地说，是汉文。

为什么叫"辞海"呢？海是很大的，但我们把这部辞书称之为"辞海"，还不是因为它的篇幅有多大（尽管它也确是比较大的），而是因为它对所收词条都给予了解释，也许需要与不带这种解释的辞书区别一下。

这里还要说明两点：一是同义术语，只择其一给予解释，他处则写"同……"以免重复。如 Basedow's disease：同 Graves' disease。读者从 Graves' disease 条中，即可查到解释。

二是有些术语源出拉丁或希腊文，这对英语国家的读者来说是需要解释的，译成中文如果含义已经一目了然，就不用再说了。如 anconitis, ancon-源出希腊，相当于英语的 elbow；而 -itis 相当于英语的 inflammation，故英文释义为 infammation of the elbow joint；但 anconitis 的中文对应词"肘关节炎"，显然无须再加"肘关节的炎症"来作说明了。

编译过程中，参考了国内外（特别是国内）的大量辞书，能找到的有关专业的词条，都尽可能找来了。的确，没有这些辞书编译者的前驱性甚至开拓性的劳动，作为大型综合性医学辞书的《英中医学辞海》是不可能编成的。我们实际上是沿着他们开拓的道路走过来的。向他们请教，不仅解决了许多具体困难，也许更重要的是从中学习到一些辞书编者和出版者的严谨治学风范。像商务印书馆、科学出版社、人民卫生出版社、上海科技出版社等所出很多辞书，都给我们留下了十分深刻的印象，借此谨向它们表示由衷的敬意和谢意。

《英中医学辞海》从确定选题到出书，只用了一年多时间，在出版周期往往长得令人难以容忍的今天，这样的速度来之不易。能够做到这点，是多方面因素促成的。山东省新闻出版局在出版方面给予了很大支持。中共青岛市委宣传部和青岛市出版局也给了很多帮助，解决了很多具体问题。还要感谢承担排印任务的潍坊计算机公司激光排版实验印刷厂（原潍坊计算机公司计算机排版中心），在厂领导的精心安排下，他们不仅以最快速度排完全书，对我们在审读清样中所做的很多改动（有些实际上是要重新排版），录入同志毫无怨言，一丝不苟地照改不误。青岛出版社全社上下对我们更是"一片绿灯"，为保证本书如期出版从多方面所作卓有成效的努力，更是我永远不会忘记的。

全书终校核红工作是由曹永毅、徐莉娜等同志完成的。还有些同志，参加了部分条目的编译，他们是陈怀民、张保卫、陶天庆、董新华等同志。

还有很多同志，从各个不同方面，给了我们十分宝贵的支持和帮助，也是我们经常铭记的，特别是青岛医学院院办主任田广渠同志，以及王俊华、任烈、刘维军、沈欢兰、张秋玲、郑举权、涂寿民、徐多根等，也在此一并致谢。

据说文章总是自己的好，编书亦然。但是我们对现在这部《英中医学辞海》，还是不够满意的。首先是在质量和内容上，应该做得更好一些，但是由于水平、经验和时间的限制，未尽如意，殊深歉疚。比如，作为一部大型英中文辞书，应有音标和词源，只是由于我们的自编条目，有些没有收集到这方面的资料，考虑到全书体例，只好暂缺。又如个别词条，只能提供释义，而未查到正式中文对应词。

至于错漏、失误之处，也肯定是有的，这些都希望在下一版中得到解决。

我们诚恳地期待着读者的批评、指导。

王贤才

1989.8.8 于青岛

前　言

《英中医学辞海》修订版

1989 年 12 月，《英中医学辞海》（第一版）在北京人民大会堂云南厅举行首发式，第二年幸获"中国图书一等奖"。1997 年又获"国家辞书奖"（二等奖）。事情做到这样，好像可以满意了。但责任编辑徐诚和我，都还留下了一份深深的遗憾。这遗憾就是：缺了音标。虽然国内出版的各种医学辞书，一般也都没有音标，但像《英中医学辞海》这样的大型综合性辞书，没有音标肯定是令人遗憾的。英语其实只能说是半拼音文字，面对一个新词，读者也许可以"望文生义"，却未必能"望文生音"。特别是面对那些来自希腊、拉丁或其他语种，字母组合又很"奇特"，罕见于传统英语拼法的长词时，就是以英语为母语的人，恐也很难准确读音的。

带着这份遗憾，从《英中医学辞海》初版问世后，我就开始陆续做起音标工作。这对我来说，既是一个积累更是一个学习的过程，并不轻松。权威的《多兰氏医学辞典》（*Dorland's Illustrated Medical Dictionary*）上是能查到音标的，但那是"韦氏音标"，而中华人民共和国成立以来我们通用的则是"国际音标"。把"韦氏音标"转为"国际音标"应该不是难事，但那是就行家而言。像我这个年龄上下的人，大抵都没真正学过音标（解放前在教会学校学英语，说是用"韦氏音标"，并未正规学过，不过是自己在单词上画些"韦氏音标"那样的符号）；"国际音标"则和"汉语拼音"一样，都是"倒过来"学的，即由已知读音倒过来学（其实是揣摩）拼音符号。北京人管这叫"漂学"，颇为传神，盖"漂"（第二音）者，浮光掠影，很不深入，更不系统也。

科学技术的发展日新月异，新字新词不断产生。中西文明在这里差异很大：我们用来表述最新科技含义的文字，与古人并无不同。古人不知有"基因""原子"，但"基因""原子"这些字则是老祖宗们也能认识的，并非今人杜撰。英文则不同，几乎每产生一个新概念、新物质、新事物，就要造出一个新词来表达（仅此一端，亦可见中文比英文"海涵"得多）。因此科技辞书的再版，都存在一个增删的问题，体现科技发展，也是一种新陈代谢。《英中医学辞海》初版中，有些词条附有"（obs.）"的标记，意为"废弃"。已被废弃的词条，何以还要收入呢？这是处在过渡时期的权宜之计，因为它们尚未完全退出医学领域。经过这些年的淘汰、扬弃，原来标有"（obs.）"的词条，大多都已"安息"了，像曾经风行一时的"neoarsphenamine"（新砷凡纳明）就已"寿终正寝"了。这类词条好办，删去就是。有些词条情况就要复杂些，如"myelocytomatosis"，作为"髓细胞瘤病"确已"废弃"了，应删；但它还有一个含义：表示禽类特别是鸡循环中的白细胞增多，现仍通用（鸡白细胞增多症），应予保留。还有些词条原先看来要"废弃"的，却并未真的废弃，这当然也不是哪个人说了算的问题，也还有约定俗成的事，如"metrotomy"（子宫切开术），至今仍与另一同义术语"hysterotomy"并用不衰，故仍保留，并予"脱帽"［删去"（obs.）"］，算是否定的否定吧。"neurasthenia"（神经衰弱）是另一种情况，这是 Beard 1869 年创用的术语，应用极广，但其"理论依据"则是很薄弱的。故虽保留，仍应"戴帽"（obs.）以示应在废弃之列。又如"clotrimazole cream"（克霉唑乳膏），"Dorland's"第 27 版有此条，《英中医学辞海》上版也有，但在"Dorland's"第 28 版中却已删去。考虑到此药在国内还很常用，至少眼下尚无"废弃"之势。经查，以 Lotremin 和 Mycelex 为商名的克霉唑乳膏制剂，美国也在生产，故仍须保留。

增删情况的考虑，大抵如此，可见都是"个案办理"的。

词条作了增删，补充了音标，书眉也改为首尾提示词，而不是只提首二字母，方便检索（这也曾是我的一块不小的"心病"），似可无憾矣，但是新的遗憾又产生了：没有辞源。英文医学词汇，很多来自希腊、拉丁，有些源出德、法和其他语种。注明词源，当然大有好处。如源出希腊的"astraphobia"：希腊文"astrape"即英语的"lightning"，而"phobos"即英语的"fear"。明乎此，则该词词义为"闪电恐怖"（对闪电的一种不合情理的过度恐惧感）就一目了然了。因此加注词源，对一部大型辞书来说，也是很必要的。这些年来也做了些这方面的工作，未臻齐全，只好再留下一份遗憾了。

早年写电影，千回百折地拍出来一看，就遗憾了。行家说："电影就是一门遗憾的艺术。"深以为是。后来写小说，书出来了，遗憾也来了。于是想到：写书写文章，也是一件让人遗憾的事。再以后，年纪大了，经的事多了，终于大彻大悟：生活中"遗憾"就是普遍性的，大凡爱之弥深的事，宜皆如此，因为爱之既深，求之弥切，而人的认识总在发展，遗憾也就在所难免了。

《英中医学辞海》在中华人民共和国成立40周年时出版，又以中华人民共和国成立50周年修订再版，是一件非常令人庆幸的事。但是我写这份前言时，则是处在一个非常严峻的时刻：长江中下游正遭遇一场百年未遇的全流域大水，我的故乡江西九江，正面临长江第五次洪峰的考验。没有党和政府领导下的解放军、武警官兵和干部群众组成的百万防洪大军，没有他们几十天来惊天动地的拼搏、抗争，我是不可能坐在宁静的书斋里，做这些文字工作的。斗争仍未结束，形势依然严峻。子孙后代都会铭记这段岁月，铭记这些英雄——世纪之交的最可爱的人。

王贤才

1998.8.14 于南昌

"衣原体"牵起的思念

《当代性病诊断和治疗》前言

"衣原体"是一种很特殊的微生物，因能通过细胞滤器，所以曾被认为是病毒。以后综观多方面表现，分类为细菌，但仍为之专门建目（衣原体目）立科（衣原体科）。

"沙眼衣原体"在性病中的意义，现已为人熟知。在很多地区，其重要性已远逾经典性病如梅毒、淋病之上。但在"十年浩劫"后，我重译《希氏内科学》第14、第15版时，忽然见到尿道炎、输卵管炎之类泌尿生殖系感染病原中，竟有"沙眼衣原体"赫然在目时，不胜惊异，几乎不敢相信自己的眼睛。与世隔绝，孤陋寡闻至此，令人惭愧，也不胜心酸。

"沙眼衣原体"给我特别深沉的感受，是因为一些年来，只要看见它，就会使我想起中国的一位"非凡"学者——汤飞凡教授。

汤先生是湖南人，湘雅出身，获美国康涅狄克大学医学博士学位。余生也晚，与先生几乎迟了40年，又非其入室弟子或同事，原无识荆机缘。只是我从做学生时起，就对细菌热原（pyrogen）有了兴趣，还有些幼稚的想法。毕业后有机会来北京工作，我的业师田浩泉教授介绍我去拜访汤先生，因此才与先生有了一点接触。时间既久，很多事情都忘记了，但先生在学术上的杰出贡献，则是业内人士都很熟知的。

病毒学研究的早期，人们对病毒究竟有没有生命，尚有争议。汤先生以物理学方法，证明疱疹、牛痘等病毒，都是寄生在细胞内、可被离心分离、能通过细胞滤器并能进行自我复制的颗粒，从而有力地支持了病毒是有生命的微生物学说。

大约从20世纪30年代起，他进入沙眼病原的研究。当时日本有位著名微生物学家野口英世（1876～1928）认为沙眼是颗粒杆菌（Bacillus granulosis）引起的。汤先生以实验证明颗粒杆菌并无致病作用，从而推翻了沙眼的"细菌病原说"。虽然科学无国界，但在当时情况下，一位中国学者以无可争辩的实验资料，推翻了一个久负盛名的日本专家的理论，还是很令人振奋的。遗憾的是，此后由于抗日战争，汤先生的研究工作被迫中断。直到中华人民共和国成立后，他的研究才再次启动，并迅速取得重大突破。1954年他阐明沙眼包含体的本质，1955年分离出第一株沙眼衣原体（当时称为沙眼病毒），从而成为世界上重要病原体发现史上第一个也是迄今为止唯一的中国学者。

很多人都认为，即使不考虑沙眼衣原体在性病领域的重要地位，汤先生的发现也是可以跻身诺贝尔奖行列的。我想这不是过甚其词。当年美国儿科医生加杜塞克（Daniel C. Gajdusek）是由于发现库鲁病（kuru）的病原体而获诺贝尔奖的。库鲁病是非洲一个食人部族的地方病，虽然他还从中揭示了一种新的传染机制，但库鲁病毕竟流行地域极为有限，其意义恐怕是不能与流行地域遍及全球、患病人数以若干亿计的沙眼衣原体相比的。

我们都在为中国学者取得的重大突破而高兴时，中国的政治气候发生了重大改变，那就是1957年夏秋之交的"反右运动"和1958年的"拔白旗"运动。今人对"反右"尚时有议论，但对"拔白旗"则甚少提及，似有淡忘之虞。其实与"反右"紧密相联的"拔白旗"运动，为祸之烈，并不亚于"反右"。如果说打"右派"还要抓点什么言论的话，"拔白旗"就不用了，只要你是哪方面学有专长的专家，特别是在本专业甚至本单位很拔尖，用今天的话来说，是学科带头人的话，即使政治上从不多言多语，小心谨慎，还按领袖的指示，"尾巴"夹得很紧，也都在劫难逃。"理由"也是明摆着的：光专不红，白专道路，业务挂帅，脱离政治之类，就可以了；就是"白旗"，就可以来"拔"。故"反右"中幸免于难的专家学者，也难逃此劫了。

我是在"拔白旗"运动开始不久，听说汤先生不幸罹难，成了"白旗"的，而在这之前，我已因对苏联医学的"先进性"略具微词而被打成"右派"。汤先生的主要罪状，除了"白专道路"之外，最令人生畏的可能也是汤先生最难接受的是说他"里通外国"。海外关系"复杂"，来往"密切"。学者间的信函来往和资料交换成了"里通外国"的"铁证"，如此，等等。我很想去看望一下。但以"右派"的戴罪之身，去看"白旗"，肯定不妥，不知会摊上什么祸事，害了汤先生。但不久我所在医院奉命连人带设备，整体搬迁内蒙古呼和浩特，支援民族地区"大跃进"。我是外乡人，对北京没有多少留恋，但是不知怎么，竟会有种永别的感觉。对我所尊敬的师长，特别是正在蒙难中的师长，还是情有不舍的。因此行前还是犹豫地上了路。我不敢奢望一定能看到汤先生（或许见不到更好），而只是为自己求得一点心灵上的安慰。

"运动"场景到处一样，这里也是贴满了声讨汤先生的标语口号和"大字报"。那是个星期天，过道上没有什么人。走过一个房间，忽然发现一个门半开着，一个老人端坐在桌前，正是我所惦念的汤先生。我四顾无人，就蹑手蹑脚地进去，在他对面坐下。先生当然看见了我，但他脸上毫无表情，连眼珠都没有动一下。我没有勇气叫他。我们对坐了一阵。我忽然感到一阵悲怆，忍不住要掉眼泪。我想那是不好的，就起身走了。走到门口，我又站住，回过身来，向他老人家深深地鞠了一躬。汤先生还是那么坐着，一动不动，连眼珠都没有动一下。在那一刻，我甚至怀疑，他是否真的看见我。我把门带上，带着一脸泪水走了。我至今仍记得汤先生眼镜后面那呆滞、淡漠的眼睛。只有对人世断了一切想法的人，才会有那种绝望的眼神。

不久就传来了消息："汤飞凡自绝于人民"。那个年代的人都知道，这个说法就是活不下去了，自尽了。我对先生虽有过永别的感觉，但那是从我这方面来说的：一个卑微的"右派"分子恐怕是不大可能回到北京了。噩耗传来，真是难以接受。汤先生不该走啊！30年后他的夫人告诉我，汤先生是用最"传统"的方法，结束自己生命的。从此我记住了：1958年9月30日，中国一位世界级的专家含冤走完了他一生的路。1959年国际组织要给发现沙眼病原体的中国学者授奖，但中国已无此公了。

令人欣慰的是，这一切都过去了。1981年国际沙眼组织郑重宣布：确认汤飞凡的里程碑式重大发现，重新给他颁发金质奖章。

编译《当代性病诊断与治疗》，几乎就是一个回忆和思念汤先生的过程。由于衣原体在性病领域的重要地位，不时出现在全书各处，牵起我的许多思念，使我有一种汤先生还在我身边的感觉。总是看见汤先生那双最后的眼睛——眼珠都不动一下的眼睛。

随着我国国际地位的提高、科技事业的发展，中国人问鼎诺贝尔奖的事也已日益受到重视。我们多么希望有一个在自己这片热土上产生和成长起来的诺贝尔奖。有人预言那将是 2020 年前后的事。对此我也是深信不疑的。但也唯其如此，与诺贝尔奖擦肩而过的事，不是更加令人痛心么！？

王贤才

2000.8 于南昌

（原载于《人民政协报》2000 年 12 月 8 日；《健康报》2001 年 4 月 30 日）

绿满窗前草不除

《简明希氏内科学》前言

　　1989 年 12 月，《英中医学辞海》在北京人民大会堂云南厅举行首发式，这是徐诚同志和我继《希氏内科学》之后的再次合作。当时，一个新的想法就在我们中间酝酿成熟了，那就是：用 10 年或更长一点时间，推出一个大型套书——"世界医学名著译丛"。

　　我与赶来参加首发式的卫生部副部长顾英奇同志谈到这个打算，当即得到他的首肯和支持。以后我又向陈敏章部长、何界生副部长汇报此事。陈部长还就"译丛"的选题问题，挤出时间与徐诚和我专门作过交谈，提出了非常中肯的意见。国外出版界和医学界朋友，得知我的这种想法后，也作出了热烈的反应，寄来了很好的书，郑重推荐。但是正像兵家慎重"初战"一样，我们在挑选第一部名著上，也是大费斟酌的。恰好，美国桑德斯出版公司寄来了其刚刚出版的 1990 年第二版《简明希氏内科学》(*Cecil Essentials of Medicine*)。

　　面对卷帙浩繁的史籍，中国人常有"一部二十四史，何从说起"之叹；面对那部医学巨著《希氏内科学》，大概也不无这样的感受吧。因为它虽说是 Textbook（教科书），却不是我们用作教材或授课教本那种意义上的教科书，而是主要供检索和查考用的几近工具书的巨著。《简明希氏内科学》则是可供系统阅读和学习的教材。

　　认真读过《简明希氏内科学》，感触良深，觉得它既是《希氏内科学》，又不是《希氏内科学》。说它是，不仅由于它就是由《希氏内科学》作者班子里的人执笔写的，而且因为它们在论述风范上的共同性，或曰本质属性上的同一性（此所以国外认为它"继承了《希氏内科学》的全部权威性"），因此对我这个对《希氏内科学》比较熟悉的人来说，就颇有精神病学上的那种"似曾相识"感（deja vu）了。但它又不是《希氏内科学》摘录，不是删繁就简和压缩，而是完全的再创作，目的是以简洁、明了的方式，全面、系统地阐述内科理论与实践中的最重要原理和原则，也就是内科领域的最精粹的核心内容。这是煞费苦心的。从某种意义来说，它比母本《希氏内科学》难度更大，写作过程也更艰辛。每成一章，除请有关专家审阅，以保证其科学性外，还约请了不同年资特别是中青年医生以至医学院校学生们试读、品评，反复修订，最后再由主编们总其成。还很强调资料引用的时效性。我们都很熟悉 up-to-date 这个词，就是迄今（日）为止的（最新信息）。《简明希氏内科学》的主编们则要求达到 up-to-the-minute，我想这就是新闻报道上常见的"截至发稿时止"的那种意思了。以新闻报道的时效，求之于书籍，无乃太过？但我以为这种精神是很令人钦佩的。像艾滋病、心脏介入检查、血脂代谢、旅游医学、肿瘤治疗等近年来发展之快令人眼花缭乱的课题，本书的论述都是非常 up-to-the-minute 的，充分反映了当前的发展水平。

现代医学离不开现代化的检查手段。CT 和磁共振（MR）就是典型代表。CT 的问世，已使临床检查发生了重大改变，一些本来难以窥悉或需复杂的介入检查才能问津的病变，现在可以轻而易举地由 CT 阐明。MR 则又是百尺竿头，更进一步，一些 CT 尚难揭示的病变，现在可以由 MR 清晰显示。但二者又是各有所长，相得益彰的。CT 在我国大中城市，已非鲜见；MR 的引进，也正方兴未艾。在这方面，听一听已有丰富经验的《简明希氏内科学》作者们的建议，也是很有启迪的。

我是从 20 世纪 60 年代初，做"代理主治医师"时转向心血管疾病和心电图的。一般都是通过专科进修而进入专业化，可是我的时运不济，从未有过进修的机会，只能自己在工作中摸索着干起来。自问用功有余，而资质不高，偶有所悟，倍觉欣慰，有些理论问题，是思前想后、翻来覆去才有点领悟的。于是突发奇想：要是有幸早些年就能读到《简明希氏内科学》这样的书，也许很多理论问题不用兜那么多圈子，就能明白了。看它写得何等得心应手，挥洒自如啊！非大手笔者何能如是！

我们很快就确定把《简明希氏内科学》作为"世界医学名著译丛"的第一部，介绍给读者。徐诚希望还是由我一个人来译，这样译笔虽拙，毕竟文风是统一的。

又是在盛夏中开始工作。这年江南干旱酷热，气温长时间稽留在 35℃以上。我每天凌晨即起，开始案头工作；我的妻子曾汉英，也忙于她的一部书稿，各人做各人的事，只是未免"怠慢"了我们迟到的儿子小磊。没人陪他玩，连说话的机会都没有，只能由他在白纸本上涂画只有他自己明白的"电视连续剧"。我们很少外出，甚至把自己的那个小小庭园都忘记了。直到秋天的一场暴雨后，我才在妻子的惊呼下，走进园子，忽然发现格子草、狗尾草、凤尾、蒲公英……都长得老高了。牵牛花爬得到处都是，开着白色、紫色和玫瑰红色的花。汉英说，真没想到一个夏天园子荒成这个样子。可是我却不觉得有什么荒凉，倒是觉得满园的勃勃生机，摇扬葳蕤，大有情趣。

小时候写仿，写过一种"四时读书乐"的楷书帖，有两句是"读书之乐乐何如，绿满窗前草不除"，总觉不甚了了，草长得一大片一大片的，有什么乐的呢？现在好像有点明白了。

我知道还有很多事情要做，路也正长。徐诚和我都期待着同志们的指正。

王贤才

1991.6 于南昌

（原载于《江西民主与科学》1994 年第 1 期;《德·赛》1992 年第 3 期）

人生难得几回搏

《临床药物大典》前言

20世纪50年代中期，我做实习医生时，身上总带着一本小册子——*USEFUL DRUGS*（《实用药物》）；编者是谁已忘了，它并不比我们在基础部（那时叫"前期"）学过的药理学更高深，但却更实用，更贴近于临床。这使我感到，很需要一部从临床医师角度编写的药学书。我想，各国医师都会有这样的感觉。果然，1971年，美国医学会的 *DRUG EVALUATION*（《临床药物大典》）问世了，它是完全从临床角度，对药物进行评估的。我最初看到的已是它的第2版，给我留下了十分深刻的印象。这些年来，*DRUG EVALUATION* 声誉日隆，受到各国临床界的注意，已经有了好几种译本。我想这不是偶然的。

1989年的春季和夏季，我在青岛为《英中医学辞海》的终审"烧最后一把火"时，青岛医学院药理教研室张经国副教授也参与终审工作，常常和我一起工作到深夜。我同他谈起想把 *DRUG EVALUATION* 介绍给我国医师的念头，立即得到他的赞同，原来他也看上此书，久有此心了。无疑，这也增加了我对选题的信心。

经国兄是学医的，后又专攻药理，自然很有"发言权"。这年8月，《英中医学辞海》终审完毕，我去潍坊看清样，他又受出版社委托，先我而去，处理印刷中的一些问题，还给我安排吃住。我"挈妇将雏"来到潍坊那天，他到车站来接我。天气很热，他戴一顶草帽，脖子上搭着一条羊肚毛巾，站在8月的骄阳下，憨厚、纯朴得就像个老农。当天晚上，在我下榻的宾馆里，我们又作了一次长谈。他是个事业心和责任心都很强的人，他说自从谈了 *DRUG EVALUATION* 的事，晚上睡不着时，常常翻来覆去地考虑怎样做好这件事。

我有点多心：也许并非"睡不着"时想到这事，而是这件事使他睡不着吧。不禁有些歉意。不过我还是相信我们会很圆满地做成这件事。

可是怎么也没想到：这竟成为经国兄的遗愿。几个月后，他就永远地离开了我们。消息传来，令我简直不敢相信。这些年来，英年早逝的优秀知识分子，虽说各地都有，但当它真的发生在自己熟悉的朋友中时，总是叫人难以接受。

往者已矣，路还要由活着的人继续走下去。1989 年 12 月，《英中医学辞海》问世；1991 年 12 月《简明希氏内科学》问世，后者是被列入国家"八五"重点图书的"世界医学名著译丛"的第一部，*DRUG EVALUATION* 则是它的第二部选题。在"九三学社"中央的一次会议中，我就此选题专门请教老一辈医学家吴阶平教授和邓家栋教授，他们都是这套丛书的学术指导，吴老还是学术指导委员会的主任，当即得到他们的支持，并建议与中华医学会联系。

DRUG EVALUATION 是美国医学会（America Medical Association）主持编著和出版的，而中华医学会与他们一直有着很好的关系。著名的《美国医学会杂志》（JAMA）中文版，就是中华医学会负责出版的。政协七届四次会议期间，我见到中华医学会杂志社社长廖有谋先生。他知道 *DRUG EVALUATION* 这部书，也认为很有必要介绍给我们的医生。有谋兄就此"上船"，并且完全进入"角色"。与美国医学会商谈版权的事，在他介入下，进展顺利，不久就在香港签约。美方在版税（ royalty ）上给予我们很大的优惠，还得到以人民币结算的方便。对此我们表示感谢。

我们很快就组成了译审班子。全书体例和重要术语的译法，都是我们共同研讨并与责任编辑徐诚一起商定的。

有谋兄是位大忙人，在《临床药物大典》中，他除了有自己分担的译述任务外，北京地区的译稿都是他审校处理的。我们一直保持着密切的联系，有时是信函往来，有时是电话交谈。去年冬天，他终因积劳成疾，急症住院。所幸药物奏效，手术成功，他又恢复了活力。

我也流年不利，译述期间，两次住院。耽误了许多宝贵时间。从 1992 年下半年起，各地译稿纷纷"回笼"了。所有译稿都是非常认真负责的，抄缮工整，有些则是经计算机输入打印的。我虽在病中，看到这些手稿，也使我精神倍增，受到鼓舞，当然更重要的则是受到了激励，从中看到了他们严肃认真、一丝不苟的治学精神。

1993 年 3 月，全国政协八届一次会议期间，责任编辑徐诚同志专程来京，同中华医学会副会长许文博教授、有谋兄和我，就发稿的有关问题，作了最后一次商谈。当我终于把几十斤重的书稿交给徐诚时，我是有一种轻松的感觉，好像一个接力赛跑的运动员，终于传出了自己的一棒。

早年一位作者对我说过，有时候，人们会在一刹那间想起了一生的事。我还没有过那样的体验。但是当徐诚吃力地提着那袋手稿离我而去时，我忽然感到时间一下停滞了，想起了我们从《希氏内科学》开始的忧患和欣慰共存的历程，甚至想到 12 年前他到我家取稿，我陪他去看苏东坡《石钟山记》的实景实地（湖口石钟山）时，他站在山头，面对浩渺江水和江面点点征帆时绽出的那一丝淡淡的笑容。

火车开动了。人生难得几回搏。我知道他又会像过去一样投入了，跑好最后一棒。是的，竞赛尚未结束，远远没有。也许永远不会结束。这正是我们这代人的福气。

王贤才

1993.3.19 于北京香山

（原载于《人民政协报》1993 年 3 月 25 日;《江西民主与科学》1993 年第 3、第 4 期合刊）

工作着是幸福的

《临床药物大典》后记

看完最后一页清样，已是凌晨四点。但我一点不感困倦，趁此静寂，还想再写一点。

十三天前，我带着近 500 万字的清样，从南昌飞到北京，参加政协八届二次会议时，心理负担不小，不知道能不能在繁忙的会议之余，把剩下的近百万字清样看完，交给责任编辑。而要是看不完的话，我还得再出一次门，把清样送到出版社去 —— 特别贵重的东西，我总是不大放心交邮政寄发，尽管它很方便，也一直对我服务不错，从没亏负过我。

今年"两会"，我们医卫界委员住在香山饭店。这使我想到：五年前，七届二次会议时，我也是带着一大袋清样，住进香山的，那是 600 万字的《英中医学辞海》。不想又与香山结缘了。

每年来开政协会，最高兴的事情之一就是与阔别一年的老朋友们见面。但是我来不及与朋友们寒暄，就把自己关在房里，埋头工作。我默默盘算了下：每天得看多少字，才有可能完成任务。一天看 10 万、20 万字的小说不难，但清样是要一个字一个字读的，就像竞走，再心急火燎，也得一步一步地走，不能"从心所欲"而"逾矩"。再者，我毕竟是来开会的，拿政协的话说，是来参政议政的，不是专门住到香山来看稿子的。

鲁迅说，他是把别人喝咖啡的时间用来写文章。我也只能把不开会的时间用来看清样。那就是中午休息时间，晚上安排看电影、看录像、看文艺节目的时候，再就是用别人睡觉的时候了。

当然，会外时间，也不能完全用之于看清样。会议期间，我写了提案，还提交了三份大会发言资料。但是我也铁了心，不管多忙，自己规定的看清样的指标一定要完成。好在让了白天有夜晚，灯下工作，多少也是有点"无限"性的。勤以补拙。一些年来，我已惯于向夜索取。而它总是温馨、体贴而又慷慨大度地满足我。

几乎每天都要忙到深夜一两点。但在结束一天工作，临上床前，还有一道最后"工序"：给总机小姐打个电话，请她早晨6：20分叫醒我，使我还能努力跟上会议的运作。想到十多天里，哪天都要惊动总机小姐，半夜三更地接我这样的预约电话，真是有点不好意思。

终于走完了政协生涯中最繁忙的一段时间。此刻，徐诚（从《希氏内科学》以来的合作者）已经如约飞抵北京，带着那只大提包来见我。此刻，面对桌上堆起老高的近2000页清样，真是百感交集，而又无比欣慰。我想那是一种农民在秋天里经常会感受到的心情。带来的那支小铅笔，是儿子从他那个宝贝笔盒里取出给我的，现在剩不到5厘米了。笔端的橡皮，早已磨平，我不得不用剪刀把包橡皮的金属皮剪开，取出那大约1厘米的橡皮头来用（香山饭店离市区很远，店里的小卖部买不到铅笔，也买不到橡皮）。最后只剩下像绿豆那样的一点点了，我忽然对它有了感情，原来橡皮也大有捐躯精神，像蜡烛一样。我想把它和那支小铅笔头一起包好，回去时作为"礼物"送给我的迟到的儿子小磊。

香山的夜真是出奇的宁静。我默念着：明天（其实应该说是今天。熬夜的人，好像洲际旅行一样，也会有个"时差"感）政协八届二次会议就要闭幕了，徐诚将带着那只大提包到香山来，然后飞回青岛。接力棒又一次传到他的手中。哦，那过去了和还会有的日日夜夜！

工作着是幸福的。

奉上学习之作

《呼吸系统疾病的最新进展》前言

这些年来，连译带写，总共出了 21 部书，约 2000 万字。《呼吸系统疾病的最新进展》是我的第 22 部书，但又是我的学习之作，因为在几个方面，它都是我的"第一部"，具有"发端""起始"的意义。

首先，这是我译的第一部高度专门化的呼吸系统疾病的专著。决定这样做，并且有勇气来做，多亏陈敏章部长的建议。陈部长是我们"世界医学名著译丛"的总顾问，就"译丛"的选题，专门同责任编辑徐诚和我交谈过。当时我打算译 Hurst 等的名著 *THE HEART*，这是一部很有声誉的巨著，全书约 600 万字，另外附有一部供临床检索的手册。那是我的美国朋友、出版此书的美国 McGraw-Hill 公司医药部主任 J. D.Jeffers 郑重推荐的。因此当我来见陈部长时，就带着这部书，和已译下的 10 多万字译稿。陈部长认真思索后，提议说："心血管方面的书，国内已出了不少，倒是呼吸系统的书还不多，是不是先考虑一下这方面的选题？"

后来我们作了一下调查，发现情况的确是这样。这些年来，医药新书出得不少，呼吸系统方面真是冷落了。从我个人来说，对心血管系统自有偏爱，也比较熟悉，译起来当然也会得心应手些。(《希氏内科学》中文版首先推出的，就是它的第五分册《心血管系统疾病》，最先推出的修订本也是它。)但译书毕竟是为广大读者服务，而不是译者自己的"选修课"。Jeffers 很能理解我的这种心意，很快又寄来了 Alfred Fishman 主编的 *PULMONARY DISEASES AND DISORDERS*，全书三大卷，约 2600 页，另外也附有一部供临床医生检索用的实用手册。书是好书，博大精深，权威性也无可置疑。Fishman 在本领域中的造诣和贡献，也是人们熟知的。只是觉得它篇幅过大了些。我把这个意思对

Jeffers 说了，不久又寄来 Fishman 的另一部新著——*UPDATE：PULMONARY DISEASES AND DISORDERS*，稍一翻阅，不禁喜出望外。这部书篇幅适中，但却涵盖了呼吸系统各个方面的最新进展，这不正是我们所期待的吗？

选题就这样定下来。翻译这样的书，对我来说，真不是一件容易的事。过去虽也接触过呼吸系统的内容，《希氏内科学》的第四分册就是呼吸系统疾病，但那是作为一般内科学来写的，读者对象也是一般内科医生。而《呼吸系统疾病的最新进展》则不仅是为呼吸系统专科医生写的，而且是为他们进修和知识更新的专著，深度和广度自然大不相同。因此，几乎每一章都有我从未或很少接触过的东西，特别是分子生物学、生物遗传学等方面的内容。就以黏合分子（adhesionmolecules）和各种细胞因子（cytokines）来说，也有很多不甚了了的内容。"以其昏昏，使人昭昭"是不可能的。科技翻译肯定不能与文学翻译相比拟，那是一番呕心沥血的再创作，自愧弗如，未敢问津。但译者自己必须充分理解他所译述的内容，则是科技翻译者必须具备的条件。因此翻译本书的过程，在我也就是一次学习的过程，常常停下来，查阅有关文献。

值得一提的是：本书各章对参考文献的处理，也是很有特色的，列出的每条文献，都对其内容附有简要说明，这对那些想要挑选适当文献，以供深入探索和借鉴的人，自然大有教益。根据这种提示，很快就能找到自己需要的内容，与过去相比，真有事半功倍的感觉。有些章节后，还对一些重要新术语作了注解。所有这些都全文照译了，我想读者也会像我一样欢迎的。当然我的主要目的还不在此，而是想把这种"文献模式"推荐给我们的读者。

《呼吸系统疾病的最新进展》又是我第一部在自己家中计算机上敲打出来的书。科技书始终存在着时效问题，今后还会变得更加突出。因此，缩短出版周期，始终是责任编辑徐诚和我非常关心的事。我终于在徐诚的鼓励下，安装了计算机，配置了打印机，以及在目前情况下必不可少的 UPS（不间断电源）。青岛出版社微机室高工樊建修先生专程来昌指导。可是我的好友，首都医科大学生物医学工程系秦笃烈教授打电话给我，说我的眼睛绝不宜在计算机屏幕前工作，为此特为寄来他发表的有关计算机与视力保护的大作供我借鉴。笃烈兄是计算机专家，他的意见自然是权威性的，而经过实验，发现我残余的矫正视力，也难以在正常距离看清屏幕上的字符。于是操作计算机的事，又只能落在我的妻子曾汉英肩上，《呼吸系统疾病的最新进展》就是她接受的第一个任务。

虽说人们常常是在工作中学起来，但输入和编排这样的书，对一个初学者，也真是难为她了。毕竟她的全部基础也就是三日的名师指点，再就是把一部计算机排版语言的专著精心通读了两遍。为了达到规范化编辑和出版要求，一开始就不得不一再返工，光第一章，先后就打了不下十余次。

《呼吸系统疾病的最新进展》终于完成了，欣慰之余，愿把这部书，推荐给我的同行，广大的临床医师，当然首先是呼吸系统专科医师和有意向这方面发展的医师们。但是，正像人体是一个完善的整体一样，医学科学其实也是一个完整的体系，因此其他专业的医生，肯定也能从本书提供的许多信息中，得到教益和启迪。

译述过程中，得到许多专家的帮助，他们是：王能熙（第一军医大学）、胡建楠（辽宁大学）、胡镇球（江西医学院）、朱美珍（山东煤炭管理局卫生处）、赵佩芸（暨南大学医学院）、黄云从（九江医专）、曹邦清（九江医专）、程晓光（湖南医科大学）、蔡至道（中国医科大学）等。全书照相，都是九江市浔阳区文化馆摄影师曹福群精心翻拍的，也在此一并致谢。

写完一部书，其实是向读者交的一份试卷。每到这个时候，就像那些学得不扎实的学生一样，总是感到忐忑不安，不知过得去否。真诚地期待同行的指正。

王贤才
1996.2.1 于南昌

推荐一部全科医生教科书

《当代内科诊断与治疗》前言

全科医学／家庭医学是 30 年来适应第二次卫生革命需要而发展起来的新学科。

评估一个国家或地区卫生工作水平，传统观点常常是关注于医生和病床数、高精尖设备数量、卫生投入等等，这些当然是重要的，但是现在人们更看重全科医生的建设水平。澳大利亚经过多年努力，全科医生已占医生总数的 43.6%，基本够用。美国计划 21 世纪发展到 50% 左右。我国要培养数量足够的全科医生，还有很长的路要走。但这是无可回避的。因为"医疗保健系统如不以受过良好训练、采用现代化方法工作的全科医生为基础，就注定要付出高昂的失败代价"（世界全科医生组织原主席李仲贤博士）。因此，《中共中央、国务院关于卫生改革与发展的决定》中也明确提出，要"加快发展全科医生，培养全科医生"。

立足于社区的全科医生，向个人和家庭提供集治疗、保健和康复于一体的全方位服务。这样的角色，很容易使人想到我们非常熟悉的"赤脚医生"，以及活跃在厂矿、学校、乡镇、连队、街道的基层医生。这是一支上百万人的卫生大军。就其服务范围和工作性质来说，是很接近全科医生的，但还不是真正意义上的全科医生。国外把培养全科医生队伍的主体，定位于大学本科毕业后再经 2～3 年的全科培训，即相当于硕士生的培养，因此要求是很严格也是很高的。

20 世纪 80 年代中期，一位美国医生就向我推荐过《当代内科诊断与治疗》，说这是美国最普及的教科书，特别是在基层医生中，几乎是人手一册。

报考医生执照，这也是必读的教材。他认为把这部书介绍给中国，也许比《希氏内科学》的适用面更广。可是当时我对全科医学还没有什么认识，又以为《希氏内科学》无论从深度和广度上，都足以涵盖这部篇幅仅及其半的《当代内科诊断与治疗》。这样，它就一直放在我的书架上。直到中央作出加速全科医学、培养全科医生的决定，我的认识才有了提高。于是重新购置新版，研读之余，发现这是一部很有特色、不可替代的佳作，因为它是完全立足于全科医生基层工作的需要来写的。除传统内科领域外，兼及外、儿、妇产、神经精神、皮肤、五官等科内容，凡是基层医生可能遇到的问题，都有论述。什么情况下该做什么检查，什么情况下应请专家会诊或转院等，都有切实可行的交代。

基层医疗还必须十分重视医疗费用的问题。本书不仅介绍检查技术和治疗效果，还列出所需费用，不时进行成本效益分析（cost effectiveness analysis）。这又是我们很少考虑，但随着医疗改革的深入，又必须认真思考的问题，特别是最贴近病人的基层医生。当然，以美元表示的费用，与我们很不相同，全文照译，不是为了保持全书的风貌，而是感到介绍一下美国收费情况也好。我们以最低的投入，支撑着世界上最大规模的医疗体系，也可由此得到证实。再者，根据这些年来的经验，一个好的译本，在海外华人中也是很受欢迎的，在美国也不乏读者。他们乐于买中国译本，除了出于那份可贵的"中国心"，也有价格因素：同样一部书，中译本比美国原版要便宜很多。

多年来，我都习惯于在紧张工作中生活，在健康状况上也一直"自我感觉良好"。每年一次的体检，除了视力不佳，也没发现什么要害问题。因此我以花甲之年，仍能保持 50 岁的心态、40 岁的活力。可是这次译述期间，竟病了两场。一次是突发高血压。说突发是一点也不夸张的，早晨起来，突感头昏，立量血压，210/110 毫米汞柱！虽然很快控制下来了，但也使我失去两个多月的时间。此后不久，又突发频繁室性早搏，出现频率达到每分钟 5～10 次以上，又是一场无妄之灾，找不到任何原因。于是服药调治，直至用上普罗帕酮（propafenone），好像有了一些效果，但不久就发现早搏的起伏纯属随意性，也就是按其自身规律运行，并非药石之功。于是就停用了。大约一个月，又戛然而止。复查心电图，一切正常。偶病两场，好像只是与我开了个小小的玩笑，不算什么，但却使我失去了三个月的宝贵时间，而这是在我"预算"之外的。

失去是很容易的，补回来往往就很难。比如多开两小时会是很平常的事，但要抢回这两小时就得晚睡两小时，也就是把正常工作到 12 点延长到凌晨两点。这是无可奈何的，因为脑力劳动的人，大约都无法找个什么"窍门"，以提高工作效率的方法来取得补偿，而时间是一个常数，对任何人都不会更为宽容。

我们一家三口，都很紧张。我忙于译书，夫人下课回家，忙于上电脑，这部书的录入、编排、改样直至拷成磁盘，仍是她一手完成的。正读高中的儿子小磊，也在他的房里，做那永无休止的作业和试卷（真不知老师们怎么能收集到那么多形形色色的试卷）。我这才知道，中国高中学生大约是在经历世界上最繁忙、最紧张和最不值得羡慕的花季岁月。负担之重，恐怕是局外人难以想象的。我们三人各据一室，做自己的事，只有老保姆一个人坐在前面的客厅里看电视，她是很寂寞的。

朋友们都劝我放慢一点节奏，不要太苦了自己，毕竟年过花甲了。但我想正是一年年地老了，剩下的时间不是更少了吗？至于要记住两次突发病情的"警告"，我倒另有一番见解：这病是无缘无故飞来的，要说原因，大约只能从基因上去找了，而那肯定不是我所能控制或防范的。你看它说来就来，说走就走了，"……皆若空游无所依……俶尔远逝，往来翕忽"（柳宗元《小石潭记》），何其"洒脱"乃尔！至于苦，我和夫人都没有苦的感觉。这也是我们这个年龄知识分子的特点吧（此所以置评曰"物美价廉，经久耐用"乎），因为儿子就不是这样。他是被迫卷入的，未免牢骚满腹，发"高论"说："做人太累，下辈子不想做人，想做植物。"稚子之言，也毋庸议吧，且哪里由得了他？

"牛年"将尽，再说几句"牛"话。鲁迅先生常以"牛"自况：吃下去的是草，挤出来的是奶。读了叫人感到难过，有点"风萧萧兮"的感觉。但又想这话很是。世界上倘没有奶牛、没有牛奶，肯定是很不美妙的。奶牛功不可没。我想我只是做粗事的牛。如牛之负重，踽踽而行。或以为老牛负重是很辛苦的，那是以君子之心，度牛之腹。惯于负重的牛，未必以此为苦，恐倒是以此为乐的，因为唯其苦累，才更充实，也是为牛者的"本分"。

王贤才

1998.1.27 丁丑除夕

后记：我国的家庭医生覆盖率也在稳步推进中。以作者所在江西省来说，到 2017 年底，全省家庭医生签约覆盖率已达 30%，贫困人口签约率达到 100% 全覆盖。

译者的话

《希氏内科学》第 15 版第七分册

　　第七分册即将发稿，有些情况要在这里说明。

　　这个分册也是三易其稿而后付梓的。"十年浩劫"期间在太原，译的是第 13 版，1980 年底与内蒙古人民出版社议定出书时，已有第 14 版，乃按第 14 版修订。发稿时，又收到第 15 版《希氏内科学》，内容更有充实，整个篇幅扩大到约 430 万字。几经考虑，决定撤下原稿，再按第 15 版重译全书，这是 1981 年 6 月的事。

　　盛暑中开始工作。9 月初，突然发现右眼失明！经查，是视网膜脱离的凶症。我只好放下一切工作，先治眼疾。来到国内治疗网脱的"圣地"——上海市第一人民医院求治。不久，我在上海做了手术。

　　遭遇这场不幸时，消化分册刚按第 15 版译完，但我已不能再来系统整理一次了，只能由陪我到上海就医的妻子曾汉英帮我完成这份工作。当时她住在复兴中路亲戚家一个小亭子间里，每天上午和晚上，她伏案工作，下午坐一个多小时电车，赶到医院，料理一下我的生活琐事，就坐在床边，与我商讨整理中遇到的问题，把整理出来的译稿读给我听。这样，我虽不能用眼睛，但在汉英的帮助下，还能躺在病床上从事我心爱的工作。

　　所幸手术成功，使我免于失明之灾，还能继续工作。

　　但《消化系统疾病》分册毕竟是在视力丧失时完成的，以耳代目，圭误难免。我诚恳地期待着海内专家和读者同志们的批评、指正。

我还要感谢上海市第一人民医院眼科张晳医师，没有她的精心治疗，我也不能顺利康复，恢复工作。

王贤才

1984.4.27 于江西九江市

工作着是美丽的

《性传播疾病》前言

　　20 世纪 50 年代中期，我进入临床实习时，虽然还是守着"老规矩"，所有住院病人都要作 Wassermann 氏反应，病史中要常规问到"冶游史"。但是实际上中华人民共和国成立以后不久，性病新发就消灭了。所以我在整个临床实习阶段，包括在专治性病的皮花科的那些日子，没见过一例新染梅毒的"初疮"。与我同时代的医生，大抵如此。因此我还一度有过翻译性病专著的想法，主要是受到我的老师、著名皮肤病性病专家穆瑞五教授的影响，因为几乎每天都能见到早年受骗于江湖郎中，贻误宝贵治疗时机，终而陷入晚期，无从根治的不幸病例，觉得很有必要加强性病的学习。穆先生甚至连书都找好了，就是 *Andrew's Diseases of the Skin*。但那毕竟是性病走向消亡的年代，我也还有其他的事情要做，就放下了。但我一直记着这事，甚至很有歉疚的心情。

　　但从 20 纪 80 年代以来，情况发生了很大变化。忽然发现我们已处在性病的包围中。近年来更是有增无减，形势严峻。据全国性病麻风病控制中心统计：1998 年全国上报的性病数已逾 63 万例，比上年增长近 40%；是 90 年代以来增长幅度最大的。所有八种性病全都出现大幅度增长，其中淋病约占其半，以后依次是尖锐湿疣、非淋菌性尿道炎、梅毒和生殖器疱疹等。但就增长率而言，梅毒仍居首位，达 56.70%。1999 年全国实际新发性病至少在 400 万例以上！

　　艾滋病自 1985 年 6 月 4 日，中国首例发现以来，从 1995 年起也已进入快速增长期，该年发现的感染例数几乎是 10 年的总和。截至 1999 年，实际感染已达 50 万例。调查表明：我国已成为 HIV 亚型最多的国家之一，共有八种类型的 HIV-1 流行，即 A，B（欧美 B），B'（泰国 B），C，D，E，F，G 等。HIV-2 感染也已出现。十几年来艾滋病在我国流行面不断扩大，传播速度每年都在加快。

在艾滋病的传播和控制上，我们已处在关键的十字路口：控制得好，2010年全国艾滋病毒感染人数大约能守住 150 万名；控制不好，2010 年将是 1000万名！一些国家已经出现灾难性后果：预期寿命大幅度下降，人口萎缩，主要农产物下降 30% ~ 60%（见本书第 5 章）。因此我们是绝对不能掉以轻心的。

性病患者也许是最不幸的群体。在我们的社会和文化背景里，一个人得了性病，好像天都塌下来了，备受歧视和责难。报刊上也能看到一些未能洁身自好的青年人，以染上性病为其最终惩罚和"报应"。因此绝望、自杀者有之。媒体肯定出于善意，告诫人们不要走那条路。但把性病写得如此狰狞可怕，无异绝症，至少是不真实的。消灭性病是靠宣传教育、靠扎扎实实的预防工作，而不是靠吓唬、威胁。性病并不都像艾滋病那样可怕，常见性病如淋病、梅毒之类，其实比许多病都好治，用药对头，甚至可以一剂而愈。遗憾的是并非所有病人都能得到有效治疗。在社会和亲友压力下，病人往往隐匿身份，在走方郎中、游医游药甚至巫医巫婆处寻求"治疗"。看看大街小巷、车站厕所、电线杆上的那些包治性病的"垃圾广告"，就知道这种坑人"产业"已发展到何等规模！无效治疗不仅浪费钱财，更重要的是它给病人一种虚假的安全感。有病未治，病人知道病在身上，还要求治，还有可能得到适当治疗。特别是有些性病的初期症状（如梅毒初疮），不经治疗也会消失，因此原本无效的"治疗"后，症状"消失"了，病人也就以为"治"好了。直到晚期症候出现，再去求治时，已失去最佳治疗时机。这样的悲剧，我在 20 世纪五六十年代屡见不鲜。但那是旧社会过来的病例。他们当年没有治疗机会，缺乏有效药物，陷于这种境地，已属可悯，但也无奈。今天不应再出现这样的悲剧。

性病回潮，使我们面临新的挑战。毕竟我们"离开"性病已有很多年了，且不说性病本身已有很多改变，就是熟悉当年"经典性病"的医生，也都老了。况且在性病上也还面临着知识更新和深入学习的问题。

从国外引进成熟的性病专著，就是鲁迅说的"拿来主义"，可能是填补这个空缺的最简捷途径。西方同行在这方面还是很有经验的。1998 年秋，我终于选定美国性病专著 *Sexually Transmitted Diseases*，打电话给负责图书进口的世界图书出版西安公司任卫军同志，请他在该书第三版出版后立即为我进口一部。1999 年春，我在北京参加全国政协九届二次会议期间，卫军同志就委托他们单位的一位青年编辑，把刚出版的 *Sexually Transmitted Diseases* 送到我下榻的宾馆，而且告诉我已经买下了此书的中译本版权，希望我们合作，尽快推出中译本。我这个人很迂，始终不大习惯于集体工作。一则是"单干"惯了，二则也自知没有统筹全局的才能。但要求快，必得有个班子。我于是求助于老友廖有谋、全如瑊、郑伯承诸公，以及上海老友魏玥生兄。他们都是行家名手。看过原书后，也都认为选题不错，鼓励我接下来。没有他们的支持，我是不敢应承的。

因此 *Sexually Transmitted Diseases* 是多作者完成的专著，中译本也是合作完成的。这不是一部要求通读的书，而是供工作和学习中查阅的参考书。实际上，每一章都可以独立成篇。我们全文照译，以示全貌。但有些内容，特别是一些涉及社会人文观念的，包括社会心理学、医疗与预防组织管理，以及道德、法律和伦理观念等，很多都与我们的情况不同，甚至大相径庭，这是我们必须郑重提出的。

本书内容很新，有些内容对我们来说也很生疏，也是一次学习。有些术语国内尚无通行译名，虽然反复斟酌权衡，勉为译出，也未必允当，好在这些术语都附原文，有待方家指正。

我们共同经历了一段紧张、繁忙的译述时间。责任编辑任卫军同志，虽然至今我们缘吝一面，但在多次电话联系中已经很熟了。我要特别提到的是有谋兄，动笔不久，就因病住院。这使我想起当年他与我在《临床药物大典》时的合作情况。也是在紧张的翻译中，积劳成疾，突发重病住院手术的。所幸吉人天相，有谋兄又是"彻底的唯物主义者"，当《临床药物大典》出版时，他已痊愈出院，继续活跃在他所钟爱的学术工作中。这次我从电话里他那充满自信的声音和爽朗的笑声里，又深受感染和鼓舞，相信当《性传播疾病》出书时，他又会生龙活虎地回归生活。

早年读过陈学昭女士的长篇小说《工作着是美丽的》，那是我读到的第一部解放区小说。年代既久，很多内容已经淡忘了，但书名却一直留在心里，深以为是。是的，工作着是美丽的，也是幸福的，这就是人生的真谛。

王贤才

2000.6.5 于南昌

《你能战胜心脏病》前言

首先发现这本书《你能战胜心脏病》的，是江西科学技术出版社的领导和责任编辑。他们把这本书推荐给我。后来我把它带到北京，在一次会议中，偷闲看完了，觉得很不错。回来就给他们打电话，事情就这样定下了。

看中这本书，并想把它推荐给我们的读者，有两个原因：首先，我们正在逐渐进入老龄社会，心血管疾病日益成为重要"杀手"；其次，医疗改革，我们在医疗上也将面临更多的选择。这些都要求我们对心血管疾病有更多的了解。

20 世纪 50 年代中期，我进入临床时，心肌梗死还很难见到。即使在北京、上海一些大型综合医院里，内科医生一年里也难得见到一两例这样的病人。半个世纪过去，中国人寿命长了，生活质量有了很大提高，疾病谱也有了根本改变。尽管这是个谈"癌"色变、艾滋病猛于虎的时代，但在世界很多地区，死于心血管疾病的人数，都已超过癌症、外伤和感染的总和。我国城市居民特别是在机关干部、教师、科技人员、社科和文艺工作者以及各种"白领"职员中，情况已接近西方发达国家。因此是一个需要认真对待的问题。

心血管疾病是可以预防的，治疗上也有很大的选择余地：在手术、非手术和导管技术之间作出选择。而且选择不只是医生要考虑的事，病人自己也要参与进来。因此，需要对心血管系统的一些基本情况和各种手术治疗方式有一个概略的了解。

本书原作者苏非基博士（Dr L.R.Sauvage）是一位著名的心血管外科专家，华盛顿大学外科教授。 1959 年创立"希望心脏研究所"，1962 年首先以病人静脉做冠状动脉搭桥术，1984 年提出并完成以乳内动脉为全心供血的手术。他还是首先开发人造动脉技术的人，以他的名字命名的"苏非基移植术"享誉世界。他一生发表过 235 篇论文，奠定了他在世界心血管专业中的崇高地位。

但是对一般人民群众来说，影响最大的，还是他在 20 世纪 80 年代把研究领域扩展到心血管疾病预防时创办的科普刊物《"希望"卫生通讯》（月刊），每期读者达 600 万人，这是非常惊人的，也堪称骄人的业绩。由这样的专家来写书，帮助人们"战胜心脏病"，自然是最好不过了。因此，该书甫经面市，即好评如潮。这些来自专家学者的评论，我也略加摘译，供读者参考。

全书照译，但要说明三点：一是膳食预防方面，中外差异很大，但提出的合理膳食原则——高纤维、低饱和脂肪、低热量膳食，则是完全适用的。我们不难在这个前提下，寻找自己合适的食物品种。二是原书单位都是英制，这是美国人日常应用的度量衡。译本一仍其制，因为有时一改反而不"准确"了，如说长约 1 英寸的动脉闭塞，改作 2.54 厘米，"准确"了，反不贴切，故保留英制，另以括号标公制于后，以供参照。三是原作者是位虔诚的基督徒，因此最后要归结到心灵和上帝，谈经论道之篇约 2000 字，全删了。

今年是国际老人年。《你能战胜心脏病》赶上今年出版，是很有意义的。但愿它能为我国老人的健康长寿起到一点积极、有益的作用。

（原载于《你能战胜心脏病》，江西科学技术出版社，1999）

莫等闲白了老年头

《希氏内科学》第 17、第 18 版补译本前言

关心我的朋友常劝我不要把工作日程安排得太紧，我很感谢这些朋友的关怀。的确，"文武之道，一张一弛"，什么弦绷得太紧都会断的，而我经常忙得连理发这样的事也顾不上了。虽说身体还算粗健，两眼毕竟是三次"刀灾"之后，剩余的视力有限了。但是这些年来，我总有一种十分强烈的紧迫感。科学发展太快，我虽然紧赶慢赶，总有唯恐赶不上的忡忡忧心。这不是抽象的理念，而是活生生的现实。就拿《希氏内科学》来说吧，早先的那些事情不用说了。1984 年底，我在九江旧居的那个斗室里翻译《希氏内科学》第 15 版时，已收到 Saunders 公司寄赠的《希氏内科学》第 16 版。1985 年 9 月，第 15 版中译本全书出齐，美国又给我寄来《希氏内科学》第 17 版。怎样使《希氏内科学》中译本"更新换代"，的确是个重要而急迫的问题。重译全书，当然是最理想的，但这不仅工作量太大，也未必是很必要的。20 世纪 80 年代以来，《希氏内科学》原版是每隔四年改版一次。虽说几乎每个章节甚至每一页上，都能看到修改的痕迹，但原则性、根本性改动，毕竟有限。以我们的国情，四年出一个新译本，不说翻译和出版的压力有多大，对读者来说，经济负担也很不小。

因此决定以补译形式，解决一段时间里的版本更新问题。这种方式是否好，愿意听取专家和读者们的宝贵意见，也算是一种尝试吧，的确没有很多先例可循。决定这样做了，具体问题也很多。体例问题、编排问题，特别是内容取舍上，怎样确定补译原则，也有可议之处。原书是由 200 多位知名专家（包括诺贝尔奖获得者这样的名流学者）集体编写的，每个新版里，都有一些老作者退下来，另由一些新作者补充进去。原来打算把重点放在新人写的章节，后

来发现，新人写的"新"章节，尽管在行文状物以至论述风范上，必有不同，但从本质上讲，不一定有很大改变，如果论述的题目在这几年里没有取得新的突破的话。因此，决定还是从内容出发，把确有较大改动的内容补译进来。

1985 年 5 月，我从九江调到南昌，在《江西医药》杂志工作。这年 9 月《江西医药》在庐山召开编委会，议论刊物的改革。卫生厅领导和编委专家们建议，把《希氏内科学》第 17 版补译内容，先在《江西医药》上连载，并将刊物篇幅扩充到 100 页。

1988 年底，第 17 版补译内容连载完毕。按我和《希氏内科学》第 15 版中译本责任编辑徐诚同志的约定，应交他出版（为此我们已打印好了纸型）。但此时徐诚已调离内蒙古人民出版社，出任青岛出版社副总编辑（现为总编辑），同时为向中华人民共和国成立 40 周年献礼，我们又开始了新一轮的合作，致力于《英中医学辞海》的编译，度过了一段难以忘怀的日日夜夜。而《希氏内科学》第 18 版又从美国寄来了。

1989 年 12 月，在北京参加"九三学社"八届二中全会期间，学苑出版社常务副社长李维国同志提出，把这部书稿交给他们出版。作为"九三"成员，我当然乐于为自己学社主办的出版社略尽绵薄之力。问题又回到徐诚这边。但他终于也表示了他的大度的理解，这是令我感激的。

既然已经有了第 18 版，我想无论如何也要让它在补译本上得到充分反映。于是与学苑商定推迟发稿，再在第 17 版基础上，按第 18 版进行补译，一些已经定稿的第 17 版译文，则被相应删除了。

为了节约篇幅，全书正文都以新五宋排印，去图存表，并对正文作了适当处理，不致影响读者的理解，表序则以篇为单位，重新作了调整。补译内容，原则上以章为单位，全文照译。

有了第 15 版《希氏内科学》译本的读者，参照这个补译本，我想大致相当于购置了一部最新版本的《希氏内科学》，从中可以清晰地看到那个版本问世以来近 10 年时间里，临床医学的发展脉络。（在人类历史的长河中，10 年多么短暂；而在科学发展瞬息万变的今天，它又多么"漫长"！）

我还常常收到一些同志的来信，希望买到第 15 版《希氏内科学》中文本。这使我很感动，但也很抱歉，因为我已无法满足这些对我来说真是弥足珍贵的要求和厚爱。我总是希望有一个补报的机会。现在，终于可以向他们奉献上这部补译本了。他们也许没有看过第15版《希氏内科学》，但毕竟《希氏内科学》不是一部情节连贯的小说，也不是作为教材或讲义那种性质的教科书。而是一部供工作和学习中检索、查阅用的参考书。当年保尔·毕森（《希氏内科学》第11～第15版总主编）就说过：《希氏内科学》不是供人通读的书，就是他自己，也没通读全书。因此他戏称我大概是世界上唯一"通读"了《希氏内科学》全书的人。我想他是对的。

一位临床内科研究生向我提出一个很有趣的问题："一百几十万字的补译本中，您认为哪些篇章是最精彩的？"我请他自己试着回答这个问题。他胸有成竹地说："艾滋病，还有免疫学方面的内容。"的确，这些论述都很精彩甚至是很激动人心的，也是当前医学界关注的重点。但是我告诉他，最令我感动的是刘易斯·托马斯（Lewis Thomas）写的《医学是一门历史悠久的职业》。现在我们都很关心医德问题。看一看西方严肃、敬业的医生们是怎样看待这个问题的吧。托马斯写了一个美国密西西比州边远县里的中年医生，难得在主席台上主持会议，接待托马斯这样的知名学者，却在接了一个要求帮助的病人电话后，遗憾而抱歉地悄然退场。寥寥几笔，这个美国基层医生的形象已经深深地留在他的心里，同时也刻在了我的心里。

又匆匆过了一年。1990年12月，我来北京参加"九三学社"八届三中全会，依约把书稿交给了责任编辑郭强。三个月后，就读到全书校样。这个年轻人的高效工作精神，使我深为感动。我好像可以放松一下了。但是我想不能。因为我知道，第19版《希氏内科学》又会寄来，然后是第20、第21、第22版……科学就是这样迈着坚实的步伐向前迅跑的，从不等待，也不宽容。

今年春天的一个晴朗的午后，太阳一大片一大片落在我的窗前。妻子突然发现我头上悄悄长出的白发。小时候做作文，写了很多"光阴如箭，日月如梭"的套话。其实我是到中年以后，才真正开始感到流光不再，"逝者如斯夫"的。但却转眼间走完了人生的大部分旅程，走出了中年。在妻子惊异而不无揶揄的眼神里，一个意念忽然飞上了我的心田：莫等闲白了老年头，空悲切。

要做的事真是太多了。

王贤才

1991.3.29 于北京

从《希氏》到《西氏》

《西氏内科学》第 21 版第一分册前言

初识"Cecil",是 20 世纪 50 年代初的事。对我来说,那其实是一个天真而又懵懂的年代。但我被它的博大精深震撼了,以至立下心愿,就像今天的年轻人对着生日蛋糕上的烛火许愿一样:要把这部鸿篇巨制,译成中文。从那时起,半个多世纪过去,我仍旧清晰地记得当时的情景,记得周末夜空寂的宿舍,记得窗外和我的意念一同升起的皎洁的月亮。我后来写过一篇短文,记述这个过程——《少年未识愁滋味》。的确,那时候是不大懂得人生的,更不会想到:随着这个心愿的出现,就是一段漫长的历程,磕磕绊绊,风雨如磐。

现在竞技体育都很重视"热身赛"。我当时虽还不知道"热身赛"其事,但也深知我作为一个普通学生,毕业后也就是个普通住院医生,而"Cecil"是 200 多位知名专家集体编著的传世之作,我是不是真能做好这件事? 我想我应该分两步来走:先译一部比较容易的书,译好了,有了经验,再去动那个大部头。不久我在附属医院实习,选择了英国 Ovens 教授为实习医师和低年住院医师们写的一本小册子——*An Approach to Clinical Surgery*,这部书不大,大约 20 来万字,内容也是我能把握的。那就先译它吧。用今天的话说,就是"Cecil"之役前的"热身赛"了。我是在繁忙的临床实习中,背着教师和同学们偷偷做起来的。1957 年这本小书在上海出版(《临床外科须知》,上海科学技术出版社),我已毕业分配到北京一家医院工作。不久我买回第 9 版"Cecil",正式投入"Cecil"的翻译。

可是我的时运不济,1958 年我因为对苏联医学"先进性"的质疑,被补定为"右派"分子,被迫放下手头的翻译,已译成的 40 多万字译稿,也付之一炬。

1961 年底，我有幸摘去"右派""帽子"，"回到"人民的行列。这时"Cecil"已出至第 11 版，我又再次开始翻译。可是不久又来了"四清"运动，我又因顽固坚持"白专"道路受到严厉批判，被迫搁笔，再次译下的手稿（刚好也是 40 多万字）又被付之一炬。

以后就"史无前例"了，我以"摘帽'右派'"的戴罪之身，升级为"现行反革命"，投入劳改。所幸当局念我一技之长，放在劳改部门的医疗单位"服刑"。在劳改部门领导的支持下，1972 年起，我在监中又重操旧业，翻译第 13 版"Cecil"。1975 年 9 月，终于完成了"Cecil"全书的翻译。不久我突然获释，带着 340 万字手稿，回到原籍江西九江。这时"Cecil"又推出了第 14 版。我在医院以临时工权充医生，聊以糊口，又对照第 14 版进行修订和补译。

1980 年我到内蒙古呼和浩特落实政策，"右派"改正，冤狱平反，并与内蒙古人民出版社签约，决定分 10 个分册，陆续出版《希氏》中文版。译稿方下印刷厂，我又见到第 15 版"Cecil"，发现改动极大，已不是做些删节增补所能了事的。于是决定撤回原稿，改按第 15 版重译全书。1984 年底，全书译完；1985 年，全书出齐。

20 世纪 80 年代，央视《东方之子》栏目给我做过一期节目。主持人说："您的经历很能印证逆境出人才这句话，您说呢？"我几乎是脱口而出："我不赞成这句话。从来逆境都是消极的，无益于人，只能扼杀人才。在顺境中没有成才的人，在逆境中更难成才，而在逆境中成才的人，在顺境中能做更多的事。"经历过逆境的人，才知道逆境是如何折磨人的。有人把干校经历写得像田园诗一样美，那是言不由衷，叫人反感。有些青年人抱怨迟生了几十年，没有赶上"上山下乡"的"革命浪漫主义生活"，则是折射出他们太缺乏生活阅历。

20 世纪 80 年代以后，"Cecil"每 4 年推出一个新的版本。因此如何使"Cecil"更新换代，保持译本现代化，是一个很棘手的问题。1984 年，我还在九江旧居的斗室里赶译第 15 版时，Saunders 公司已为我寄来了第 16 版"Cecil"。全书出齐后，又收到 Saunders 公司寄赠的"Cecil"第 17 版。以我们的国情，四年推出一个中译本，不说翻译和出版的任务很大，读者的经济负担也不小。因此以补译形式解决一段时间里的版本更新问题，可能是比较现实和稳妥的。《希氏》出齐后，我就开始做第 17 版的补译工作，从 1986 年起，在《江西医药》连载，刊物为此扩增了篇幅，以容纳每期 7 万字的译文。1991 年，出版《希氏》第 17、第 18 版补译本（北京学苑出版社）。至此，从 20 世纪 50 年代到 80 年代末，我先后接触和翻译过第 9、第 11、第 13、第 14、第 15、第 17、第 18 等七个版本。1992 年，出版《简明希氏内科学》（*Essentials of Cecil Medicine*）（第二版），但它不是"Cecil"的压缩，而是为医学院校学生专门编写的另一部可以作教材用的书。我是作为"世界医学名著译丛"的首部推出的。以后我就暂别"Cecil"，致力于这个套书的译述（国家"八五""九五"重点图书）。天下无不散的筵席，我原以为，我与"Cecil"，大约缘尽于此了。不想世纪之初，又有《西氏》之议。这个过程，我在本书第三分册的前言中已有记述。本书是从第三分册（《心血管疾病》）开始出版的，第一、第二分册为总论部分。由于第一分册须附全书总目，因此它是最后推出的。现在第一分册完成，也就是全书至此出齐。回忆三年来的译述进程，与西安世图主要是与本书责编张栓才、任卫军先生的合作，是很愉快和富有成效的。重要的是，我们都把《西氏》作为一项严肃的工作，为之拼搏。西安世图是新时期出版界突起的黑马，像美国 Saunders 公司在美国医学出版界占有的重要地位一样，西安世图在中国医学书籍的出版中，也已作出不凡的业绩。每个大出版社都有自己的品牌之作，就像大剧院的保留节目，与时俱进，生生不息。"Cecil"是 Saunders 公司的"品牌"和"保留节目"，希望西安世图的《西氏》也是这样。

王贤才

2004.7.20 于南昌

大学生、研究生学英语的事

《西氏内科学》第 21 版第二分册前言

我们原来是有在专业术语后附加英文做法的。记得 1946 年民国年间，我读初中一年级时开《动物》和《植物》两门新课，术语后都有英文词条。以后陆续开出的理化各科，也都如此。当时不以为意，后来才发现这个体制使我们从小就广泛接触了各科英文专业词条，受益匪浅。上大学时直接阅读英文原版书，没有很大困难。这是我这个年资以上的老人都有体会的。那时正式出版的大学教材不多，教授们自编的讲义，专门术语也都附有原文。翻译出版的书，更是如此。

大约从 20 世纪 50 年代中期以后，随着思想改造和各种政治运动的深入，逐渐形成了一种尽量不让外文露脸的格局。许多早已约定俗成、国际通用的人名术语，也要尽可能改成用汉语来表达，如 Müllerian duct 不是按国际通例称为 Müller 氏管，而要说是"副中肾管"。这不是与国际接轨，而是像当年山西境内那种"独立"于准轨之外独树一帜的"窄轨"火车了。译书时也是"干干净净"，一色汉字。遇到非附英文不可的时候，也只能惶恐地以足注形式，用 6 号字排在页末。正文里是不宜见英文的。

改革开放以后，有了很大改变。首先是科技著作和翻译空前繁荣，专业术语后，有时也附了英文，也不必退居末座，一般是比较新颖、尚无规范译名的术语，对译者来说，有点"无奈"而添加，不是从读者需要考虑的。

使我感到有必要重新考虑这个问题，是与儿子的一次偶然交谈。我的前半生过的不顺，这儿子是噩梦醒来后才有的，其时我已年将五旬。大约从中学起，就听说他的英语学得不错。"听说"之说，并非随手写来，因为我从来没有过问过他的英语课，也未参加过学校的家长会。一则我忙于自己的事；二则对他也帮不了什么忙，至少从高中以后，他们要求的那些语法练习，追索许多似是而非的"真谛"，是我说不清楚的；不能误人子弟，当然也包括自己的子弟。只是对这种学英语的方法，未免存疑。为此我曾在全国政协提交过这样的发言。后来儿子上了大学，不久就"听说"过了"四级"和"六级"。去年考研究生，英文考得也不错，比录取线高了十多分。不久前他们学校的研究生院搞了一次英语学习活动：学生们分组参加模拟国际会议的发言。儿子这个组是谈劳动就业问题。我看了他带回的现场实况录像，儿子作为主持人侃侃而谈的样子，倒有点出我意外。可是接下来的一次交谈，却使我非常震惊。

这要从我的翻译工作说起。由于"sodium chloride"是"氯化钠"，"chloride"译作"氯化物"，也是顺理成章的事。但世上并无单独存在的 chloride，实际上往往是指 Cl^- 而言，译作"氯化物"，就"坐实"了。那么如何译法为好呢？儿子是分析化学研究生，应该有点"说法"。我想应先从"氯化钠"说起，再说到"chloride"，探讨"chloride"的译法。于是就问他："氯化钠的英文是什么？"我是随口问的，绝没想用这来考他（那也太"小儿科"了），不想这位口语流利的"主持人"竟说不出"氯化钠"的英文！如果他是文科研究生也罢了，但他是分析化学的研究生！这不能不引起人们的深思。听他在台上那场雄辩，也有点口若悬河的样子，想是词汇量不少。但是本专业很基础的字倒没接触过，别的倒学了不少。当然，"艺不压身"，学好像总比不学强。只是这个世界可学、要学的东西太多，人们还得有所不为才能有所为。口语流利是好事，问题不只在于这与他的专业无关，更在于他以后恐怕很难真能巩固住。因为他不会真的去参加劳动就业或其他有关人文课题的国际讨论会，也不可能用很多时间去阅读非专业方面的资料。他也不大可能在工作和生活中说很多这类的话。那么不要很久，原来很流利的语言也会变得不流利、很不流利以致淡忘了。语言是很容易遗忘的。我的一些长年在外地工作和定居的同学，连乡音都忘了。母语尚且如此，遑论多少带突击性学来的外语。

我于是感到现行英语学习方法值得商榷。现在中学生、小学生学英语，大学生也要学英语，到了研究生还要开英语，硕士生学，博士生还在学，对英语的重视，可谓无以复加矣，这英语也真是高深莫测，学无止境了，到底要学成什么样子呢？这个问题应该从学习英语的目的来探讨。我想，非英语专业的学生，至少就理工科大学生而言，是为了掌握一门学习和交流专业知识的工具。

因此都要归结到专业上，只有这样才能学以致用，才有效益，才能巩固。而要做到这点并不难。专业英语无非三个条件：语法知识、有关术语、专业知识。前者在中学阶段学到的就已够了，或犹过之，因为科技语言都是很规范、很朴实的，不会设计什么语法"绊子"跟人为难，模棱两可，似是而非。我读医学专业书刊半个多世纪了，从未感到有看不懂的地方，有之，也是专业知识的缺陷，而非语法知识的不足。因此要请教的是有关专业的行家，而不是外语专家。专业词汇不足是个问题，但这不是通过读一点科普文章所能解决的，而是要系统地积累。所谓系统，最好莫过于在中学初学各科基础知识时就开始随课学习。这样到了大学，就应能直接阅读原版教科书，并在这种专业阅读和学习中，积累自己的专业词汇。非英语专业的大学生，英语学习其实可以毕其功于此。这并非天方夜谭，像我这个年资以上的老人都可以做证。当然，在专业学习中，还要继续关注专业词汇的学习和积累。从这点来说，翻译医学书籍，也应照顾读者这方面的需要。毕竟，读译本不是为了不看原版书，而是也要为阅读原文做些搭桥的事。因此在译著中认真做好专业术语附带原文的工作，应该引起我们的重视。怎样做好这件事，值得探讨，但首先要对此有一个共同的认识才好。

有感而发，也不知把话说明白了没有，姑妄言之吧。

王贤才

2004.5.1 于南昌

前　言

《西氏内科学》第 21 版第三分册

人生经历有时会出现惊人的相似：1980 年我与内蒙古人民出版社签约，决定分 10 册推出"Cecil"中译本，首先出版的是第五分册《心血管疾病》，那就是内蒙古版的第 15 版《希氏内科学》。不想 20 年后，又有"Cecil"之议。先是"西图"任卫军同志与我商谈，希望我以"Cecil"最新版本第 21 版为依据，做些补译工作。我想这是我很感兴趣、很有感情可能也是我能勉为胜任的。我这生与"Cecil"结下了不解之缘，接触过它的很多版本（包括全译和补译），现在再来做第 21 版的补译工作，应该是很顺手的事。于是我谢绝其他稿约，欣然应命。可是当我收到"西图"寄来的第 21 版"Cecil"原著和它们已出的第 19 和第 20 版《西氏内科学》，选择补译内容时，很快就感到了为难。因为第 21 版"Cecil"从编辑体例、层次到内容，几乎都大动了。这又与我当年与内蒙古人民出版社合作时面对的情况何其相似。

当时原计划是出我已完成的第 13 版并按第 14 版全面修订的译本，但是译稿刚下印刷厂，就来了第 15 版，内容几乎全部更新，是近年来改动最大的一个版本。我终于在编辑的支持下，追回已发译稿，改按第 15 版重译全书。

不想 20 年后，又一次面对"伤筋动骨"的大改动，不是做些修修补补的补译工作所能了结的。这时候，"西图"任卫军同志的电话又来了，他说他们经过慎重考虑，决定还是把全书通译过来。这个意见肯定是对的，也与我的观感相同。

但是重译全书，也非同小可，工作量很大，估计在 500 万字左右。我虽然已经做过很多版本，还都是"单干"的，仍不免有些犹豫，倒不是因为有人对我的"单干风"提出怀疑：一个人怎么可能翻译内容如此博大的"Cecil"？

其实一部书的难易，不在它的篇幅大小，而在它的内容。自己看不懂的书，肯定是不能译的，"Cecil"虽大，毕竟是部教科书（Textbook），是为医学院校学生（当然也包括研究生）写的。因此中国内科教授应该都能轻易驾驭这样的内容。

问题是，这部书的工作量，对我这个年近古稀的老人来说，恐怕不是轻松的事。世界变得越来越小，地球也转动得好像越来越快。科学技术的进步，真是日新月异。我不能把整个翻译时间拉得太长。我又求助于我的一些老友，得到他们的支持认同后，再与"西图"签约，我们很快商定：仍分 10 个分册（其中传染病分册因篇幅过大将分上、下册）陆续推出。这样做不仅出书方便，更重要的是便于不同专业的医生选购。第一、第二分册是总论部分，应附全书总目录，只能放在最后。这样排下来，首先推出的第三分册，按现在原书的顺序，就是《心血管疾病》，这与 20 年前的《希氏内科学》又不谋而合了。

我的案头记事清晰记录：2001 年 8 月 1 日开始翻译《西氏内科学》第 21版，《心血管疾病》分册。但是命运注定还要考验我一次：10 月 8 日，突然发现右眼鼻下方出现固定性黑影。我是"过来人"，深知这个"黑影"非同小可——"网膜脱离"又来了。

20 年前，也是在"Cecil"翻译中，右眼突发"网脱"，成为上海市第一人民医院眼科张皙医生的病人。那次手术非常成功，使我免于失明之灾。靠着这只眼（另眼在这之前已因两次网脱和黄斑变性而近乎失明），20 年来我写下了 3000 万字的译著。就凭这点，我也不会忘记张皙。但是视网膜脱离不是像阑尾炎那样的病，可以一刀了之，一劳永逸地治愈，而是仍然可能复发的，因为诱发"网脱"的体质因素仍然存在。果然"狼来了"，它又复发了。我只能"投靠"张皙，因为我还不能"告老还乡"，还有很多工作要做，包括手头的"Cecil"。

我给张皙打电话。她居然还记得我这个病人，甚至记得当年我的病床在病房哪个方位。在她的亲自关照下，到上海当天，就住进了她主管的病房——上海市第一人民医院国际医疗保健中心眼科。经过张皙和她的两位得力助手李佩娟、蔡文泉医生的精心检查，10 月 18 日给我做了"环扎加压"和"冷冻"手术。我的条件很差，高龄、单眼、高度近视，又是第二次手术。但在他们的努力下，我仍然顺利地通过了手术，恢复了虽已"微不足道"，但对我则是弥足珍贵的一点视力。

　　疾病使我失去三个月的宝贵时间，但我终于还是能够再次工作了。我把这看作我人生的另一次起点。我对张皙和她的同事的感激之情是可以想见的。第一次手术后，我写了 3000 万字。我想我可以也应该再写 3000 万字，答谢张皙和她的优秀团队。

王贤才

2002.3.16 于南昌

怀念刘秉勋同志

《西氏内科学》第 21 版第五分册前言

这个分册紧张译述期间，突然传来一个令人震惊的噩耗：本书译审、原卫生部科教司司长刘秉勋教授逝世了。

刘秉勋同志早年毕业于湘雅医学院，长期在卫生部工作。我们相识于 20 世纪 80 年代中期。1985 年底，《希氏内科学》第 15 版中译本 10 个分册全部出齐。经专家评审，1987 年初，卫生部邀我和夫人去北京，接受"医学翻译特别奖"。我深知这不是我真的做了什么了不起的工作，而是体现了党和政府对知识分子劳动的认同与鼓励。特别是像我这样的人，满身"疮疤"（"右派""现行反革命"），居然获此殊荣，真是由"鬼"变成了"人"。这在十一届三中全会后乍暖还寒的日子里，肯定是特别令人感动的。（中央电视台播出这条消息的当天，我还在北京，就有朋友给我打电话，说你能得奖使我们对尊重知识、尊重人才的政策，更感宽心，我想是有道理的。）

我和夫人住在北太平庄江西省驻京办事处。当晚就接到刘秉勋同志的电话，对我来京表示欢迎，说了下明天会议的安排。崔月犁部长将为我授奖，安排我在受奖后说一点话，要我准备一下。第二天在部里，我才与秉勋同志第一次见面。他中等身材，穿一件当时很普通的蓝色涤卡中山装。他比我毕业早，大我几岁，是我的学长，以后我们就是介乎师友之间的那种关系。他很平易近人。那天会议是他主持的，那是一个大型茶话会。崔月犁部长、顾英奇副部长都来了（陈敏章同志出差在外）；马海德同志也来了，他是卫生部的顾问，这些我都是熟悉的。再就是京、津地区医学界的专家学者了，有我认识也有我不认识的。后来秉勋同志还参加了部领导与我们夫妇的合影，留下了一份永恒的纪念。

在这以后，我每次到北京，到卫生部去时，都会到他那里坐一下。我觉得同他谈话，对我很有长进。从来没有套话、官话。只是时间匆匆，总会留下很多未尽之意，就匆匆离开了。

1996 年秋，我应邀回母校原山东大学医学院（当时为青岛医学院）参加 50 周年院庆，在主席台上突然发现秉勋同志也来了。他说已从部里退下来了，所以有较多时间出来走走。当天晚上我们就在他的房间，促膝长谈。当时我正在给一家出版社做"世界医学名著译丛"的工作，话题从这里展开。原先我们译书，其实是从补缺开始的，即把国内稀缺而又确有所需的书翻译过来。这些年来，无论是自己编著还是译著出的都不少了，可说门类齐全，应有尽有，没有什么真正意义上的补缺工作要做了。所以我觉得应该换一个角度，从更高层次来处理这个问题，把国外医学名著推介过来。即使我们已经有了类似著作出版，也可以翻译过来，看看人家是怎样处理这个题材，并成为世界名著的，不是很有意义吗？秉勋同志同意我的这个观点。但是他又问我：你当年是看译本，还是看原著？我承认，我还是看原著多。因为英文原著都有很好的索引，检索、选读方便。

我是 1951 年上大学的。在我读书的那个时期，国内编著的医学著作屈指可数，遑论齐全。以医学基础课来说，除了生理学，主要是用吴襄的《生理学大纲》，同时参考蔡翘的《人类生理学》外，其他解剖、生化、微生物、病理等，几乎都是看英文那些著名教科书。至少就我个人来说，从中学到大学，一下接触这些英文书，好像没有感到有什么困难。专业术语有知道的，也有不知道的，不知道就查一下，或者就用英文记。至少比读不规范的译本更方便。要说困难，就是原版书太贵，买不起，个人申请外汇几乎是不可能的事。好在有影印版"充饥"。现在对学生的外语教学抓得很紧，比过去实有过之而无不及。老师教得很辛苦，孩子们读得更辛苦，我从自己孩子身上就感受很深了。但是他们却很少去接触原著。好像也没这个"必要"了：什么书都有了，而且编得都很好。翻译书出得也不少。但是这样就可以了吗？就很"正常"了吗？恐怕不能止于此吧。

那天晚上，我们就此谈了很多。秉勋同志最后说了几句发人深思的话，意思是：翻译应该是引导人们更好地接近世界，而不是使人只是乐于或惯于阅读译本。

但他对我译书还是支持的。不久我应约翻译《性传播疾病》，这是一部近400万字的巨著。我这个人一直习惯于孤军作战，"单干"惯了，非不得已，不敢惊动别人。集体译书肯定是好的，但是统筹、协调特别是后期工作，很难尽如人意。我深知自己不是这个统领全局的"帅才"。但是医学翻译又是一件时效性很强的工作，所以有时还不得不请人帮忙。我给秉勋同志打电话，希望他能参加做些翻译工作。他很快就同意了。他这个人就是这样：答应了的事，就会认真去做，按时按要求把磁盘寄到我这里。去年我接手《西氏内科学》第21版的译述任务，自然又想到他。这回他犹豫了下，但还是同意了。我知道他有很多事情要做，身体也不是很好。翻译是很辛苦的，毕竟年过七旬了。所以他答应下来，我倒有些过意不去。不想这竟成为他最后的译稿。

载有秉勋同志的心血和遗墨的第五分册，现在完成了。哲人已去，怅念何以。愿以这个分册作为一瓣心香，表达我们对秉勋同志永恒的思念。

王贤才

2002.8.5 于南昌

关于科技翻译

《西氏内科学》第 21 版第六分册前言

说一点科技翻译的事。

严复说："译事三难，信、达、雅。"他为翻译提出了三项指标。此说虽仍有可议，但也未见到比这更好的说法。我个人是赞成"信达雅"的。但科技翻译，可能还要等而下之一点，"信达"而已矣，"雅"则未必苛求。所以我常说：科技翻译是一种相对简单的劳动，至少是相对于文学翻译而言。一部文学名著，可以有几个译本，各见风采，并存不悖。科技翻译就不会有这样的情况。再好的科技名著，有了一个译本，也就可以了，假如这个译本已经达到"信达"要求的话。

但科技翻译也须具备一些要素，那就是外语、专业知识和中文基础，缺一不可。我一直以为前面两条是不言而喻的事，无须多说。所以我经常强调的是加强中文修养。虽不必当作家，但译文必须信达、流畅。我曾对大学外语专业的学生说过：各位最终也许会发现，决定你成就大小的，不在于外语，而在于中文。

但是终于有些情况，使我感到科技翻译须由本专业的行家来做这件事，好像也要强调一下。因为科技外语本身好像也成了一门专业。这是我百思不得其解的。科技文献，绝不是一种语言现象。不是懂外语的人，无须专业知识，就能通读、通译的。这应是常识范围的事。但有时却被误解了。经常有人要我帮忙翻译这样、那样非我专业的资料，我都敬谢不敏。是不能也，非不为也。我是个内科医生，我能译的只是、也只能是与我专业有关的医学资料。因此我总是和人"交底"：非本专业的东西，你就是译成中文，我也未必能看懂。这也是常识范围以内的事。如果以为懂了一门什么外语，就一通百通了，那就大谬。果然如此，中文系教授挟上一部高能物理讲义，岂不是就能到物理系讲课了？中文系的教授也就成了麻将牌中什么都能顶上的"百当"了。中文是我们的母语，中文系教授更是这母语的行家，尚且不能如此，我们对外语的掌握程度恐怕不会比这更高明吧。怎么能胜任这样的翻译呢？

近年来，常常听到"医学英语"的提法，对此我总是不甚了了。究竟什么是"医学英语"？还有"内科英语""儿科英语"吗？或推而广之，还有"物理英语""化工英语"吗？医学英语同别的英语有什么区别？我看是没有的。有之，也不在语言本身，而在专业内容。有人会提出"医古文"的问题。中医院校不是都开"医古文"这门课吗？那是因为中医文籍所用的文字（文言文），已不是我们今天通用的语言，因此需要学一下。但即使如此，也没有"医古文"专家呀。更遑论"医古文"硕士、博士了。以今天大学生的英语水平，看英文医学文献，我看是绰绰有余的，"语法"还是那个"语法"（不存在什么"医用语法"），专业还是那个专业（就西医而言，也只此一家），所差只是一些专业术语。从这方面做些补充或辅导是必要的，但作用其实有限。

我实际上是从中学开始学英语的，由于"违规"跳级，中学我只读了四年半。正式学英语也就这四年半时间。我学得还算努力。高一时又"幸运"地不知怎么得罪了我的英语教师，一位性格奇特的"老小姐"（参见《沧浪岁月：恩师不待见》）。她总是用很严厉而尖刻的话骂我。为了少挨点骂，我只有笨鸟先飞，不等她上课，就先把她要讲的课文背下来，背得滚瓜烂熟，脱口而出。尽管如此，虽也还少不了要挨骂（她总能找到我的这种、那种"错误"），但我的英语也着实有些长进了。所以我一直把背书看作学英语的捷径，向青年朋友们推荐。

1951年上大学，这以后我就再没学过英语，当时大学里除外语专业外，其他院系学生都不再开英语，而是开始运用英语这门工具，从事专业的学习了。对非外语专业的人来说，学习外语，目的也就是要掌握一门学习工具。仅此而已。看原版书，翻译专业资料，莫不如此。我的第一部译著，就是在大学时期翻译的。这些年来，我译了一些书，累计已在3000万字以上，全部是医学主要是内科方面的。原来一个人能译什么书，与你能读懂什么书是一回事，决定于你的专业知识和水平，而不是外语水平。在语言的要求上其实有限。科技英语都是很规范、很严谨的，一个句子可能写得很长，但语法结构清晰。我在翻译中也会遇见困难，但那困难从来不是英语方面的（尽管我只读了四年半），而是专业知识方面的不足。从这点来说，在科技翻译三要素中，也许最不重要的就是外语。这好像有点荒唐，但却是真实的。因为对外语的要求毕竟有限，可以毕其功于一役，恐怕没有什么与时俱进的问题；需要与时俱进的是专业知识。所以我至今不敢忘了专业学习，总是想方设法使自己尽可能贴近当代医学发展的脉搏。只有这样，才能做一点医学翻译的工作。

这就是我个人对科技翻译的一点认识，说出来供大家参考。

谢谢！

王贤才

2002.10.15 于南昌

（这是一篇讲话稿，用作《西氏内科学》第 21 版第六分册前言，编入时有删节。西安世界图书出版公司，2002 年）

想起了穆先生

《西氏内科学》第 21 版第十分册前言

完整的内科学教科书，除了传统的内科领域疾病外，还有一些内科相关学科的内容，包括眼科、耳鼻喉科、皮肤科等。人们往往以为，作为内科教科书，这些都是最不重要的内容；要它，也只是一种"求全意识"吧。因为它们各自都有自己非常完整的教科书，尽可查阅。这是一种误解。写在内科教科书里的这些专科内容，是完全从内科医生的临床需要来考虑和编写的。我们查病房、出门诊，几乎每天都会遇到这样、那样的专科问题，不是写张会诊单或转院、转科就能了事的。更不用说对某些专科疾病的认识，还能加深对内科疾病的了解，也使临床思维更加深入和规范。医学学生们在医学院校也都学过这些专科知识，还有过见习和实习的经历。但是那些书（和教材）是就那些学科本身的系统性和要求写成的，毕业了、工作了、选择了内科专业，这时就要从内科角度，补充这方面的知识。就是已很熟悉内科日常工作的资深医生，根据自己的临床体验，也会甚至更会感到补充这方面知识的必要。《西氏内科学》中这些专科篇章，就是为内科医生量体裁衣之作，用我们的术语来说，是非常"特异"（specific）的。因此它不是硬贴上的内容，而是内科医生专业学习中应有之义。写这样的内容，肯定比写专科本身的教材更难，因为作者不但要是本专业的行家，而且还要十分了解内科医生的临床需要，才能真正做到高屋建瓴、要言不烦，而又系统、完整。因此说它们是《西氏内科学》中非常精彩的部分，恐不为过。

本书卷 XXVII 是《皮肤病》。我对这个领域，一直有点特殊感情。因为我与皮肤病学有过一点缘，那缘是我的老师穆瑞五教授牵下的。穆先生早年毕业于北平协和医学院（PUMC），后到英国、美国留学，回国后又在协和长期工作，是我国皮肤病学奠基人之一。我们都很尊敬他。我的福气很好，不知怎么，与先生投了缘。穆先生希望我跟他做皮肤科（那时叫"皮花科"，即"皮肤性病科"）。穆先生指定我看的第一部书是皮肤病学名著——*Andrew's Diseases of the Skin*，建议我通读之后，再把这部书译成中文。因为一部书真的译好了，也就真的把书消化、吸收了。翻译其实是一种非常精致的学习方法。这些年来，我越来越感到穆先生这些话是很有道理的。

穆先生讲课，旁征博引，内容丰富，但是他的专业中文很差，说着说着，忽然噎住了，然后抱歉地说："对不起，中文怎么说，我不清楚。"大约是"对不起"频频出现，一些人背地里就叫他"对不起"先生。后来穆先生说话都有点口吃，这口吃是不是因此而来，我不清楚，也不好问他。

但是我终于还是不能留下来。穆先生虽是一级教授，还是医卫界的全国政协委员，但在那个时候，人事上也没有多少发言权。我还是得走。行前穆先生请皮肤科医生们都来"公事房"（穆先生总是把办公室说成"公事房"，我想是从"office"来的），开了个简短的欢送会，又带着我们，在医院各处，照了些相片。可惜"史无前例"之初，这些相片就连同我的全部藏书、文稿、信函等，付诸"革命"的一炬了。所幸当时还给我母亲寄了几张，得以保存下来。现在也都发黄了。

那天晚上，穆先生请我到他家吃饭。也就是顿便饭，客人只有我一个，主人则是穆先生和师母（她是营养师）。师母在厨房做菜。我们在客厅里说话。穆先生在家，换了件暗蓝色软缎长袍，脚上是双圆口布鞋。倒像个乡下土佬儿。记得说起那天下午医院里的一个临床病理讨论会上的话题。那是一例比较少见的亚急性黄色肝萎缩。穆先生虽是皮肤病专家，但内科基础也很得，所以他还兼任内科主任。他给我分析了下午讨论的病例，大概是太投入了，也或者是太放松了，不知觉间转成英语，完全的英语，一口气讲了二三十分钟。我发现他说英语非常流畅，一点也不口吃。最后回过神来，有意无意地又说了句："对不起。"随着"对不起"的出口，他好像一下回到了现实，脸色也变得有点阴暗了。

为什么会这样呢？原来说英文在当时绝非小事，可以上升为很严重的政治问题。经过"思想改造""抗美援朝"，连"维生素A"都要说"维生素甲"，更遑论其他了。不准说英文，对当时老一辈医生们肯定是一份沉重的压力。因为他们都是用英文学习甚至用英语进行临床思维的。改说中文，绝不是当时一些"积极分子"们大批判中说得那么容易：只要思想感情、阶级立场变过来就行了，中国人还能说不了中国话？我虽未发过这样的言，听了竟也不以为忤，更不会想到会对被批判者带来多大的压力。这是很惭愧的。

我对这事终于有了一点认识，是在很多年以后，我因眼疾在上海某医院治疗期间。每天早晨查房时，我们这些病人都要到暗室做眼底检查。眼科张主任是一位严肃认真、非常敬业的老专家。她总是一边看眼底，一边和身边的医生们解释病情。陪我去看病的夫人对我说："张医生说话真有意思，一会儿上海话，一会儿普通话；有时上句上海话下句又成了普通话，变来变去。"我是在上海出生的江西人，能说上海话，所以没有感觉到；而对上海话不很熟的夫人，一下就发现了。我留意一听，果然如此，而且很快发现：她以上海话和助手们说话，但一涉及专业术语，立刻改为普通话，两种语言，不断"切换"。说者自然，听者也浑然不觉。我于是悟到了一个道理。这其实是很自然的事：她是以普通话学医的，所以讲述时，也就很自然地"还原"为普通话了。要她用上海话说这些专业术语，恐怕也有一点难度吧。普通话和上海话，毕竟还都是汉语。那么用英语学医的老一辈专家们，习惯于用英语表达临床思维，不是也很自然的吗？而当他们为此受到批判，承受压力，总是"对不起"时，会是什么样的感觉呢？

那天晚上和穆先生吃了些什么，还说了些什么，我都忘记了，或者也不重要。但是穆先生那最后一声轻轻的"对不起"，和说过这声"对不起"以后黯然神伤的样子，一直留在我的心里，也终于能够解读他的痛苦和无奈了。

王贤才

2004.3.7 于南昌

"世界医学名著译丛"钩沉与跋

看完最后一页校样，忽然感到一种从未有过的轻松：终于到了给"世界医学名著译丛"画句号的时候了。

人生是一种缘分。我与"译丛"总责编徐诚同志结缘并终于成为后半生的亲密好友，纯属偶然但又未必偶然的事。

我们从不相识，素昧平生，是从《希氏内科学》的出版开始相识的，共同经历了那个风雨历程。这是我们的第一次合作。此中甘辛，真是一言难尽。中宣部出版局（后为干部局）局长伍杰同志所著《巨译的诞生》（江西人民出版社，1987年），作了非常翔实的评介。因为它是以我和徐诚在编辑出版《希氏内科学》过程中来往信函为基础写成的。1986年，《希氏内科学》全书10册出齐。1987年春，卫生部为我颁发"医学翻译特别奖"，我请徐诚也参加了。没有他的努力和配合，这部书在我那里是出不来的。徐诚功不可没。他应该是他们出版社的有功之臣，群众也都是这么看的。但是徐诚的处境却没有得到什么改善。我给内蒙古自治区领导和《光明日报》写信，为徐诚请功。这是我发自内心的呼声。《光明日报》由此展开了一场"他该不该得'伯乐奖'"的专题讨论。那个过程很多人都还记忆犹新。终于，1988年2月13日，《光明日报》头版头条报道徐诚被授予"伯乐奖"。这是我国出版战线颁发的第一个"伯乐奖"。他是当之无愧的。同年3月18日，在内蒙古自治区常委会议室，举行了隆重的表彰大会。次晚在内蒙古国宾馆多功能厅，为徐诚举行了热烈的庆功联欢会。主持人出人意料地宣布：今晚的庆功会，同时也是欢送会，因为明天徐诚就要离开呼和浩特，去青岛工作了。庆功会与欢送会同开，这大约也是绝无仅有的吧。徐诚自然有他不得不走的原因。正像我在这之前，不得不离开故土九江，调往南昌一样。

我和徐诚的第二次合作，就是从他就任青岛出版社副总编（主持编撰）

时开始的。迎接中华人民共和国成立 40 周年，我们决定推出《英中医学辞海》——我国第一部对所收词条给予简要阐释的大型综合性医学辞书。时间紧、任务重，最后我住到青岛，边编审，边发稿。一连几个月都顾不上理发，头上歪歪斜斜地夹了四只发夹，把不听话的乱发勉强"镇压"下去，埋头工作。我在一篇短文中记过这段经历：

> 那时出版社新建不久，还没有小车，只有一部破旧的国产天津面包车。每天听到汽车马达声，就知是徐诚来了。他带来新改出的校样，取走我们这里审好、校好的清样，一一登记归档。他的皮包里，装着不同页码、不同校次的大样和清样，有送印刷厂的，有交校对科的，当然更多是要向我交代的。时间紧迫，我们的神经都绷得很紧，说话嗓门都大了，不断地磕磕碰碰，吵吵嚷嚷，但谁也顾不上生气，也不往心里去——哪有装这些闲气的空余地方呀！

（《〈希氏内科学〉做证：无字天书》）

600 万字的《英中医学辞海》终于出版了，虽然已是 1989 年 12 月，毕竟还是出在中华人民共和国成立 40 周年这年里，差可自慰。获得"中国图书奖"和"国家辞书奖"，则是以后的事了。

就在《英中医学辞海》在人民大会堂云南厅举行首发式时，一个新的意念成熟了，就是用 10 年或更长一点时间，推出一个大型套书——"世界医学名著译丛"。

我与赶来参加首发式的卫生部副部长顾英奇同志谈到这个打算，得到他的首肯和支持。以后我又向陈敏章部长、何界生副部长汇报此事，陈部长还就"译丛"的选题问题，挤出时间与徐诚和我专门做了交谈，提出了非常中肯的意见。国外出版界和医学界朋友，得知我的这些想法后，也作出了热烈的反应，寄来了很多好书，郑重推荐。

因此，"世界医学名著译丛"是徐诚与我的第三次合作。这个合作也是卓有成效的。10 年来，先后推出了：

《简明希氏内科学》（140万字）

《临床药物大典》（456万字）

《呼吸系统疾病的最新进展》（73万字）

《当代内科诊断与治疗》（获山东省优秀图书奖）（250万字）

《英中医学辞海》（修订本）（600万字）

《胃肠病与肝病学》（63万字）

《当代性病诊断与治疗》（250万字）

10年出书1800万字，在浩瀚的书的海洋中，微不足道，但对我来说，却有着重要的"统计学意义"或曰"统计显著性"（statistical significance）。早年译《希氏内科学》（470万字），从20世纪50年代起步，到80年代中期完成，总共花了30年漫长的时间！而这10年完成的有效工作量，是前30年的四倍！每念及此，真是感怀万千，庆幸自己终于迎来了迟到的春天。

每年出书逾百万字，对我和夫人曾汉英，都不是轻松的事。我们虽然都不用坐班，但我每年开会、出差，大约要占去一半时间，夫人则还有教学任务，而这些年来我的书稿，都是她在计算机上为我录入、编排的。好在我们都已习惯了紧张的生活：我忙于译书；夫人下课回来，忙于为我上计算机。我们的迟到的儿子，在他房里，忙他那好像永远做不完的作业。只有老保姆孤独地坐在前面的客厅里看电视。她是很寂寞的，难得有人和她说话，常常在电视前，寂寞无奈地睡着了。

朋友们常劝我放松一点节奏，毕竟有了一些年纪了。但我想正是一年年地老了，剩下的时间更有限了。往者已矣，失去的岁月已经很多了，我虽在紧赶慢赶，也未必能赶回来。

不要苦了自己，是很对的。吃苦不是人生的目的。我连衣服都不愿洗，遑论吃苦。只是这样的紧张生活，我并不感到苦，而是觉得很充实、很完善、很快活。鲁迅先生常以"牛"自况：吃下去的是草，挤出来的是奶，读了叫人难过，有点"风萧萧兮"的感觉。其实不必。我看这话是很好的。世上没有牛奶，肯定是很不美妙的。奶牛功不可没。但我只是做粗事的牛，如牛之负重，踽踽而行，不敢稍歇。人或以为老牛负重是很辛苦的事，那就大错了，是以君子之心，度牛之腹。负重的牛，不会以此为苦，恐怕是以此为乐的，因为唯其苦累，才更充实、更完美、更快活，也是为牛的本分。

（《行云流水二十年》，《人民政协报》1999年1月4日）

对中青年人来说，十年是看不出什么变化的，但对我们这些已经有了一些年纪的人来说，十年就是个很长的跨段。阅尽多少人世凋零。担任我们这套"译丛"顾问并为"译丛"写了总序的原卫生部部长陈敏章，就是我常常想起的。

　　……我是在获知敏章同志重病住院消息后，决定选译《胃肠病与肝病学》的。他生前对这套"丛书"的选题和出版一直都很关心。虽然每次见到他时，他的第一句话都是："眼睛还好吧？"我这双因为视网膜脱离而先后三次手术的眼睛，也是他常常关心的。可是当我每次看到他接过我递给他的新出的书，顾不上换花镜，就把眼镜摘下或推到额头，像我一样趴在书上认真阅读时，也不禁有点为他担心：但愿他的眼睛不要出我这样的问题。我还一直对他从未发胖表示高兴和羡慕，他只是"不在意"地笑笑。我忽然感到未必真是"不在意"，也或者是有些难言之隐，说不清、道不明。但我此刻就很有一点难过：要是我不是说他不发胖好，要是我劝他多注意一点自己，认真检查一下呢？尽管我知道这些想法都是多余的，但现在却很难摆脱这种心情了。

　　噩耗终于传来，虽然从获知他住院时起，作为一个医生，我就已经有了思想准备，但我仍是难以平息悲痛之情。我只能埋头在《胃肠病与肝病学》的译事中。我不知道怎样表达我的哀思，但是我有一个想法：敏章同志是消化系统疾病的专家。我又想起他跟我说起在老山前线为一位战士做内镜检查的事。

谈起这些时，他心情愉快，眼睛好像都更亮了，使人感到他重操旧业时的那份喜悦和面对自己一度追求的专业的感情。他是可以做一个多好的消化病专家啊。……

（《胃肠病与肝病学》前言，青岛出版社，1999年；《〈胃肠病与肝病学〉的书里书外》，《健康报》2000.2.16；《中华读书报》2000.2.16）

在此期间失去的共事朋友，还有廖有谋编审（原中华医学会杂志社社长）以及挚友赵恒侠、孙春生、朱绍祺等教授。早年读杜甫诗："访旧半为鬼，惊呼热中肠。"现在真是越来越感受到此中意境了。

为了出版好这套丛书，徐诚真是尽了心力。当年王子野（老出版家、中国版协主席）曾说过："徐诚和王贤才是编辑与作者关系的典范。"谬承厚爱，愧不敢当。但是徐诚与我共同走过的这些年，的确是给我们双方都留下了难忘的印象。看见这些年来徐诚在事业上取得的非凡业绩，我也是感同身受，与有荣焉，深深为他高兴。他对我的每一点微小的收获，也都感到由衷的喜悦。我们原不相识，也没有什么特殊的背景，而且始终没有在一个城市工作过。但却结下了深厚的友谊，连同《希氏内科学》，共同出版了约2300万字的医学译著（相当于《红楼梦》的20倍）。肯定不是偶然的。伍杰是这样记述的：

> 王贤才稍一沉思说："我想首先是因为，无论徐诚还是我，都是把它作为一项事业来做的。或者说是作为一项奉献来追求的。……我们的目的是一致的，动机是一样的。也许这样的目的和动机，就具有永恒性吧。所以尽管我们遇到过很多困难，但没有动摇过。"
>
> "你们都很体贴对方。"
>
> "是的，我总觉得徐诚受的委屈太多，压力太大，要注意到方方面面。所以我总是要求自己，尽量不要让我这方面的不愉快情况干扰他。徐诚呢，又觉得我历尽坎坷，需要一个宁静的译书环境，宁愿自己承受压力，也不肯影响到我。这样一来倒好：他在那边受苦受难，我照样译书；我这边日子很不好过，他也能照样工作。所以这些年来虽然遇到不少坎坷曲折，

但从我们自己来说，工作一直没有停歇。"

（伍杰：《巨译的诞生》，江西人民出版社）

　　"天下没有不散的筵席"，随着"九五"计划的完成，"世界医学名著译丛"也要画上预期的句号。但是徐诚和我都知道，要做的事还很多，我们还会在新的领域里，继续合作。

王贤才

2000.9.30 于南昌

（原载于《当代性病诊断与治疗》后记，青岛出版社，2000）

告别《西氏》

《西氏内科学》第22版总序

我曾说过：书到了写序的时候，就是很开心很放松的时候了。因为一般都是全书定稿后才来写序的。可是译完这第22版《西氏》后，不是感到轻快，而是有一种难以言喻的感觉，涌上心头。我这一生与《西氏》结缘，接触了它的很多版本，共同经历了许多忧患。但这肯定是我最后一次与它亲近了。不是说我将从此封笔，再不作书，但像《西氏》这样的大部头（22版全书篇幅应在800万字以上），不会再碰了。所以它就是我今生译下的最后一部《西氏》。

我是世纪之交，受西安世图之约，再次回归"Cecil"的，这时我的老搭档，《希氏》时代的精诚合作者徐诚已从青岛出版社的领导岗位退下来了，用他的话说：回归山野，要在青岛崂山"种菜"了。在这之前，我的所有译著都在他那里出版，也都是他做我的"责编"。我想译什么、怎么译、什么时候译完，他都不干预，只是负责把我选中要译的那书版权买好，然后就等着我完成任务了。西安世图和我的关系大概也是这样。但是在做"Cecil"时，提出把《希氏》改为《西氏》。姓氏音译，用字并无一定之规，而"希""西"刚好又是同音；出一部这么大又很有知名度的书，希望打上自己公司的标志，也是可以理解的。这就是《西氏》的由来。

2004年，21版全书出齐，又接手第22版，使我有机会经手两个相邻版本，见识了"Cecil"修订改版的规模。原来除了新增内容和新人撰写的篇章外，就是继续保留的原有各章，也都有了重要改动，有些几乎也是重新写过。这又是我始料未及的。认真一想，也在情理之中：哪个作者能不把握机会，使自己分担的内容与时俱进呢？

当然，这不是说临床医学的所有领域，都会在四年里发生重大改变，但是我发现，仅是写作方法的改变，也能使论述质量提高不少；有时确有耳目一新的感觉。原来改版是一个非常细致，也是非常严肃的事，必须老老实实，认真对待，没有什么捷径可走。

现在世界上每年都有几万、几十万部科技著作出版，1927年以来总共出了多少科技书（国内和国外），已很难估计，但是通过再版而保留至今的能有多少呢？我也回答不了，手头没有这样的资料，但肯定是少而又少的。原来科技佳作的再版，是像凤凰涅槃一样走向永恒的。

初识"Cecil"到现在，半个世纪过去，的确感受到它的重大改变。早年读书译书，对作者观察病情的精微细致，特别是在认识症候和体征上的独到之处，常常赞叹不已。那时医生们也很重视这些基础训练。20世纪60年代中期，我给《健康报》写的"教学笔谈"中就有过这样的话："实习医生如果没有因为贪听一个心音而感到两耳被听诊器夹痛的体验，大约很难成为一个好医生。"这是我的经验之谈。此话当时或无大谬，但是用之于当今，恐怕就过头了。医学已经由经验科学越来越发展成熟了。现代医学论著中，有关症状和体征的大段描写已很少见，代之以病理生理、分子生物学和遗传学方面的进展，而这些肯定是更贴近疾病本质的。

《西氏》篇幅浩瀚，是供查阅、供检索而不是供通读的书。当年Beeson对我说过，就是他本人（"Cecil"第15版主编）也没通读"Cecil"，所以他戏称我大概是世界上唯一通读过"Cecil"的人，这也是我与"Cecil"的特殊缘分吧。

佛曰结缘。因缘定分，命也。不必强求。但是我仍愿向同行们郑重推荐"Cecil"中那些对内科医生属于边缘学科的内容，包括眼耳鼻喉、妇产科、皮肤科等，因为这些都是根据内科医生的临床需要，专为内科医生写成的，可说是为内科医生"量身打造"的内容，不是那些篇幅更为恢宏的专著所能替代的，值得我们通读一下。

从"Cecil"第15版到现在，又是20多年，累计出版医学译著已逾5000万字。我的视力不好，原已高度近视，又因视网膜脱离，两眼先后四次手术，残余视力已很有限。夫人的眼睛就成了我的眼睛。5000万字译著中，至少4000万字是她的精心制作：总揽录入、排版和三校，从"386"年代开始，她就是我的专用录入和计算机编辑。可以说，我只管"爬格子"，剩下的事都是她了。没有她的支持，我不可能完成这样大的工作量，赢得许多宝贵时间。这几年，小儿子也能帮我了，在计算机检索特别是计算机制图上，很做了些事，也使我看到了他的成长，这是令人欣慰的。

翻译这版"Cecil"时，我已完全退下来了，时间更好安排，事情做得也很顺畅。只是有个宿疾，一直折磨着我。不是眼病，而是多年前肛周脓肿留下的高位直肠内瘘。这不是一个致命的病，所以我敷衍苟且，得过且过。但炎症不时发作，叫人坐立不安，难以忍受。为此已做过三次手术，都未成功。就不想再折腾了。只是发作越来越频，深知一个瘘管不经手术，是绝对不会自愈的。年龄一年年地大了，留下一个感染灶在那里，毕竟是个祸根，这才下决心做掉它。去年在我的政协老友印木泉教授介绍下，住进了上海长海医院，请肛肠外科专家孟荣贵教授为我手术，一举解决了我的多年顽疾，使我能安安稳稳地坐下来工作了。因此我要对孟教授再次表示深深的感谢。

小儿子是改革开放以后出生的。小时候老师问他："你爸爸是做什么的？"他说："爸爸是开会的。"那时候我的社会兼职很多，社会活动也多。

"除了开会做什么？"

答："做作业。"

一锤定音。从此儿辈都说我是"做作业的"。这话其实不错，为读者译书，不就是向读者交出的"作业"吗！这些年，亲友们常常劝我：不要太辛苦了，"作业"就不要做了吧。学生都要减轻负担，减少作业，花甲老人岂非更当如此？我于是觉得，这"作业"之说，还不尽妥。因为它不是我的负担，而是我的嗜好，我的生活习惯和情趣。

早年报道过一位老农，是个劳模，几十年农田劳作，养成了捡牛粪的习惯。出门必捡。就是走亲戚，也要背个粪篓，一路捡过去，不捡牛粪就走不了路。真是朴实可爱、地地道道的劳动人民呀！敬佩之余，不免想到，要是我也有个这样的习惯，兴许能少挨点"白专"道路的批评，也未可知。

现在好了，脑力劳动和体力劳动一样受人尊敬。那位劳模从不以捡牛粪为苦，要他歇下来不去捡牛粪，肯定是很难接受的。我"做作业"，其实也跟他"捡牛粪"一样。但城里哪有牛粪可捡？我就改"做作业"为"打麻将"了。通知下去，孩子们笑声一片："爸爸在家'打麻将'。"这下大家都开心了，不知道的，以为我终于活得潇洒了；知道的，原来这个人译书不过是打点麻将，也就不在话下了。

所以"麻将"还会打下去，但不会再是这样大的"麻将"了。告别《西氏》，打点小"麻将"吧，调剂生活，还是很开心的。

从初识"Cecil"到现在，半个多世纪过去了，感念人生不易、悲喜交加，多写了几句，就此打住吧。

王贤才

2008.6.26 于南昌

后记：800 多万字的《西氏内科学》是以上、中、下三卷本一次推出的，所以写了这篇"总序"。感念人生不易，写了这些话，留作记忆。

辑四
————
翻译言论

关于专业外语学习

在青岛医学院教师外语学习班的讲话

我不是学外语的，外语水平有限。母校请我来讲课，我想是因为我们都是成年人，学外语的思路和方法，与在学校里系统学习外语的学生不同。况且我和各位一样，都是学医的，会有一些共同语言。因此不能说是讲课，只能算是一次交流。我就斗胆试着讲下去吧。

从一件往事说起

我在医学院上学时，从教科书中学到：心尖搏动在左第五肋间，锁骨中线上或内；心尖搏动消失，提示心包积液、肺气肿、左胸积液或右心室高度肥大发生顺钟向转位等情况。但是我进入临床实习不久就发现：心脏正常的人，心尖搏动常常也是看不见的，特别是在平卧位时。这件事立刻引起我的兴趣，不久就以观察所见，写成"论文"，指出心尖搏动缺失，很多都是正常现象，不一定提示某种病理改变。写成后，先后请穆瑞五和杨枫两位教授看过。他们说，写得还可以，但是这个论点好像不是原创，有人已经说过了，要我再去查下文献。结果果然查到了，早在19世纪末，德国就有人指出了这点，险些拾了别人牙慧。

这件事使我感触很深。文献资料掌握不够、信息不灵，会造成多大浪费，甚至闹出多少笑话！好在我这种学生腔的所谓论文否定了，损失不大，还可一笑置之，如果是正式报课题，批经费，动用大量人力物力，辛辛苦苦做出来的结论只是言人之所已言，毫无新意，就很可悲了。不幸这种情况，在现实生活中，并非没有。一位著名美籍华裔学者访问我国一些科研院所后就曾尖锐指出，我们的科研项目，有一半以上是国外已经做过、有了结论或可以买到现成专利的。这是非常发人深思的。科技情报或曰信息的重要性，不就充分体现在这里吗？而外语在这里的作用，则是不言而喻的。

临床日常工作需要外语吗？

生活在这科学发展日新月异的年代，及时掌握最新信息指导科研的重要性，是不言而喻的，否则就难免拾人牙慧，陷于低水平重复的困境。有人会问：我不想搞科研，只是做普通的临床工作，外语也是必要的吗？

这里，我也从自己的一件往事说起。

1976年秋，我因高度近视导致左眼视网膜脱离，在某大医院眼科做了巩缩和电凝手术。由于裂洞很大，又在外上方，医生一直要求我取头低脚高侧卧位，绝对卧床；手术后双眼包扎，拆线后，又给戴上小孔眼镜，做成人为"管视"，非常痛苦。遗憾的是回家不久，就发现网脱并未治愈。于是转入上海市第一人民医院，这里是国内久负盛名的网脱治疗中心。很快做了第二次手术。令我惊异的是，医生从一开始就没要我取头低脚高的左侧卧位。术后第二天换药，观察手术效果，及时处理发现的情况。而且只包患眼，生活可以自理。拆线后，也不用戴小孔眼镜，"轻松"地完成了治疗。当我和他们谈起那些往事时，他们说：那些处理，原来也用过的，现早已废弃了，国外20世纪60年代末，即有报道。是啊，信息不灵，我们还在重复那些给病人带来很大痛苦的"烦琐哲学"。应该说，这里面并不存在什么设备、条件或技术问题，拿到手就能用上的。

我希望我的这些切身经历，有助于回答这样的问题：外语学习和临床日常工作的关系。

"全或无定律"——两种不同性质的学科

种类繁多的学科，可以大致区别为两类，一类是知识性的；另一类是工具性的。前者如生理、生化、微生物之类，给人以某一方面的专门知识，其特点是：开卷有益、学比不学强、多学比少学强。但外语是一门工具性的学科，只有学到能作为工具运用自如时，才是有用的，这是它和知识性学科的根本差异。譬如我们到一个纵深 10 千米的风景区去观光，走了 6 千米，不想再走，回来了，不能算白走，因为已经观光了 6 千米的景色。走 8 千米回来了，更好一些，因为又多观光了 2 千米。真能毕其全程而返，一览无余，当然更为理想。这就是知识性学科的情况。起步有益，总能从中得到一些东西。

但是如果我们的目的是要到距此 10 千米的某地去取一部书，那么即使走了 9 千米回来，也是空手而返，一无所得，与不去一样；甚至不如不去，不去还可养精蓄锐，做点别的。只有坚持走完全程，把书取到，才算达到目的。这就是工具性学科的特点。

因此，学外语，不学则已，要学，就一定要学到底，这个底就是能够作为一门工具来掌握和运用，否则不如不学。有这时间，尽可做点别的。早年从吕运明先生读生理，有关心肌的一些生理特性，很多都已淡忘了，但有一条至今念念不忘：心肌纤维不收缩则已，一旦收缩，就一定是以最大力量来收缩，而不是像横纹肌那样，在一定范围内，收缩强弱与给予的刺激强度成正比。这就是心肌收缩的"全或无定律"（all or none law）。我觉得学外语是很需要这种精神的。

怎样算是外语基本过关？

外语要学到什么程度，才算是基本过关？我想简单说来就是：能够比较方便地阅读本业外文资料。所谓"比较方便"，就是基本上不用依靠词典来阅读；阅读的速度，即使不能与阅读中文相同，也不能相差甚远。

常见一些同志，学到能查字典看书的程度，就以为基本过关。我看是不够的。如果我们一个小时看不上一页书，这样看外文资料，内容再好，也是难以为继的。于是"学如逆水行舟，不进则退"，以后还会越来越生疏。而越是生疏，阅读速度越慢，阅读兴趣也会更差，终于前功尽弃，遗忘殆尽。

问题还不仅此。依靠查字典看书的人，实际上往往是半看半猜、似懂非懂的。看自己已经了解的内容可以，看自己不熟悉的内容，就觉得吃力，把握不大了。但是已经了解的东西，还要再看什么呢？学习就是要涉猎新的知识，而且理解一定要很精准，不能有任何含糊、差错。因此那种浅尝辄止，半看半猜的阅读水平，对任何认真的科技人员来说，都是远远不够，也是不能接受的。

单词要不要记？

有人认为，只要把语法弄通，单词少记点不要紧，反正可以查字典。我以为这正是很多人英语不能真正过关的症结。如果看一页书，要查几十上百次字典，还有什么阅读兴趣呢？这样的阅读又能得到多少效益呢？

虽说不能根据对某一单词的掌握与否，妄断一个人的外语水平，但是不管你承不承认，我以为，人们的外语水平，实际上是与他所掌握的词汇量正相关的。假如有人说："某人中文很好，只是识字不多。"你相信吗？中国人于自己的母语尚且如此，怎么可能设想不下功夫掌握单词，而能在外语上真正过关呢？

有人说，可以不用专门记单词，字查多了，自然记住了。且不说"查多了"是查多少次，要花费多少时间，是否真比记单词方便，问题是：这样记单词，到头来往往也是记不住的。有一位朋友告诉我，他做过试验：每查一回单词，就在那个词条上做个记号，结果发现有的词条查了十多次，做了十多个记号，都未记住。我没有这方面的体验，但是心理学家告诉我们：带着明确的目的性（一定要记住它）来读一个单词或一篇文章，掌握的程度要比不具有这种目的性时高得多。

因此，尽管记单词对成年人来说，可能是一项比较艰巨的任务，但却是无可回避的。初学者可能苦于花费不少时间，记不住几个单词，"少、慢、差、苦"，信心不足。学习生疏的东西，是要多花一些时间的。这也是万事起头难吧。其实单词所以难记，很大程度上正是由于脑子里记住的单词还太少。随着熟悉程度的提高，记忆效率也会提高的。为什么记一个汉字比记一个英文单词容易呢？因为我们对汉语熟悉。因此只要持之以恒，坚持下去，随着掌握词汇量的不断增加，学习新单词也会越来越容易。

学英语有没有窍门？

常常有人问我：学英语有没有窍门？我的回答是：最大的窍门就是不去找

什么窍门。

我不是在这里玩弄辞藻。但我的确感到：学英语的最好办法就是下扎扎实实的功夫，甚至于下"笨"功夫，不要急于求成。学英语，其实是不用很高天赋的。一些弱智的孩子，学什么都很困难，但仍能学会说话。可见学习一门语言，是不用很高智商的。因此没有学好英语的大学生、中学生，恐怕不是智商不够用，而是智商"有余"：老师一讲就懂、一听就会，但却不免一放就忘、一用就错。倒是两种人可能学好了，一种是自知智力不如人的人，下"笨"功夫勤读苦练；另一种是绝顶聪明的人，知道学外语光靠"理解""领悟"不行，得下"笨"功夫（这里的"笨"字要加引号，因为这样的人不仅不笨，倒是非常明智的）。也许这也是一种"唯上智与下愚者不移"的意思吧。小聪明是学英语的大敌，因为他往往满足于一懂了事，殊不知语言这东西，不是光懂就能学到手的。

当然学习上也有个方法问题。什么方法与己为便，可能各不尽同。我倒是觉得：背书是个好方法。要说学英语有什么窍门，我看背书也许是个好窍门。

我没有专门学过英语，主要是中学的那点底子。但是我很"幸运"，高一时，不知怎么得罪了我的英语老师，一位严厉得令人生畏的老小姐。她总是想方设法地训斥我、刁难我。为了少挨些骂，我不得不提前（在她讲解之前）先把课文背下来，背得滚瓜烂熟。25年后，我历经"浩劫"回到故乡，又去看她。她已经因类风湿性关节炎卧床不起，仍然是孑然一身。她说她总是在背诵中生活，背诵早年记住的那些英文，也是背得滚瓜烂熟。原来她也得益于背诵。

其实，这也不是什么新发现。"熟读唐诗三百首，不会吟诗也会吟"就是这个道理。韵文如此，散文亦然。学写文言文，最好的方法绝不是学古汉语文法之类的东西，而是背诵古文。中国人学习自己的文字，尚且离不开背诵，学习外语，不经背诵，恐怕也难以真正融会贯通的。

背诵的好处是：不但可以从中学到单词、学到语法，更重要的是能学到"语感"（language sense）。大家知道，我们不是凭借语法知识来说话，而是凭着对汉语的"语感"说话、写文章的。当然，这种语感是通过牙牙学语时反复实践掌握的。学习外语，没有这样的语言环境，只能从背诵中建立这种语感。

但是通过背诵取得语感，必须背到滚瓜烂熟、脱口而出的程度。只有这样，稍有改动，就觉得不顺、拗口，就提示有毛病、有错误。因此，不能满足于默写，因为默写可以驻笔凝思，想一想；背得不流畅，是难以从中取得语感的。

外语大师朱光潜先生生前说过一件事：一位英语语法书的作者，用英语写的序言上，却出了语法错误。原因何在？我不怀疑作者会有深厚的语法修养，但不免有点怀疑他是不是语感不足，因此稍有疏忽，就不自觉地出了毛病。

这样说来，是不是语法就没有用呢？不是这个意思。我没有在这里强调学语法，是因为语法的重要性，早已深入人心，我只是要着重说明语法并非万能这层意思。我个人以为，语法应该起画龙点睛的作用。一个人画了一条龙，最后点上眼睛，点好了，那龙就生龙活现了。点睛的作用，可谓大矣。但要注意，你总是先画龙，然后点睛的。否则任是神来之笔，点来点去，也成不了龙。语法之于人，大约也是这样，它是属于"点睛"这部分的，不能取代扎扎实实的画功——学习的过程。顺便说一句：人们往往感到汉译英很难，我想大约也是由于没有在背诵上下功夫。

直译和意译

有人认为翻译就得把原文的每个字，都按字典提示的含义，完全表达出来，才算是忠实于原文。这种"对号入座"式的翻译，据说就是所谓的"直译"。初学者往往感到：原文中有个什么词，必得在译文中出现，才算放心。尽管这样"堆"成的句子，晦涩难懂，叫人读了很不舒服。与此相对的是"意译"，译者只须理解原文含义，就由自己行文造句，表达出来。这样的译文可能是流畅的，但也可能与原文相去甚远。早年读苏曼殊的一些译著，即有此感。现在有些"意译"者，又更等而下之，他们往往并没有真正看懂原文的意思，只是大致揣摩原文的含义，就来自行"创作"。显然，两种译文都是不可取的。

我以为，翻译不是由外文直接到中文，而是外文—理解—中文，即在充分理解原文的基础上，再以准确、流畅的中文把它表达出来。译文要准确、真实地反映原文的全部信息，体现原文的风格。重要的是：译文既是中文，就应按中文的表达方式，简单地说，就是中文要像中文，合乎中国人的语言规范。因此，认真说来，应该是不存在"直译"和"意译"之争的。

    A. Who is speaking ?

    B. This is Dr Wang speaking.

这是两个人打电话。从字面来说：

甲：谁在讲话？

乙：这是王医生在讲话。

但是我们中国人打电话，是不这样讲的。甲所说的话，其实就相当于中国人在电话中说的"您是谁"？乙说的则相当于我们在电话中所说的"我是王医生"。所以这两句话应按我们的习惯这样来译，才是真正的中文。

中央电视台《新闻联播》中的"国际新闻"，配的英文是 World News，而不是 International News，因为我们称之为"国际新闻"的那些新闻内容，在英语国家是通称 World News。这是"直译"么？不是；是"意译"么？也不是。这就是翻译。

无论英译汉，还是汉译英，都应如此。也只有这样，译出的中文，就一定也应该是地道的中文；译出的英文，就一定也应该是地道的英文。

外语、专业知识和中文

我国翻译先驱严复说过："译事三难：信、达、雅。"这条原则尚没有很大异议。科技翻译也许比文学翻译的要求要低一些，科技工作者的外语根底，也远不如文学翻译者。但要文学翻译家承担科技翻译的任务，恐怕也是难以胜任的。科技翻译必须具备三方面的条件：外语、专业知识和中文。由于科技翻译一般都是由本专业的科技人员承担的，所以业务知识一般都应该是具备的。外语在翻译中的重要性自不待言。倒是驾驭中文的能力，即用中文写作的能力，往往被疏忽了，而这点恰恰是非常重要的。

我有一个可能被人认为失之偏颇的观点，即外语学到一定水平的人，今后决定他成就大小的，往往不在他的外语水平，而在中文根底上。当然，科技翻译毕竟不是文学翻译，在文字上不能要求那样高。但中文之于翻译的重要性，是怎么强调也不过分的，但却往往被人忽视了。这是很遗憾的。初学者译出一段译文后，不妨认真读上两遍，想一想：中国人说话、行文，是不是这样的？译文既是用中文写给中国人看的，就应该合乎中文的规范。这样的文字水平，应该说科技人员都是具备的，不能说要求过高。如果译文不像中国话，就应再事斟酌。以中文表述能力之强，不会找不到一种既符合原文含义（甚至风格），又符合中文规范的表达方式。因此要十分注意处理中外语境中非常精微的差别。

前年我编《英中医学辞海》，有一个词条，原文是这样的：

Chromomere：Any one of the beadlike granules seen in prophase occuring in series along the chromonema of a chromosome.

（染色粒：细胞分裂前期沿染色体的染色线成系列排列的任何一个珠样颗粒。）

这样译字面上也是不错的。但"任何一个"读来很不顺。中国人写这句话，肯定不会有"任何一个"这样的话。再说，"任何一个"珠样排列的是染色粒，两个、三个这样的珠状颗粒就不是吗？不，成系列排列的那些珠样颗粒，都是染色粒啊。看来"任何一个"云云，不仅读来不顺，从中文来说，也不准确。但它来自原文的"any one of"，英文为什么要这样写？不这样写行吗？不行。原因很简单：英语名词有单、复数之分，辞书上名词词条都用单数，而词条与释义是"主系表"结构的呼应关系，故也得保持其单数形式。汉语就不同了，汉语名词没有单数、复数形式，所以此条译作汉语时，去掉"任何一个"，更为准确。可见译文准确与否，不是也不能看个别单词，而要从全句的整个意思来检查。明乎此，我想由来已久的"直译""意译"之争，其实是大可不必的。

阅读和理解

初学者有时反映：为什么读了一段外文，并没有生词，但却不能从中直接领悟，必得停下来译成中文，才能理解？而看中文书，就不是这样，总是随看随领悟，没有这种隔阂。

初学者的确是这样，而且是必然现象，它是由人脑的生理解剖特点决定的。各位知道，大脑里"运动性阅读中枢"和"感受性阅读中枢"是分别存在的，前者即 Broca 区，在额下回的岛盖部和三角部，管阅读；后者在大脑皮质的联络区，管理解。多年来中文阅读刺激，已在运动性和感受性阅读中枢间，建立了相当牢靠的联系。所以在一般情况下，阅读和理解总是几乎同时达成的。但在特殊情况下，也有读而不知其义的情况发生，这就是"心不在焉"，"思想开小差"了。一个思想开小差的人，可以朗朗上口地诵读报纸，但却不知读了些什么。这就是两个中枢暂时失去联系所致。在病理情况下，也有发生脱节的，形成所谓"运动性失语"和"感觉性失语"。所以初学者不能在阅读外文的同时，理解和记住文中的内容，就很好解释了，因为两个中枢还没建立起有效的联系通路。但是，随着学习和阅读的步步深入，一定会建立起这样的联系，最后看英文也像看中文一样，在阅读过程中随时理解了。

（原载于《青岛医学院学报》社科版，1991年第1卷，第1期）

重视学位论文的写作指导

强亦忠教授和我是政协朋友，都是全国政协医卫界的委员。看了他的新著《医学学位论文写作指南》，使我想起一些往事。

20世纪60年代初，有一段日子过得比较舒畅，那时"三年困难"将过未过，吃豆腐还要凭票，但政治运动暂时沉寂了。我们这些人也比较能读点书，做点事了。在我主管的病房里，不时有读书报告之类的小型活动。业务学习的劲头很高。我是主张住院医生们以写文献综述的方法，深入学习的，要求轮换到我这里来的住院医生，从心血管领域，每人选择几个专题写综述。那时没有计算机，只能写卡片。各人围绕自己的选题，大量阅读文献。我建议他们首先阅读别人写的类似综述，还有一些专家代表期刊编辑部写的专题述评。再在这些提示下，旁征博引，广为浏览。卡片写得差不多了，觉得对这个题目真的有些了解了，但要下笔写综述时，又感不知如何下笔。有人说："反正看了这么多资料，写不写都在那儿，'肉烂在锅里'，跑不到哪里去。有这时间不如再去攻下一个题目。"

但我从自己的经验感到：写与不写，是大不一样的。你收集了那么多珍珠，堆在那里，不把它认真加工串起来，算什么艺术品呢？珍珠的价值也没有真正体现出来。写综述就是要完成这道工序，也是一个系统化逻辑思考过程。后来我把这些意思，为《健康报》写了篇短文：《外语、数理统计与形式逻辑》。我觉得这三条是做科研、写论文的基础。外语和数理统计的意义很明白，形式逻辑好像不产生新思想，但它能使人的思路不犯逻辑上的错误。我做学生时曾在文学院历史系旁听过赵俪生先生开的形式逻辑课，觉得受益不少。于是以为懂一点形式逻辑，写综述、写论文的困难都可以迎刃而解了。但是事实证明不是这样。科研论文的写作有它自身的规律和独特性，绝不是形式逻辑所能涵盖的。

大约从这时起，我就有了一个朦胧的感觉：要是有人能写一部指导科研论文写作的书，肯定是功德无量的事。但我自问没有这个能力，所以也没有起过自己写书的念头。非不为也，是不能也。于是期盼着有这样的书问世。现在终于有一部这样的书，放在我的面前。

据说机会总是首先垂青于有准备的人。什么是"准备"呢？我想用我们医学术语来说，就是"活化状态"（activation）。我是进入了这种"状态"的，所以拿到强先生的书，就一下"扣上"（bound to）了。

强亦忠教授早年毕业于清华大学，在酒泉原子能基地工作多年后，调苏州医学院任教，从事放射医学方面的教学与科研工作。他本人就有丰富的科技写作经验，由他这样的学者来写这样的书，真是再合适不过了。全书紧紧围绕学位论文的写作，对论文格式、写作方法、注意事项等，都有详尽介绍。特别是通过对学位论文评价标准和例文评析，加深对学位论文写作方法的理解，我以为是很有特色的。对写作材料的收集、加工与整理，论文结构安排，语言表达以及论文的起草、修改等基础知识，都有涉及。论文写作的关键是创新思维，为此作者专门写了"医学学位论文的创造性思维"一章，非常精彩。现在"手工操作"的卡片，早已代之以电子计算机。令人高兴的是：作者还专门写了电子计算机在论文写作中的作用。甚至对论文答辩和发表的一些技术性问题，也都想到了。

21世纪是经济时代，知识的生产、传播、运用、物化和转化，将得到更大的发展。21世纪又是各种学科综合、交叉、融汇、渗透的时代，这些都为科技人才的培养提出了更高的要求，而提高高校学生特别是研究生学位论文的写作能力，是刻不容缓的事。所以发达国家的高等学校都很重视专业写作。美国哈佛大学就为研究生专门开设这样的课程，甚至博士生都有论文写作的讨论课。

20世纪80年代，六届全国政协的一次全会期间，在人民大会堂休息厅委员们随意就座品茶交谈时，我正好与教育界委员、著名学者朱光潜先生坐在一起，听他说起一些往事。朱光潜先生早年读私塾，学作八股文，吃了很多苦头。但他后来发现也使他得了一个好处：经过八股文的严格训练，他的文字表达能力有了很大提高，只要心里有个想法，都能把它准确地表达出来。我想这就是孔子说的"辞达而已矣"的境地了。人们常以为，写作是文科的事，其实也是科技人员不可或缺的基本功。写论文就是科研工作的一部分,培养写论文的能力,也就是培养做科研、做学问的能力。因此如何写好论文特别是学位论文,应该受到广泛重视。

（原载于《健康报》2002 年 9 月 28 日;《山东大学报》2003 年 10 月,月末版）

有关医学术语翻译的思考与商榷

2000 ～ 2004 年翻译《西氏内科学》（*Cecil Textbook of Medicine*）第 21 版全书，经常遇到一些技术性问题。下面是有关科技术语方面的一些情况，提出来与大家商榷。

一、关于人名术语

我的老同学、微生物学家赵乃昕教授寄来他和中科院微生物所程光胜先生的大作——《关于细菌名称汉译的一个问题》（见《微生物通报》30（3）：115 -116，2003），建议对以人名命名的细菌属名，汉译时应加"氏"字。我觉得这是一个很好的建议。特别是文中指出，"人名的使用除了作为一个符号，也是对前人工作的一个纪念。"真是仁者之言。犹忆"史无前例"时，要彻底批倒批臭资产阶级个人名利思想和反动学术权威，要求把一切以人名命名的术语，全都"打倒"。此事不仅做得蛮横，其实也极无知。科技领域的众多人名术语，早已熔铸在科技的殿堂中，成为现代科技不可分割、不可替代的部分，不是哪个人所能消灭的。好在那是个万马齐喑的年代，文化的声音没有了，音乐的声音没有了，科学的声音也没有了。没有人做科研，也没有人写科研论文，也就由它"取消"了。改革开放以来，这些禁锢都没有了，乃昕教授重申此议，我以为是很好的倡议。

但是人名术语加"氏"的建议，又是一个很高的要求。也许微生物领域中，比较好办，人名都是发现者本人，加"氏"就行了。但在医学其他领域中，并非都是如此。例如人们熟知的 Pickwickian syndrome，此处人名是借用狄更斯名著《匹克威克外传》中人物 Pickwick，如译 Pickwick 氏综合征，似有不妥；我是译成"匹克威克型综合征"。又如 non-Hodgkin's lymphoma，如循例译为"非 Hodgkin 氏淋巴瘤",似亦未尽其义,故亦译作"非 Hodgkin 型淋巴瘤"。

还有些人名术语是以病人姓氏命名的,如第一株通过体外培养能传代的人类肿瘤细胞,是 1951 年 G.O.Gay 从患者 Henrietta Lacks 的子宫颈癌分离到的,后来就以患者姓氏命名为 HeLa 细胞,而非 Gay 氏细胞。如果对 HeLa 加"氏",似亦未妥。对此我觉得只宜含糊过去,就是"HeLa 细胞",把 HeLa 看作一个符号或标记。类似情况还有不少。因此我常常省略"氏"字,其实是藏拙的做法。不过乃昕所提微生物名称中的人名加氏问题,应该是可行的。但在具体做法上,仍有可议之处。因为很多微生物的"属"和"种",都是人名。如 Rickettsia rickettsii,如译作"立克次氏立克次氏体",固无不可,终觉累赘,也不上口。对此我的做法是属名音译,不加"氏",种名取一字加"氏",如译为"立氏立克次体","兰氏贾第虫"(Giardia lamblia)等。因为相对于"种"而言,"属"是较大的概念,也是更成熟的概念。科技术语里,对已很成熟的人名术语,实际上已融入该术语所寓含义,而不再视为人名了,所以也无须用大写字母,"属"名大写,是按分类学上"属"的要求,并非由于是人名。"Rickettsia"是"属"名,故"R"大写,而 rickettsial pox(立克次体痘)无须大写;"Salmonella"是属名故大写,salmonellosis(沙门菌病)无须大写。做种名的姓氏,皆不大写。

关于人名术语,似还有一个本应关注但尚未引起关注的问题,那就是我们常常把一些国际通行的人名术语,改为写实性术语。这方面的例子,俯拾即是,如 sphincter of Oddi,译作"胆道口括约肌";Müllerian duct 译作"副中肾管",Sertoli's cell 译作"支柱细胞"(睾丸),有时译作"足细胞"或"滋养细胞",如此,等等。就是那个 HeLa 细胞,也有译为"人宫颈癌传代细胞"的。这些写实性术语,都没有错,全是好心,但为什么要这样做呢?担心人名术语不好记,因此要写实一下吗?外国人怎么就能记住呢?所以这条"理由"好像是不很充分的。

当然也可以反问一下:你对用"写实"性术语代替人名术语颇具微词,又有什么理由?这理由就是:科学无国界,现代科学体系只有一个,没有民族的、国家的、地区的科学体系,因此它是属于全人类的。所以要与国际接轨。写实性术语肯定比人名术语更直观、更能说明问题,但是外国人看不懂。这点好像还不大要紧，毕竟外国人看汉语科技文献的机会不是很多的，既要看，你就要接受汉语的译法。但是中国的科技人员肯定要看国外的科技文献，这时他熟悉的那些写实性术语没有用，还是得熟悉人名术语。这个弯还是绕不过去的。所以我以为：（1）对人名术语，不要再用写实的方法来代替；（2）已经沿用很久的写实性术语，还可沿用，但要附原文，如"副中肾管"（Müllerian duct）之类。将来最好不用这些"民族化"的"写实性术语"。

二、关于药名

20 世纪 50 年代中期，开始临床工作时，我所在的那个教学医院里，老一辈教授、主任们"正规化"理念很重，不能容忍任何"商品化"的术语。像早已风行全球的"阿司匹林"（aspirin），必得说"乙酰水杨酸"，因为"阿司匹林"是商品名。当时化学药品不多，结构也不是很复杂，所以这条规矩可以勉强维持下去。到了 20 世纪 60 年代以后，化学药品飞速发展，新药不断问世。临床医生工作繁忙，对药名只求其简，实在顾不上那个"正规化"了，所以 meprobamate 就叫"眠尔通"（miltown），不会去说更正规的"氨甲丙二酯"。早年译《希氏》第 15 版，初见治疗偏头痛的 methysergide，查得的译名是"羟甲丙基甲基麦角酰胺"。这译名肯定是认真而准确的，但是几乎可以同样肯定的是：这样的译名是无法通用的。以后发现此药译为"美西麦角"，"美西"译音，"麦角"译义，何其简便乃尔！真有如释重负、豁然开朗之感。这是卫生部药典委员会《药名词汇》给出的译名。在我所见到的各种英汉药名辞书中，我觉得这本《药名词汇》是最实用的。以音译为主，音义并译，使每个药名都不超过 4 字，几能使人一读成诵，过目不忘。像 "albutoin" 译作 "阿布妥因"，"metetoin" 译为 "美替妥因"，莫不如此；而 "spiroperone" 译为 "螺哌隆"，把 "spiro-" 意译为 "螺"，配以 "-perone" "哌隆" 的音译，真是神来之笔。类似实例，俯拾即是。但它又是很"正规"的，因为它是以世界卫生组织（WHO）颁布的《国际非专利药名》即 "INN"（International Nonproprietary Name for Pharmaceutics）为依据编译的。这些年来我的案头一直放着这本辞书。

当然也感到一些美中不足的地方，一是音译要真正从音，即从原文准确读音，"替考拉宁"宜为"太考拉宁"；又如"地芬诺酯"，以"酯"处理词尾是很好的，但"地"音偏离原音（"代"）。二是音译用字最好有个规范，比如从"平"（平声）从"简"（笔画）之类，即选择音译用字时，取平声字；同样平声字中，首选笔画最少的平声，有了这个规矩，就不致因为拿不准是"夫"还是"呋"，是"因"还是"英"而再去费时检索。

早年看日文书刊，对他们以片假名拼写外来语的做法，不很习惯，其实由片假名还原为英文原文，比我们以汉语音义兼用的译名还原为原文还容易些。现在日文书对科技术语直接以原文排出，我以为是个好办法。

三、现行译名的商榷

有些已有甚至早有译名的术语，偶亦有可商榷处。如"东方马脑炎"（estern equine encephalitis），"西方马脑脊髓炎"（western equine encephalomyelitis），沿用已久，但"东方""西方"之说容易引起误会（我的学生曾问过我：中国有没有"东方马脑炎"？），原文所指"东""西"，是指美国的东部和西部地区而言，一个国家内部的方位，一般不用泛指的"东方"或"西方"，而是"东部"或"西部"（地区），故改作"东部马脑炎"和"西部马脑脊髓炎"也许更好。

又如肌营养不良（muscular dystrophy）患者肌肉软弱是由于遗传突变，缺乏一种名为"dystrophin"的蛋白。这种蛋白有人译作"肌营养不良蛋白"。从原文字面看，这个译法不错。但这个蛋白是正常人应有的，对肌膜是起增强作用，患者因无此蛋白而致肌营养不良。故用此译名，就会出现"正常人因有肌营养不良蛋白而不致发生肌营养不良；患者则因无肌营养不良蛋白而发生肌营养不良"的尴尬。故宜改为"抗肌萎缩蛋白"，这与原文字面似有不合，但为汉文计，只宜如此。毕竟译文是为我们中国读者服务的。

还有一个常用词："nephrosis"。"nephr(o)-"指"肾"，"-(o)sis"指"病"或"病态"，因此"nephrosis"曾译作"肾病"，"nephrotic syndrome"译作"肾病综合征"。此说其实欠妥。中文"肾病"是一个很广泛的概念，各种肾脏疾病都应包括在内，英文表达这个概念的是 nephropathy。而 nephrosis 则有其特定的含义，即以肾小管变性为特点的各种肾病，因此 nephrosis 应为"肾变病"，"nephotic syndrome"应为"肾变病综合征"，"变"寓"变性"，故不可少。

四、诺贝尔奖

The Nobel Prize in Physiology or Medicine 译作"诺贝尔生理学或医学奖"，字面上不错："or"是选择性连词，每年授奖，生理学或医学范畴择一授奖，英文用"or"是很准确的。但"诺贝尔生理学或医学奖"中的"或"字，读起来有点拗口。这件事似乎无关宏旨，但是考虑到诺贝尔奖的崇高地位，认真"讲究"一下，也不为过。

说它拗口，是因为中国人说这样的意思时，是不会说"或"字的。原来汉语中应用连词的习惯，与英语有些不同。当我们说"北京、上海、江西、湖北的医生，请到三楼报到"这句话时，一般不用连词，要用，也是用"和"，不大会用"或"。虽然一位来自北京的医生，不会又来自上海、湖北或江西。但这其实是英语国家的人思考逻辑。所以把这话译成英语，就得说："Doctor（s）from Shanghai，Beijing，Jiangxi or Hubei..."只能用"or"。英语中并列的词，最后两个之间必须有连词，而"and"与"or"的选择是很严格的。中国人说这话时，思考逻辑不一样，他是把来自这些省市的人看作一个整体，凡是来自这几个省市的人都是到三楼报到。中国人并列若干名词时，没有一定要用连词的规定或习惯，所以最大的可能是不用连词；如用，一般也是用"和"，不大会用"或"。翻译是用一种语言表达另一种语言，当我们以汉语翻译英语时，就是用汉语来表达英语传递的信息，表达方式应该是完全汉化的，合乎汉语的规范，而不是对号入座式的机械对应。总之，这条诺贝尔奖的汉译方式有四：

（1）诺贝尔生理学和医学奖；
（2）诺贝尔生理学／医学奖；
（3）诺贝尔生理学医学奖；
（4）诺贝尔生理学或医学奖。

个人以为 3 为上选，4 不可取。

（原载于《科技术语研究》2006 年第 2 期）

表的故事

我的童年，是一个怀表和手表并存，而开始以手表取胜的年代。不用说，我是很想有块表的。

也终于有了一块。读高一时，因要住校，用 60 "金圆券"给我买了一块表。那是 1948 年秋天的事。"金圆券"刚上市，60 "金圆券"就是 30 元银洋，在我眼里也算价值不菲了。

但表不算好，最叫人烦心的是表面玻璃。那时还没有抗震表面，就是普通玻璃，戴上不几天就碎了，赶快去配。配了又破，破了又配，一学期下来，配了四回表玻璃，连表店老板都觉不妥，给我换上胶壳赛璐珞的。这下是不会碎了，但那灰蒙蒙的样子，叫人看了不舒服。有一天放学，通过球场回家。忽然一只球向我飞来，好像存心要揍掉我的眼镜。我出手一挡，正打在手腕上。赛璐珞表面连同表芯，一下打得飞飞扬扬，再也不用修整了。想来也是它气数已尽，命该如此。因为时隔半年，"金圆券"已贬成了一张张花哨的废纸，用它买的表，不是也很该报废么。

此后又做起了"手表梦"。直到我大学毕业，在北京工作以后，这"梦"才算"圆"了。1957 年，我用第一部译著的部分稿费，买了两块瑞士表。一块是叫 ESKA 的男表，我至今不知这个词的意思。一块是 GALY 牌的坤表，我也不懂它的意思，姑译为"家利"。那是以我母亲的名义，给我的对象小 Z 买的。小 Z 是我们医院的护士。这段凡夫俗子的爱情，本来不值一提。不幸一年以后，我因对苏联医学的"先进性"略有微词，被补定为"右派"。"右派"就是"资产阶级反动派"，已有明示；而小 Z 虽经几次"帮助"，却不肯与我"划清界限"。只好做点外部干预了。那干预就是：一天早晨，突然宣布把小 Z 调到邢台；过了一天，又改调石家庄。反正是要她离开北京。谁也没想到的是，时隔不久，我们全院也奉命连人带设备，迁到呼和浩特，支援民族地区"大跃进"去了。

1960 年冬，一个偶然的机会，见到小 Z。她叹口气，说了句："你怎么还不摘帽子呢？快摘了吧。"我能说什么呢？只能安慰她，叫她别急。她又抱歉地笑了笑："别怪我。我不是急，我是怕我等不及了……"

一语成谶。不到一年，忽然收到她弟弟的信，说他姐得了白血病，没治了，也就是这几天的事了，成天念叨着要把那表还你。我惊愕、难过得说不出话来，忙给她弟弟写信：表一定不要寄来，就让它陪着她去吧。她跟我说过，喜欢听"家利"走动的声音。

地球照常运转。ESKA 也还在陪伴着我。我也终于有幸摘了"帽子"，但比小 Z 的走还是迟了一些时候。

五年以后就"史无前例"了。我以"摘帽'右派'"的戴罪之身，升级为"现行反革命"，判刑改造。当时我已结婚。前鉴不远，深知划清界限的重要。不久就离婚了。好在结婚以来一直分居，也没有什么财产分割的问题。唯一要安排的是四岁的儿子。当然只能由女方抚养了。不能对儿子尽一点养育的责任，总觉得心恻恻。一怀愁绪，夜不能寐。忽然想起还有块表。于是提出：将那块 ESKA 表聊充儿子的抚养费，写进了《离婚调解书》。

从此再没见过那表。这也没有什么可遗憾的，因为它已和儿子联在一起了。我常常想：儿子是在 ESKA 的嘀嗒声中长大的，他能知道，那带着父亲肌肤气息的表里，有着父亲赋予他的一片爱、一份温馨、一缕切割不断的亲情和思念么？

1975 年我突然蒙恩开释，回到原籍九江，和老母相依为命。不久就以临时工身份，到一家工厂医院当医生，月薪 34.5 元。

虽说医生这个行当还是需要有块表的，但是我已完全没有这样的念头了。

那天居委会传话，要我给一位老太太看病。病人是由她女儿，一位中年妇女搀来的。是个冠心病，还有心房纤颤。我请她女儿帮忙看一下她的表，数一下"缺脉"，这是房颤病人都要查的。这位衣着讲究的妇女忽然放下脸来："你连手表都没有？"陪来的居委会干部在她耳边说了句什么。她没再问，也还帮我看了表。后来她搀起病人走了。老太太一边走，一边向我道谢。女儿打断说："不用谢！"

原来没有手表的人，连道谢也经受不起。手表的作用也真大矣哉了。

说来惭愧，这样的事，我竟一笑而过，不以为意。我已习惯了"专政对象"的卑微身份，也算是改造得有了一些成效吧。可是它却深深刺痛了母亲。不是妈妈的涵养比我差，而是她太看重了我这没用的儿子。

几天以后我下班回来，妈妈忽然给我一块表，把我吓了一跳。

那时候小城市还没要求火葬，所以还保留了那个乡风：人老了，就要置办一口棺材，放在家里，叫作"寿材"。妈妈的寿材是1965年从林区买来的，很花了些力气。"史无前例"以后，她一个人无依无靠，孤苦伶仃，几乎变卖了一切，也没舍得卖掉这副要给她送终的寿材。可是却给我换了一块表。

那是辽宁手表厂出产的"红旗"牌手表。就是在国产表中，名气好像也不大。至少我没听说过，而且也不是新表。可是苍天在上，这表自从母亲给了我，好像得了她老人家的灵气，走得很好，没要我操过心。妈妈在世时这样，妈妈去世以后也是这样。

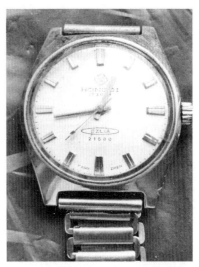

但后来它也渐渐地老了，走不动了。我也不再对它有什么要求，把它放在抽屉里，不时上上弦，让它信马由缰地走一阵。累了，走不动了，就歇着。让它和我一起，慢慢变老吧。不过看这世道潮流，手表的辉煌时代，好像也要过去了。

呜呼，江西人素有老表之称，其来已不可考。夫以一介草民，竟得因于四块老表，并各有遇合，也是幸事。甚矣，复何求焉！

妈妈给的那块表。现在它也老了，走不动了。

（原载于《德·赛》1992年第2期；《人民政协报》1992年11月13日；《光华时报》2013年9月13日）

初识姚文元

一九五六年纪事（上）

　　姚文元是"四人帮"之一，极"左"时期的极"左派"；林希翎是大学生中唯一不予"改正"的大"右派"，相隔云泥，笔者竟能夤缘同时结交这样两位极不相同的人，固有其机遇性，更与1956年那段"早春天气"有关。

　　这是中华人民共和国成立后相对宽松的一年。因为有了"双百方针"，又有了"向科学进军"的号召，"反胡风"和"肃反"以来的紧张而压抑心情为之一振。《人民文学》带头发了写知识分子感情的中篇小说《总有一天》，在圈内反应强烈。问题不在于这部小说写得有多好，而是这样的非工农兵题材的作品也可以发表了，而且上了《人民文学》的头条。

　　也就是在这个时候，我写了生平第一部真正意义上的文学作品，一部反映解放前民族资产阶级境遇与青年知识分子的苦闷和追求的约13万字小说。我那时刚从大学毕业不久，分配在北京一个医院工作。我把小说直接投到《人民文学》，不是攀高枝，而是想它既能发表《总有一天》，大约也不会把我的小说看作异类。

人民文学编辑部

　　大约过了一个月，编辑部打电话请我去一下。那时人民文学编辑部是在东总布胡同里的一条小巷（小羊宜宾胡同）里，是个旧式平房，前后有三个小院。主持《人民文学》工作的副主编秦兆阳出来接待了我，秦兆阳那时已经是很有名的作家、文艺理论家，30多岁，身材单薄，瘦长，他的普通话带有明显的湖北口音。他对我的小说持基本肯定态度，说有新意，现在这个样子发表也可以，不过最好还是再修整一下。他提了下修改的意见，供我参考；还给我请了创作假，让我住到编辑部去，集中精力改稿。我于是住进了编辑部，就住在收发室旁边的会客室里。

但是小说修改并不顺利，秦兆阳认为我还是缺乏生活，不了解解放前资产阶级的运营和活动，毕竟在民国时期我只是个高中生。那天秦兆阳到我住的房间来，说他向作协书记处领导刘白羽同志汇报了我的事，刘白羽建议我到上海去补充一下生活，回来再写。恰好，在这之前，我还为上影写了一个电影剧本，上影曾要我去参加他们的"青年剧作家座谈会"，我因故未去。现在座谈会已过了，但总还可以探问一下我那个本子下落如何。所以我立刻同意去上海。中国作协为我开了介绍信。秦兆阳要我把精力还是放在小说上，住在上海作协这边，不要住到上影去，说电影这东西很麻烦，陷进去了恐怕很难脱身。

于是到了上海。那时各地作协都算中国作协的地方分会，所以上海作协的正式名称是中国作家协会上海分会，分会机关和它的两个刊物《上海文学》和《萌芽》，都在巨鹿路一个西式大院里。

我被安排住在萌芽杂志社旁边一幢小楼的顶楼。中间是个过道，左右两间房，我住右手这间。有张三斗书桌、两把椅子、一张单人床、被褥齐全，还算干净。这样的免费住所，在当时就算条件不错了。

初识姚文元

这天晚饭后，我刚回房不久，忽然有人敲门。房门并没关，他是站在门口敲门的。这人中等身材，微圆脸，发线较高，嘴唇稍显厚实，穿一身普通的蓝布制服，脚上是一双圆口布鞋。这人的容貌特别是这双圆口布鞋，和我的表哥都很相像，一下拉近了他和我的距离，也使我对他有了一些亲切感。他进来在桌前随便坐下，说："您是北京来的吧？"他的普通话带有明显的上海口音。上海人说普通话，大抵如此。

我点头称是，说了自己的姓名。

他说："我是萌芽编辑部的，我是姚文元。"他说了他那三个字，同时注意我的反应。我后来知道这个"姚文元"在"反胡风"时已经写过一些批判文章，小有名气了。所以他认为我会知道这个名字。但我毕竟不是文艺圈子的人，我的职业是医生，并非真是什么作家；爱好文艺，也只是看点小说，从不关心文艺评论方面的东西，所以对"姚文元"这个名字和他的那些文章，竟一无所知。大约见我对他的名字没有什么反应，后来他专门给我看了他的作品"剪辑"，那是个相册样的大本子，剪贴着他在报刊上发表的作品，就是几百字的短文，也都保存得很好。全是文艺评论，用的都是"姚文元"这个名字，好像从批判俞平伯先生时起就有文章，主要是"反胡风"以来的作品。我虽不看文艺评论，但对写文艺评论的人却很看重，觉得他们是指导作家写作的人，非同小可，不禁对他有了一点崇敬之心。记得我们是从北京文艺界学习情况开始聊起的。他问我："北京文艺界最近在谈论什么？"

这个问题也使我有些为难，超出了我的关注范围。我想了下，说："现在好像是都在讨论《专论》。"

《专论》是指苏共中央《共产党人》杂志就文学创作发表的一篇编辑部文章，在苏联引起强烈反响。那是中苏蜜月时期，当然也会受到中国官方和文艺界的重视，我们的报刊也全文发表了这篇《专论》，供学习和讨论。我并没有认真读过《专论》，围绕《专论》发表的讨论文章，也没有看过。不过前不久人民文学编辑部组织编辑人员讨论《专论》时，把我也叫去了，听了一下午的发言。

姚文元很有兴趣地问："大家对《专论》是什么看法？"

我说："好像有两种观点，一种是完全接受《专论》的说法，承认作家必须也只能依据形象思维来写作。但也有人认为应该是逻辑思维指导下的形象思维。"

姚文元微笑地说："什么逻辑思维！不就是那些庸俗社会学吗？我们的作品公式化、概念化问题严重，就是逻辑思维太多了。所以我主张全盘接受《专论》的观点。作家只能用形象思维来写作，不要去受庸俗社会学的影响。"

我们成了朋友

他说了很多形象思维的话，有些理论问题我也听不大懂，不能介入讨论。当然我也听懂了他的核心意思，就是完全接受共产党人杂志上发表的那篇反映苏共中央观点的《专论》。这与当时中国官方的立场也是一致的。姚文元问我此行的目的，我说是来补充生活的。我说了我那小说的梗概。听说我还有部电影文学剧本在上影，竟也很感兴趣，问了些关于剧本的事。

我们就这样交上了朋友。当时姚文元好像是作协唯一住机关的单身职工，而且就住在这个顶楼，我对面的那间房里。我成了他下班后唯一可以交往的人。我们年龄相仿（姚文元好像大我两岁），有共同的话题（文学），也不存在个人利害冲突。

每天早晨，我们一同到附近街头吃早点，也就是油条、豆浆之类。那时还没有 AA 制的说法，但姚文元坚持各自付款。他每天都带一小包白糖出来，认识我以后，也给我带上一包。他说摊头上的白糖另外收费，给的不少，其实不用那么多。糖吃多了对牙不好。所以他总是自备糖。我不久就发现，姚文元虽不是很爱说话的人，还有点口吃，但他思维缜密，说起话来，哪怕是很小的事，也说得有条有理。从姚文元口中，我知道他解放前在中学就入了党，所以在我眼里也能算是"老革命"了。他说解放后，他教过书，后来调到区委宣传部。在上海这样的直辖市，区委也是很大的机关，我不免肃然起敬。这与后来我看到的正式资料有点不同，正式资料说他先是调到团区委的宣传部，分量当然轻多了。他没对我说过这段经历，但我相信在这点上我不会记错。因为解放初年我也曾在团市委工作过，如果知道他也做过团委干部，我们会有很多共同语言。但是我们从来没有谈过团的工作。在 1956 年前后，中央提出加强文教战线的领导，抽调得力干部到文教系统任职，姚文元就是在这时从（团）区委宣传部调到《萌芽》的。

每天吃完早点后，我们就分手了。他回编辑部上班，我去"补充生活"，也就是访问一些旧工商业者。由于我自己的生活和知识局限，我那小说写的"民族资本家"，是个药厂老板，所以想了解解放前民族制药业与国外（主要是美国）制药业的矛盾。那时，上海私营药厂已经公私合营了。我持中国作协介绍信，找到医药工业公司，说明来意。他们把我介绍去原"生化"和"信谊"两家药厂，找私方代表谈。"信谊"是我指定要谈的，这个私营药厂，解放前就很有名。但是这些访问对我的帮助也不是很大。这其实是个"先天性缺陷"，所以后来姚文元建议我把背景移到上海以外的另一个较小的城市。我也觉得上海太大，太复杂，不是我能驾驭的。我就决定把故事背景移到青岛。青岛比上海小多了，我又在那里上过大学，比较好把握。姚文元也说青岛好，还为我增加了一个理由：青岛周围很多解放区，更好写出党的影响。

作协食堂只有午餐，我中午一般不回来，姚文元为我买好晚饭；他自己的晚饭，也是午饭时买好的。晚上我与他一起吃饭，聊天。那时姚文元和我一样，也是单身。我发现他很少回家，我也不甚在意，没问过他为什么不大回去。他说过他父亲也是作协会员，搞古典文学的，我没有多问。不记得他是否说过他父亲的名字，说了我也不会在意。我是在打倒"四人帮"以后，才知道姚文元的父亲姚蓬子这个人和他的情况的。

我的"主旋律"电影剧本

总的说来，我和姚文元是谈得来的。很多观点都是相同或相似的。如对《人民文学》上发表的刘宾雁那篇影响很大，后来成为他"划右"重要资料之一的特写:《本报内部消息》(上篇)，他和我一样给很高评价，也都期待下篇会有更精彩、更深刻的发展。他还把刘宾雁的特写与王蒙在《人民文学》上发表的小说《组织部来了个年轻人》作了比较，说王蒙的小说虽很引人注意，争议也多;《本报内部消息》写现实也很深刻很尖锐，却没见到什么异议，可见刘宾雁更加成熟，也更深刻。我离开上海前，人民文学编辑部一位朋友给我寄来了刚出版的最新一期《人民文学》，发表了刘宾雁的《本报内部消息》(下篇)。我和姚文元都赶快看了，观感也很相同，就是不很过瘾，有"让棋"的感觉。"让棋"是当时文艺界的一个流行的说法，就是反面人物原来写得活灵活现，气势不凡，占明显的优势，忽然间"败"下阵来，溃不成军，使得正面人物终于获得辉煌胜利，好像棋局中本已占尽先机的高手，为了成全对方故意让棋服输一样。

上影派人送来我那剧本的打印本，同时还送来他们打印的其他一些电影剧本，供我参考，也是姚文元到收发室替我签收的。

姚文元看了我的那个剧本，倒是充分肯定，我自己也一直以为，我那个本子应该"无懈可击"，因为它是"主旋律"作品，写英雄人物发明创造，建设社会主义的。一切按照"正统"路子走。不过限于我的生活经历，我的"英雄人物"是个青年医生，写他在科研上发奋拼搏，终于取得成功。"英雄"提出他的科研设想，当然有反对的，就是留学归来的业务院长，他打开厚重的洋书，说外国人多少年都没有解决这个问题，我们能行吗？当然也有人支持，首先是党的领导、院党委书记、转业军人。群众则对此褒贬不一，议论纷纷。"英雄"不为所动，攻关不已。当然不能让他顺利成功了，要经历一次次的失败。失败时反派人物要大大鼓噪一下，业务院长甚至下令停止试验。爱情也要受到一些挫折。"英雄"仍不为所动。深夜，"英雄"还在灯下工作。一件半旧的军大衣从后面给"英雄"披上。"英雄"回头，看见党委书记关怀而激励的眼神。"英雄"激动难言。镜头上推并定格在墙上的毛主席像。画外出现《东方红》的主旋律。……最终试验取得成功，震惊中外。业务院长检查崇洋媚外和右倾保守主义思想。党委书记总结。爱情的误会解除了，有情人终成眷属。

当时上影负责抓我这本子的L和W二君（好像是一个创作组）。L君40多岁，天津人，原是导演，我认识他时，他已因前几年导的那部反映西南少数民族生活的电影受了批评，"下课"了，改作编剧。他介绍说W君是个老编剧，原先就写过动画片脚本。现在政治氛围比较宽松，L君就想抓我这个本子，回到导演岗位，劲头不小。我们约谈了两次，谈得不错。每次W君也都在场，但他说话不多。

意料之外、情理之中的"撞车"

可是没过几天，L君忽然电话约见。我赶过去。L君和W君已等在那里。L君说："不行，撞车了！"原来长影上了一部工业题材的电影，情节发展的路子，几乎与我那本子完全相同。只是"英雄"职业不同，他那个是产业工人。业务院长换成了总工程师，当然也是留美的。书记都一样，转业军人。爱情波折也不谋而合。一南一北两个作者，怎么写出路子相同的两个本子呢？好像很怪，有点不可思议。现在的人立刻会想到抄袭和剽窃的问题。其实说怪不怪，这就是"公式化概念化"，所以虽在意料之外，却也在情理之中。

L君说："人家已经开拍了，我们还能上吗？"那天中午L君还请我到他家吃饭，算是好聚好散，期望下次合作。他就住在厂里，好像也是个顶楼。夫人比他年轻很多。W君也受邀作陪。吃饭间L君说："平心而论，他们那个本子还是强些。为什么呢？人家的英雄人物是产业工人。我们呢？知识分子，刚毕业的大学生。真的拍出来，恐怕批评家会说：一个没有经过革命考验的知识分子，能有这样的坚定性吗？生活会是这样的吗？可以这样讴歌小资产阶级知识分子吗？"一连几句，问得我目瞪口呆，说不出话来。

回来和姚文元一说，他也有点意外。但晚上他又到我房里来说："这个问题其实不难，你只要把男一号的学生出身改成转业军人，就可以了，还可以让他在部队里立过功，受过奖。"说得倒是不错，但是我对这本子已经意兴阑珊，鼓不起劲了。我想秦兆阳说得对，我还是把精力放在小说上好。

但是姚文元对电影的兴趣好像还正方兴未艾。上影给我送来的电影剧本中，有一本是上影剧本创作所的领导，20世纪30年代就很著名的作家K君写的反映私营工商业社会主义改造的剧本《不夜城》，姚文元看了，问我看了这个本子没有。恰好在送来的剧本中，只有这本我看了。我怎么会看它的呢？倒不是K公的大名，而是封面上写着"第十七稿"几个字，把我吓了一跳：怎么改了这么多次，还是"征求意见稿"！这是铁杵磨成绣花针的功夫，这本子不知好到什么程度了。可是看了以后，觉得并不怎样。剧本从乡下地主挟资进城开厂，历经坎坷，一直写到解放后敲锣打鼓，公私合营，完成社会主义改造。就是一部中国民族资产阶级的产生、发展和转归史。这么多的事，压缩在一部电影里，方方面面的情况都要点到、照顾到，哪里还能在"形象思维"上下功夫。姚文元则认为本子不错，政治上很强，能站住脚。我心里想，你不是完全赞成《专论》的观点，作家只能用"形象思维"指导创作吗？这《不夜城》的"形象思维"在哪里呢？"逻辑思维"指导下的"形象思维"都不符合《专论》精神，《不夜城》可是用"逻辑思维"代替"形象思维"了。不过这些话我没说出来，我对电影很灰心，连辩论的兴致都没有了。

写在硬皮抄本上的电影剧本

姚文元回他房里去了，过了好一会儿，他又敲门进来，手里拿着一本黑色硬皮抄本。他把那本子放在桌上，坐下来说："你知道吗，《不夜城》是有来头，有背景的。"我问："什么来头？"姚文元说："听说是少奇同志亲自抓的本子。少奇同志说，中国民族资产阶级的社会主义改造很有典型性，应该拍部电影介绍出去。电影局把这个任务交给上影，才有了这个本子。"

姚文元是从政治上肯定《不夜城》的，可是十年后，恰恰是在政治上大批

《不夜城》。

不过姚文元也不是要和我继续讨论《不夜城》的。他凑近我，放低声音说："我也写了部电影，你帮我看看好吗？"他把那个黑色硬皮本子给了我，就走了。

姚文元也要写电影？那么他是暂时离开"逻辑思维"来作"形象思维"，还是" 逻辑思维"指导下的"形象思维"呢？这倒是个很意外但也很有趣的问题。

那是一个很普通的黑色硬面练习簿，早年常用来做西式簿记的那种本子。剧名我已记不准了，好像是《野心家》，或者前面还有"党内"两个字：《党内野心家》。但是他的钢笔字，却给我留下了很深的印象：那字写得歪歪斜斜，像是小学低年级学生写的。那个时候还是很讲究书法的，我们这个年龄的人，小学都还上过书法课，写过仿，临过帖，下过一些功夫。但是这位也算出身书香门第，自视甚高的文化人，钢笔字竟蹩脚到这个程度，真是难以想象。半个世纪以后，我从网上看到言必称"我爷爷"的某博士"书法"，不禁立刻想到姚文元，真是无独有偶了。剧本大致是写一个区委（也许是团区委）机关里，正副书记拉帮结派，明争暗斗的故事。不过那些纵横捭阖，尔虞我诈的手法，好像都是人们熟知的，没有很出彩的地方。主要是人物形象不够丰满，也就是形象思维不足的问题。从文学创作的角度来说，这是个很重要的问题。

我向姚文元说了自己的意见，说本子还不成熟，建议他不要急于出手。我是经过深思熟虑，向他反馈我的意见的。我的话有点尖锐，实际上是把他那本子"毙"了。我很知道作者对自己的作品，难免会有敝帚自珍的情绪，常会情不自禁地为自己的作品辩护。所以我已想到未必能说服他，甚至想到说到哪点可能发生争执，我要怎么说服他。然而大出我意料的是，姚文元听了我的意见，大约沉默了一两分钟，完全接受了，没有一点保留。他说他从来没写过小说和电影这类东西，这是一次尝试。所以连稿纸都没有用，写在练习簿上，也没给别人看过。这种心情我倒是能够理解的。良工不示人以璞。所以尽管他工作、生活在文艺圈里，周围不乏有经验有水平的小说家、剧作家，却选择我做他的读者。不是我有多高水平，也不是我写了一部很不成功的电影剧本，只是因为我是外来的过客。我不知道姚文元对我表现的那种虚怀若谷的态度是真是假，但我想他最终应该是感谢我的：如果我不是给他浇了一盆凉水，使他清醒一点，在百花齐放的歌舞升平中，推出他那部《野心家》的电影剧本，无论拍还是不拍，文艺界恐怕会多一个"恶毒攻击"的"右派"甚至极右分子。

他说还是超脱点好

以后姚文元和我再没谈过电影的事。在其他方面，我们的交谈也还是很投缘的。比如对秦兆阳的评价。那时秦兆阳以笔名"何直"写的重要论文《现实主义——广阔的道路》已经发表了，议论不少。姚文元从无非议，也未置评，而对秦兆阳主持编务一年多以来的《人民文学》，则是充分肯定，说从版面到内容，都是《人民文学》创刊以来最好时期（不是什么"最好时期"之一）；发的很多干预生活的短篇，都很有分量，还很有新意。这与我的观点是很相同的。

不过我在上海的补充生活并不成功，收获甚微。倒是姚文元建议把小说背景移到上海以外别的小点城市去，对我很有启迪。我决定再到青岛去一下。走前，姚文元和我在路边小饭店，吃了一顿饭，也还是费用分摊，所以也说不上是他为我饯行，或我对他谢扰。相识相交这些日子，总的来说，大家还是愉快的，所以我以茶代酒，举杯向他表示谢意。

姚文元一饮而尽，有点感慨系之的样子，问我以后还打算写点什么。

我说："还写什么！写完这部小说交了差，再不写了，文学这汪水太深了。"

姚文元又喝了一口茶，同意地说："你说得对，这水很深，非同小可。我们入了这行，身不由己，只能分外小心，加强学习，弄不好，身败名裂。你是医生，何必凑这热闹？"

我点头称是，说："以后多联系吧。"这其实是句客气话、套话，朋友分手，总要说上这句的，不必当真，何况我与姚文元这样的萍水相逢。

但是姚文元却很认真，没有接话，沉吟一会儿，说："联系就不必了，还是超脱点好。"

我不知道这"超脱"是什么意思，但也很能理解他的心情。这时候虽然中华人民共和国成立不久，但已经历了很多政治运动，特别是"反胡风"和"肃反"运动，给人震动很大。一个人平时好与什么人接触，在一起谈了些什么，为什么你们就谈得来，都是运动中关注和追问的内容，也很难说得清楚。所以谨慎的人，又有了另一种形式的"洁身自好"：社会关系越简单越好。多年未见的老同学老朋友，一朝相遇，可以很开心，很热情，但分手后就不再联系了。大家心照不宣。所以姚文元的态度也不令我意外。

以后我与姚文元再未联系。不久风向变了，秦兆阳被打成了"修正主义"，后来也统一"正名"为"右派"分子。姚文元应运而出，写了近三万字的批判长文，"同何直辩论"。其实他不是辩论，而是给何直（即秦兆阳）写判决书。但这是运动需要的。所以毛主席说："57年真正的左派是姚文元。"从此姚文元就越来越"左"，一直"左"下去了。

（原载于《世纪》2012 年第 1 期;《作家文摘》2012 年 2 月 10 日）

最后的"右派"林希翎

一九五六年纪事（下）

初识林希翎

我是在人民文学编辑部，秦兆阳的工作室兼卧室，初次见到林希翎的。在这之前，我已从秦兆阳那里，看过一本打印材料，是一个大学女生状告《中国青年报》的起诉书，洋洋洒洒写了两三万字。原告就是林希翎。但我知道林希翎这个名字，还要早些，那是因为《中国青年报》上一篇气势汹汹的批评文章，题目就很吓人:《灵魂深处长满脓疮的人》! 说有个大学生写了篇文章，投到一家刊物，文章还未发表，就算计能拿多少稿费，怎样花销这笔钱。文章发表后，更是飘飘然起来，到处吹嘘，以文艺理论家自居，还给自己起了个非同凡响的笔名:林希翎，明眼人一看就知道，那是要以在《红楼梦》研究中受到毛主席表彰的文坛新秀李希凡、蓝翎自居。这些都充分暴露了她的丑恶灵魂，一个灵魂深处长满资产阶级反动腐朽的脓疮的人。……

时至今日，读者对以这样人身攻击的语言，批评一个不过二十出头的在校女生，恐怕是难以理解的。就算她说的那些都是事实，也说不上什么滔天大罪呀! 可是当年一些极"左"的卫道者们就是这样整人的。我虽然不认识这篇批评稿的作者，但也知道在我们社会里，在我们身边，比如机关单位特别是大专院校的团委、年级团支部书记里，就不乏这样的人。

转眼进入 1956 年，政治氛围变得宽松一些了，有人对《中国青年报》上那篇粗暴的批评提出异议。憋了一肚子气的林希翎，决定运用法律武器，起诉《中国青年报》。她是中国人民大学法律系学生，文字能力也很强。人大校长吴玉章同情林希翎的遭遇，破例让学校打印室为她打印了这份起诉书。民告官，理论上可行，但在当时，实际上是断无此理的。哪个单位不是党领导的？这不是把个人和组织的关系完全颠倒了吗？这个情形林希翎是懂得的，所以她并不指望真正告倒《中国青年报》，只是想出出自己这口气，争一个说话机会。所以她的《起诉书》不光向法院检察院送，还向各界名流广泛寄送。秦兆阳也收到一份。后来这事以《中国青年报》另发一篇反批评文章，批评那篇欺人太甚的粗暴批评了结，并在"编者按"中表示发那样的批评稿确有不妥。为表歉意，《中国青年报》还请林希翎作为他们副刊《辣椒》的特约记者，到西北巡游一次。这天我从秦兆阳办公室走过，忽然听到一阵爽朗的笑声，同时听见秦兆阳叫我。我掀帘进去，就见一个和我年龄相仿的年轻女生。她身材不算高，扎两个短辫，微圆形脸；衣着非常朴素：上身是件旧军装，下面一条布裤，黑色圆口带襻布鞋。原来这就是我久闻其名的林希翎。

她要记下一段"公案"

林希翎原名程海果。林希翎是她的笔名。我从来不看文艺理论的东西，她那篇引起轩然大波的"成名之作"，是因为那个粗暴批评才去找来看了。就是在《文艺报》上发表的《试论托尔斯泰和巴尔扎克的创作与世界观》。那个时候，人们认为18、19世纪批判现实主义大师们的传世之作，托尔斯泰、巴尔扎克也好，中国的曹雪芹也好，在人性上所能达到的高度，都已超越了他们自己世界观上的局限性。这也正是现实主义创作方法的伟大之处。林希翎则认为，世界观就是世界观，必然会在各方面指导和影响作家的思维与创作。所以不是现实主义超越了作家的世界观，而是作家的世界观本身存在着矛盾。作品真实地反映了这种矛盾。

我见到林希翎时，她刚从西北回来。在玉门，她说目睹了中国的小匈牙利事件，工人都上街了。还说到陕北惊人的贫困，缺衣少食，与解放前没有什么不同。秦兆阳说约她本来想请她写一点通讯或特写之类的东西，反映西北新貌，听她这样说，虽也很有兴趣地听着，但约稿的话就打住没说了。

我送林希翎出来，忍不住问她："你怎么起了'林希翎'这么个笔名，是从李希凡、蓝翎来的吧？”这个笔名也是很招物议的，她要是不想攀龙附凤向上爬，怎么会用这样的笔名？所以我倒是希望从她口里得到否定的回答。不想她又那样肆无忌惮地咯咯地笑了一阵，居然点头承认了。她说：“不错。‘希’就是李希凡，‘翎’是蓝翎。不过还有那个‘林’呢？”

原来“林”也有来头，但是文艺界姓林的名人有谁呢？我一时还想不起来，就自作聪明地说，那是你母亲的姓吧？

林希翎说：“错了，‘林’是林默涵。”

林默涵是中宣部文艺处处长（那时中宣部职能部门还是叫“处”，以后才改的“局”）主管全国文艺工作，在文艺界也是大人物了。但为什么要扯上他呢？这个女生还想走仕途去当个什么官？

林希翎说，她的论文题目原来比较大，就是《试论作家的创作与世界观》，除了托尔斯泰、巴尔扎克，还讨论了别的现实主义作家如曹雪芹。这就涉及林默涵、李希凡和蓝翎了，她也不同意他们的观点。这叫文艺报编者有些为难，这三个人，一个是文艺主管，两个是毛主席刚表扬过的文坛新星，都是不能轻易触动的。后来就把论文排成清样，上报中宣部文艺处。林默涵还是不错的，说学术讨论没有什么不可以的，就事论事，对事不对人。后面两句话大可玩味。但两句其实是一句，就是不宜直接点名吧。但不点明谁的论点，怎么讨论呢？最后决定，把讨论这三个人观点的部分都删了，只讨论巴尔扎克和托尔斯泰，文题也就改成《试论托尔斯泰和巴尔扎克的创作与世界观》了。

林希翎说，她对这样处理是很不满意的，一下删掉她2000多字，也很心痛。但是不同意，就不能发表。《文艺报》不敢发的东西，别的刊物肯定也不会发。为了使自己辛辛苦苦写成的东西不致成为无效劳动，她还是同意了编辑部的意见，但是提出要用笔名。这就是“林希翎”这个笔名的由来。她是要用这个笔名，作个伏笔，记下这件事，有机会她还要与这三位辩论。

原来如此！真是大出意外。用这种方法记下一段“公案”，也使我觉得这个泼辣豪爽、才华横溢，无论政治上还是文艺上都比我成熟很多的女作家，还是一个很可爱也很调皮的小女生。

以后她进城办事，有时会到编辑部来一下。我的住房就在传达室旁边，来去也最方便。她来了，我就会去叫我在编辑部新结交的好友 C 君，他是北大中文系出身，我们三个人，年龄都差不多，谈话自由。我感觉林希翎接触面还是比较广的，而且不乏高官名人，很多人都很看好这个才思敏捷的女生。

天桥"梅雅轩"茶馆

不久就有了"天桥"的事。那时C君和我常到天桥去玩，不过是怀旧的意思，因为那时北京的市政建设虽已有了很多创造，下大力气整治旧城。但天桥这地方还是一如其旧，大致保持着当年张恨水写《啼笑因缘》时的样子：卖唱的，卖大力丸的，变戏法的，拉"洋片"的……都还保有他们的一席之地。

我们在天桥一个叫"梅雅轩"的破旧茶馆里喝茶，发现一个卖唱的小女孩，也就十三四岁，随她父亲在这里卖唱，唱的是须生戏，父亲给她拉琴。唱完一段就下来收钱，喝茶听戏的人都是当时的"劳动人民"，随手给个一二分钱。C君对京剧很在行，说这女孩的唱腔和嗓音都不错，在这里卖唱可惜了，想帮她一下。C君与剧协的人熟，可以介绍她跟班唱戏。可是她那父亲好像对我们保持很高的警惕性，防范很严。我们和这父女说不上话。C君就想到林希翎，要请她来帮忙。这事在电话里说不方便，所以我们决定到人大去一下。临走前一天，C君忽被派了差，要去一位剧作家处取稿，而那位剧作家有个习惯，就是在交稿时要把剧本念给你听，边念边议，虚心请教，所以不是一下能取回的。我只好一人去人大找林希翎。

好在"林希翎"在人大已是"知名人士"，所以很容易就找到了她的宿舍，是一楼的一个楼梯间。在人满为患的上海，住楼梯间、亭子间是很平常的事，北京就很少见。没想到林希翎就住在这样的地方。走近那楼梯间时，就听见二胡的声音，拉的是《悲秋》，琴艺一般。门是虚掩的。我轻轻敲了两下，就听见叫请进；但是二胡的声音没有停下。

我推门进去。林希翎还坐在那里拉琴，半背着我。我不好惊动她，就在门口站着。房子很小。床就放在楼梯斜坡的下面。墙上贴着字，定睛一看，竟是《红楼梦》中黛玉那首有名的《葬花词》；是节选的。那字是介乎行书和楷书之间，也不算好。

一个二胡，一个《葬花词》，都很出我意料，也给我留下了深刻印象。我怎么也不会想到，这与那个看上去很阳光、很强势，也很豪爽的林希翎，怎么会联系在一起。

她说胡风的案子不能算定了

林希翎拉完《悲秋》，把弓收起，我还听见她轻轻叹了口气，偶一回头看见我站在房门口，大概是想起叫我进来过，就笑着起身说："怎么是你来了，一个人吗？"

林希翎坐到床上，让我坐她原先拉琴时坐的那把椅子。那椅子很旧，坐着有些摇晃，吓我一跳。林希翎又咯咯笑了一阵，说："不要怕，它就是这样，不会摔着你的。"

我说："你这个宿舍很特别。"

林希翎说："这哪是宿舍！原来是个堆杂物的地方。我滑冰伤了腿，要静养，上不了楼，也睡不了上铺，就看中这地方，管理员也同意了。我住着合适，伤好了也不想走了。"

我说："不管怎么说，你也是独住一室。全国大学生中，恐怕独一无二了。"

林希翎说："你们自然是有事找我的，说吧，要我做什么？"

我把天桥的事跟她说了，说 C 君认为这女孩很有前途，想帮她正式上台唱戏。但是我们去了几次，没有机会接近她，也不好硬找。所以想请她出马。

林希翎说："又是一出《啼笑因缘》吧。樊家树要救沈凤喜，是因为他爱上了这女子。C 君是不是也爱上了那姑娘？"

我说："不会吧。是个小姑娘，才十三四岁。我们不过想帮她一下。"

林希翎说："老实说，我对你们这样的事，没有什么兴趣。意义不大。天桥有多少可怜的人，需要救助的？你还没到陕北去过，那种贫穷，看了真能叫人揪心地痛。这样的赤贫，肯定也不只陕北有，全中国有多少需要救助的人，你管得过来吗？所以这是社会问题。社会问题要用社会方法来解决。"

我问："你是说我们社会有问题？"

"贫穷既然是社会现象，它就是社会问题，你觉得奇怪吗？我们是社会主义国家。社会主义是目前人类社会发展阶段最高、最合理的社会。属于共产主义的范畴，怎么还会有问题呢？事实是问题很多。我在法院检察院实习，看了很多肃反、镇反的案卷，问题就不少。中央办的大案也一样。就说胡风集团的案子吧，你说这案定了吗？"

我说："当然定了。那是反革命集团，三批反革命材料都公布出来了，《人民日报》发了社论，还要怎么定法？"

林希翎摇头说："公布的材料我也看了，就算这些材料都是真实的，还有一个分析定性的问题。重要的是，一个人是否有罪，必须由法院来定。法院作出终审判决前，只能说是嫌疑人，嫌疑人不是罪犯，他还可能被宣判无罪，怎么能仅凭报上公布的三批材料、发了个批示或写篇社论就算定案了呢？"

这话对我真有点震聋发聩，闻所未闻。我那时虽已小历坎坷，但对党特别是毛主席还是忠贞不贰，保持了闻其言而信其行的态度。对胡风全是接受官方宣布的结论。林希翎是学法律的，所以从程序法就能提出问题。

林希翎说："我们和苏联其实都不是真正的社会主义。社会主义是一个社会发展阶段。只能建立在高度发达的资本主义基础上。沙皇俄国的资本主义很不发达，中国的资本主义更落后。所以我们都是封建社会主义，或者叫社会封建主义，还有很多封建的东西。你看苏联有个人崇拜，中国不也一样吗？"

我那时也听说了赫鲁晓夫的"秘密报告"和斯大林暴行，对个人崇拜也很反感，但又觉得中国的情况不同。中国人崇拜的毛主席比斯大林好，中国的很多问题是下面造成的。

我没有和林希翎讨论下去，只是与她约定了去天桥的时间，就起身告辞。林希翎送我出来。走过一个礼堂样的建筑，台上正在演唱《青年团员之歌》：

年轻的人／火热的心／跟随着毛泽东前进／
紧紧跟着毛泽东前进／……
毛泽东是胜利的太阳／照耀着我们前进／……

林希翎说："你听，这不是个人崇拜吗？"
我们只在门口略听一会，就转身走了。

回到编辑部，把林希翎答应帮忙的事对 C 君说了。C 君很高兴，说："让她假装你的爱人，一起去天桥。"我说："为什么要装作我的爱人？" C 君不回答，就去给林希翎打电话，要她来时尽量打扮一下。

林希翎依约而至

到了约定的日子，林希翎果然依约来了，还真叫我们眼前一亮：她穿一身天蓝色连衣裙，半高跟鞋，戴了耳环，手上戴了戒指，腕上还有一只翠绿色手镯。但她立即申明：所有"行头"都是借来的，她也是第一次打扮成这样。不过戴耳环的孔眼，是从小就有了的。

有了林希翎介入，事情就好办多了。我们先在茶馆听戏，散场时就直接把那父女约出来，在附近饭馆吃饭，由林希翎说明我们的意思。她父亲说："这倒是好事。不过先得把我安排好了。给我找个自在、松散的活儿，一月有个百十块钱就行了……"

这个开价很高。那时候大学毕业生虽还算得"物以稀为贵"，月薪也只有五十六元（北京地区）。再说那女孩上台也有困难。她父亲说她是跟家里唱片学的，没有坐过科，拜过师，虽能唱几句，但"下"不了"地"。（梨园行话：一个京剧艺人要唱、做、念、打都会，还要经过走台训练，才能"下地"也就是上台。）

这事就此过去。但是以后很多年里，我还常常想起这对父女，觉得事情也许不是这样简单：一个十几岁女孩，跟着唱片几乎学会了所有门派、名家的著名唱段，家中当然购置了几乎所有门派、名家的唱片，20 世纪的三四十年代，唱机、唱片还远不是平民百姓都能享有的，那是个什么家庭／家族呢？一开口就要百元以上的"休闲月薪"，是他根本不了解当时社会的工资行情，还是故意狮子大开口，要我们知难而退呢？为什么要这样敬谢不敏呢？这对父女的身后还隐藏着什么不为人知的故事呢？不过这以后我忙于改稿，再没陪 C 君去天桥，也没见林希翎来过。

1957 年鸣放，林希翎成了名人。我那时已回医院上班了。林希翎成了学生中最大的"右派"，上达圣聪。我也在劫难逃，1958 年 6 月被补定为"右派"，打入另册，从此又是一番天地。

二十多年后的庐山邂逅

岁月匆匆，二十多年过去。1983年6月，我陪一位朋友上庐山。那天我们从含鄱口走到植物园，原说去三叠泉，但对那一上一下长长的石阶，有点发怵，就不想去了，坐在一个杂货店边喝茶。忽见那边有个中年妇女有点面熟，不免多看了两眼。朋友问我："你看谁呢？"我说："那位女同志，有点像林希翎。"不想话音刚落，那边就说："我就是林希翎！"

真是意外之喜。于是请她坐过来。说起别后往事，林希翎说：她坐了十五年牢，差两个月到期时，毛主席忽然想起了她，说怎么判刑了，快放了吧。她就释放出来，回了浙江原籍。但是毛主席过问了下，还是不一样，县里给她安排了工作：在农机厂当工人，工资35元。工厂的活儿，她什么也不会，领导上让一个比她小10岁的工人师傅带她。后来她们就结了婚，生了两个孩子。打倒"四人帮"后，她的情况又好了一些，调到了金华文联。她说她是陪一位香港朋友上庐山来玩的。我也谈了一些我这些年来的情况。

说话间，从那边过来一乘简易山轿（四川人叫"滑竿"的），是从三叠泉上来的。一个年约半百的男子下来。林希翎忙起身说："香港朋友来了，我们就此暂别吧。"我看见他们坐进路边的一辆黑色轿车，匆匆走了。

但是林希翎说的"暂别"，却是我们的最后一面了。不久她就去了香港，她的父亲从台湾到香港来与她团聚。出国前她办好了离婚手续，也使她得到一点解脱，因为她那仓促建立起来的家，并不幸福，也不和谐。

我还能陆续听到她的一些消息，说她后来去了法国，入了法国籍，成为"法籍华人作家"，经常往来于台、港和大陆三地，致力于祖国和平统一的工作。都说她"表现"不错，识大体，很大度，很有原则性，在台湾拒做"反共义士"，也不当"反共作家""反共文人""反共学者"，带"反共"的头衔她都拒绝。共产党把她打成"右派"，不给她改正，还关了她十五年，她不出一言批评。和流亡海外的"异议"人士也划清了界限。我对这些传说，总是不敢深信。因为不像我所认识的那个林希翎。

我以后虽再未见过林希翎，但终于还是联系上了，因为20世纪80年代中期以后，我常常去北京开会。林希翎也不时从海外归来，在北京落脚。我们本可以见面，但是北京实在太大了，我的视力差，不敢只身上街。她的身体也不好，气喘病一直折磨着她。我们只能在电话上交谈。一般都是晚上9点以后，我洗了澡，躺在床上，用宾馆房间的电话和她说话，常常谈得很晚。她给我说了很多台湾当局怎么想拉她"下水"，她又怎么义正词严地拒绝的事；说在海外怎么与"民阵"的人斗争的事；她甚至认为有一年她在纽约遭遇的一场车祸，是刻意制造的，是某方对她的政治谋害。但她说她还会坚持自己追求民主和自由的事业。她一生都在为民主和自由奋斗。她是民主斗士，自由斗士，但不"反共"。只是抱怨她的"右派"始终没有得到"改正"，也是她一直念念不忘的。我倒奇怪了，经历了这么多事，到了这个时候，怎么还那么在意改不改正呢？她说你不知道。不改正很多事情不好做，做起来不顺。她还要做什么事呢？她没有深谈，我也不便深问。2009年，我从网上得知她去世了。这时我就有些后悔，没有与她在北京再见，哪怕是见上一面也好。她在北京住在什么地方我都不清楚，只听她说是美术馆后街那边一个胡同里，是间很简陋的民房，春天阴暗而潮湿。但有一部电话，亏了它，我们才能谈了那么多话。那个电话号码一直留在我的手机里，我总想托个朋友去看看那个地方，但也没有办成。我的朋友也都老了。

（原载于《世纪》2012年第2期）

束星北教授百年祭

不久前，应邀到青岛，参加束星北教授百年诞辰座谈会，感触很多。

束先生是被公认的天才物理学家，早年留学美、英、德、法等国，在当时世界科学前沿的"狭义相对论"和"场论"的研究上很有建树，也是有幸曾与爱因斯坦共事的两位中国学者之一（另一位是周培源）。九一八事变后，国事日艰，在强烈爱国思想驱使下，束先生毅然结束学业，回国任教，长期担任浙江大学物理系教授，主持物理讲座和讨论。李政道就是在他的指引下，由化工系转学到物理系，选择物理为自己的终生追求，以后在 1957 年，与杨振宁同获诺贝尔物理学奖的，所以他一直非常感谢束先生对他的启蒙和教诲之恩。

但是束先生性格极为刚烈，拒绝任何形式的假话空话，不说违心之言。这就注定了他在解放后的不幸遭遇。1952 年全国院系调整，那是学习苏联"先进经验"而在高教界实施的一次伤筋动骨的大调整，从此综合大学只设文理科，农、工、医、商等独立建院。大学下不再设院。束先生由浙大调到时在青岛的山东大学。解放初年的政治学习和思想改造关，束先生就很难过去，因为他坚持认为马列主义是哲学，不能指导自然科学，不能指导物理学。这个观点，无论如何是不能为当局接受，也不能为当局所宽容的。而束先生又坚持己见，不肯作任何调整或妥协，冲突就不可避免了。束先生很快被推到全校公开批判的境地。如果束先生低低头，说几句违心的话也好，但那不是束先生的性格。于是在紧跟而来的"肃反"运动中，又升级为"历史反革命"。原因是：抗战期间，束先生曾应当时国民政府军令部二厅技术室之请，到该室做技术顾问。这件事本来不应构成什么问题，束先生只是作为一位专家学者，指导雷达的研制，为抗战报务，而抗日是全民的神圣使命，包括共产党在内，也要为抗日效力。好在经过多方调查，也没发现束先生参加国民党或正式参加国民党军队的证据。束先生被隔离审查一年后，迎来了那个"知识分子的早春天气"。

山东大学党委终于给束先生作了结论，承认错误，公开道歉。事情至此，本已画上虽不算完好总算有了定论的句号。不幸紧接着来了整风、"鸣放"。毛泽东号召人民帮助共产党整风，提意见。谁也不知道这是诱敌深入的"阳谋"（也有否认阳谋，纯属阴谋之说，但也不用争了，管他阳谋阴谋，都是"有预谋的"）。束先生对政治没有兴趣，不想参与，但在反复动员（可怕的"动员"！）下，终于就"肃反"中违背宪法，侵害公民权利的情况，作了一次鸣放：《用生命维护宪法的尊严》。他说的不是别的什么宪法，就是毛泽东主席为首的宪法起草委员会制定并由他本人签署公布"实施"的中华人民共和国宪法。因此不应存在出格的问题。今天看来，这个"鸣放"只能说是一个普法讲话。但却给他带来灭顶之灾。束先生被定为"极右分子"。本已澄清并已作了平反道歉的事，又不作数，要"翻烧饼"了。"历史反革命"帽子重新扣上，也算是"否定之否定"吧。噩梦从此开始了。"右派"们被送到一个水利工地改造。束先生人高马大，不怕劳动，但是血肉之躯，也得喂养。他吃不饱。三年困难时期，几乎把束先生饿死。以后他被分到青岛医学院（原山东大学医学院）做勤杂工，打扫厕所。学院的一台进口高精尖仪器脑电图机坏了，想尽方法，请了无数高手，都未修好。人们想到了束先生，他不是物理权威吗？让他试试。束先生是理论物理学家，修仪器不是他的长项，但他还是同意试一下。他仔细阅读了有关说明，把自己关在一间小房里，把脑电图机全部拆开，再逐一检修装配，眼看就要报废的脑电图机，真的起死回生了！

海军某部雷达坏了，也是修复无门，经上级批准，同意束先生试一试。束先生坐上海军派来接他的吉普车后，作出了一个惊人之举：他拿出自己事先准备好的毛巾，要求工作人员把他双眼蒙住。每次我从《束星北档案》（刘海军著，作家出版社）读到束先生的这段经历，总是感到一种难以言状的震撼和悲痛。我于是知道人在极度悲愤时，为什么会有仰天长啸的发泄。极"左"分子会得意地说：不怕你束星北顽固，总能把你整服了。一个高大的灵魂，就这样被屈辱，被扭曲。排除雷达运行障碍后，束先生还是请求工作人员把他双眼蒙起，离开海军军营。

两次修复，使束先生名声大振。有人向他祝贺，束先生沉思不语，后来，他轻轻叹息说："不过是雕虫小技！"束先生是理论物理学家，他的专长，他的价值，都不在此。只是凭借扎实深厚的物理学基础知识和动手能力，修复这些仪表器材的。但是如果束先生没有修复成功呢（对一位理论物理学家来说，这是很正常的事），那就难免要受打击、讥讽了。在一个相当长的时期里，极"左"分子是惯于用这种攻其一点，不及其余的卑劣手法，贬低专家学者的，比如数学教授不识稻黍稷麦菽，遗传学家不会种菜之类的批判声，就曾甚嚣尘上，让你痛感知识分子是最"无知"也最"无能"的。

"位卑未敢忘忧国"，是布衣的爱国情结。束先生正是这样的人。他已被剥夺了报效祖国的机会，但是作为一位物理学家，仍然十分关注祖国科技特别是"两弹"事业的发展。他很想在这方面做出贡献，但已没有这种可能。他已被完全排除在科研大门的外面。一位一流物理学教授长期效力的岗位，竟是学院的走廊和厕所！作践斯文，莫此为甚。不过平心而论，这也不是对束先生特别刻薄，有此经历的书生，大有人在。笔者本人和很多师友，也都有过这样的经历。

1962 年初，束先生的一个学生悄悄找到他，愿为他安排出逃海外。束先生不禁怦然心动，他自然很想出去，做自己想做的事。但是经过认真考虑，束先生还是谢绝了这个要求。我知道，作出这个决定一定是非常痛苦的。有人认为这是束先生改造的收获，终于能够站稳立场，辨别是非了，没有走"叛国投敌"的道路，"自绝于人民"。我倒是觉得要是束先生走了，真是天大的好事，那年束先生 57 岁，虽说有点晚了，总比困守青岛要好。中国不缺一个勤杂工，厕所打扫得再干净，在建设社会主义上也没有多大分量，而人类则是痛失一位天才的物理学家。这能叫"叛国投敌"吗？"文革"初年，音乐家马思聪亡命美国，当时也叫"叛国投敌"，后来也觉不妥了。须知在这之前，马克思、列宁、孙中山，很多革命先行者，也都有过这样的流亡经历。今之朝野衮衮诸公及其子女移居海外，更不在话下。他们这样，都不是"叛国投敌"，为什么要苛求在国内已无立足之地的物理学家？

但是束先生最终还是拒绝了这个计划。不是束先生改造好了，而是他已经输不起了。谁知出逃能不能成功，甚至出逃计划本身，都是一场请君入瓮的"革命考验"，也未可知（原谅我这种阴暗心理，我们输得太多了），个人已无所谓，但他还有妻儿老小，一大家人。即使他能出逃成功，这一家老小还得生活在这片土地。很难设想，这将给他们带来什么样的灾难。

有人为束先生感到惋惜，说要是束先生再早生 30 年，或迟生 40 年，就好了。早生 30 年，也就是让束先生的科研业绩达到顶峰，成为一个世界级物理大师，甚至成为诺贝尔物理学奖得主，进入新中国，就有了"防身符"了，不致陷于那样的困境。全是好心。但我总感不甚放心。君不见鲁迅之子周海婴在《鲁迅与我七十年》中有一段话，还有黄宗英的《我亲聆毛泽东与罗稷南对话》（《炎黄春秋》2002 年第 12 期）为证。那是 1957 年，毛泽东带着"阳谋"成功的喜悦，驾临上海，与上海各界人士座谈。黄宗英参加了这次座谈会，清晰地记得：在当时各界"右派"纷纷落马的情况下，著名翻译家罗稷南在会上对毛泽东提问："要是今天鲁迅还活着，他可能会怎样？"这是个很敏感也很尖刻的问题，以致在场的黄宗英都为这样的提问心里"猛一激灵"，"空气仿佛都凝固了。"毛泽东倒不以为忤，认真思索有顷，爽朗回答说："鲁迅么，要么被关在牢里继续写他的，要么一句话也不说。"这就是说，即使是像被毛泽东奉为伟大思想家、革命家、文学家的鲁迅，不听话，也要"关进牢里"；如果鲁迅识相，什么话也不说，那就还可"供着"。因此早生 30 年，束先生恐怕也难幸免。即使束先生得了诺贝尔奖，也没有用。毛泽东哪里在意这些！

束先生的学生李政道，是得过诺贝尔奖的。20 世纪 70 年代，"文革"中回国访问，周恩来专门接见过，请他推荐一些专家来华工作，说中国是需要人才的。李政道说：中国也有一流专家，我的老师束星北教授就是。李政道很想见一见束先生。要说这个要求也不难满足，束先生就在青岛扫厕所。但是李政道见不了他。诺贝尔奖得主回国，看上去很风光，礼遇有加，但在"原则"问题上，也无"法"外施恩之说。所以早生 30 年，恐怕是于事无补的。

那么迟生 40 年如何？迟生 40 年，1957 年束先生只有 10 岁，"右派"之灾可免，"历史反革命"也扣不上。处境肯定好得多。但以我们的教育体制，教学方法，能培养出束先生那样的旷世奇才，物理大师吗？

人们常说："性格就是命运"。小说家好像特别钟情于这样的说法。所以小说书中人物命运，常常可以从人物性格中得到诠释。束先生的悲剧，好像也是这样。但我却很不愿认同"性格就是命运"的话。人生百态，性格天成。各种各样的性格，原无高低优劣之分。一个好的社会，好的领导，应该像海纳百川一样，容纳各种各样的性格，让各种性格的人得到充分发展，我想这也是"以人为本"题中应有之义。不能要求人人都在规定的性格范围内成长，否则就咎由自取，吃不了兜着走。

因此消除束先生类悲剧，根本问题是要消除产生这种悲剧的机制。据说胡耀邦曾说过要发誓再不要搞政治运动的话。他算是看透了各种政治运动除了整人制造悲剧，再没有任何积极意义。改革开放以来最大德政之一，也在于此。我辈过来人，感受尤深。但是不搞政治运动，看来也不是很容易的。因为总有人贼心不死，想用这种最方便整人的方式去整人，也是与人斗争，其乐无穷的意思吧。巴金老人生前常有"又来了"之忧，"又来了"就是政治运动"又来了"。也确实有那么几次，好像"又来了"。我个人就曾有过"又来了"的感觉。兹事体大，不妨多说几句。20 世纪 80 年代初，我就翻译世界医学名著《希氏内科学》一事，给该书总主编写过一封信，说到我从学生时代起，萌生翻译此书的经过，后因打成"右派"，译事被迫中断时，我觉得对西方人士，须要对"右派"分子（"rightist"）作一点说明，否则他们无论如何是想不到这顶"帽子"的严重性。

后来我把此信译成中文，作为《希氏内科学》第 15 版中文本第六分册的《译者前言》印在书上。这信后来成为《希氏内科学》的经典文献，收进出版此书的 W.B.Saunders 公司百年纪念文集。在国内也没引起什么令人不快的事。但是当政治风向有点变化，好像"又来了"的时候，就有麻烦了。当然是早就盯上了，蓄势待发而已。于是抓着这几句话，上纲上线，一时间，好像又有小子鸣鼓齐攻之的味道。

但是毕竟时代不同了，那场运动终于没有搞起来。这是很好的事。早能如此，共和国会减少多少冤魂。

束先生生前所在单位：浙江大学和山东大学都有代表参加此会。山东大学校党委一位领导还在会上发了言，读了事先准备好的发言。当然是经过认真考虑和斟酌的精心之作。对束先生的学术成就，不乏颂扬。但对束先生在山东大学参加思想改造、"肃反"和"反右"运动中遭遇的不幸，没有片言只语表示歉意，引起与会学者的质问。毕竟，束先生罹难是从山东大学开始的。

我是山东大学校友，也是束先生学生。对束先生在山东大学的遭遇，很感难过。我是很愿意替山东大学作这个道歉的，甚至可以像当年西德总理勃朗特那样，对先生亡灵长跪不起，以表达深切的哀思和歉疚。但我只是山东大学医学院的学生，现在也不是山东大学的什么人，不好越俎代庖。当然，束先生的不幸，并不是现在的山东大学党委造成的。他可以不道这个歉。堂堂一个大学党委，岂能轻易说对不起的话。但是勃朗特也没有参与纳粹对犹太人的迫害。他更是无辜的，因为他连纳粹党员都不是，为什么要替当年的法西斯暴徒下这个跪？他可是一个堂堂大国的总理。不比你这个山东大学党委大吗？不怕被人笑话，被人议论，被人看不起吗？然而他跪下了。出乎所有人的意外，这一跪的意义，也完全出人意料。人们对德意志这个民族，更有信心，更有好感了。原来不会反思的民族，才是最没出息的。"二战"后，日本人始终拒绝道歉，真为自己争了光吗？

　　不过话也要说回来。如果当年束先生没有调到山东大学，而是留在浙大，或是调到别的什么大学，就能免此一劫吗？不能，肯定不能。只要是在中国这片土地，无论是在哪里，都会如此。时也，亦命也。这就是在劫难逃。因此，束先生蒙难，束星北悲剧，与山东大学并没有必然的联系。因此，山东大学领导有理由认为，他也不好越俎代庖吧。这样一想，作为山东大学校友，又有点心安理得了。惭愧！

　　（原载于《全国政协文史资料选辑》第156辑，2009年；《世纪》2009年第2期；《各界》2009年第2期）

"准叛徒"的地下活动

李君是我们医院的儿科医生，比我大十多岁，我参加工作时，他已是主治医生（当时还是沿用英美体制，医生只有住院医生和主治医生两级，主任是行政职务）。我们不在一个科但也经常有点接触。他也属于"名利思想"严重的资产阶级知识分子之列。1955年就有了译著出版。大约因为听说我也在译书，就不时到内科来找我。我有时也到儿科他的办公室去。那是在"反右"以前，日子过得还相对宽松的时候。他不是在主治医生办公室里看书，而是在儿科最里面的小库房。第一次走进他的"工作室"，我惊奇地看到：房子虽有十五六平方米，但几乎堆满了衣物：有病房的卧具、被套、病人衣服，还有做卫生用的拖把、扫帚、皮靴之类的备用品。他就在靠窗的地方放了张双斗桌和一把椅子。桌上、地上都堆着书。他说这里好，轻易没人来，也没有电话。他在译一部儿科诊断方面的书，常常与我讨论翻译中遇到的问题。这人有点不修边幅。山西汉子，长得五大三粗，其实是很内秀的人。写得一手好字，行、楷、狂草，自成一体，早就是北京书协的会员。几笔写意也画得很有意境。还会拉胡琴，唱上党梆子。都是无师自通的。但是我们相识时，这些对他都不重要了，除了查房、讲课、出门诊，就一心扑在译书上。

我打成"右派"以后，很多人都自觉不自觉地离我远了，只有李兄还跟过去一样，好像根本没有理会这件事。

"文革"一开始，我们这些有"身份"的人就都成了"牛鬼蛇神"，住进了"牛棚"，在单位里监督劳动。我被安排在三楼病房，负责打扫走廊和厕所。有一天，忽然发现李兄也成了"牛鬼"，挑着一担垃圾，从儿科病房出来。看见我微微一笑，我们就那样擦肩而过。我想他怎么会"揪"出来呢？他虽不是党员，也没什么"身份"呀，一个普通主治医生，算不了"当权派"，说是"反动学术权威"，也有点勉强吧。但也不好问他。"牛鬼"们说话就很刺眼，也是很危险的。到处都是警惕的眼睛。

我们只是偶然在走廊上见到，交换一个眼神。那天我下楼，他上楼，忽然塞给我一个纸条，把我吓了一跳。幸好周围没人。悄悄打开一看，他说《儿科诊断学》按新版译完了，现在重校全稿，有些地方要与我商量一下。后面是英文原文和他的问题。我想还是有家的好，白天由你斗争，下班回家，总还有自己的一片天地，做自己想做的事。

这天下午快下班时，李兄抱着一个用病房被单包起的大包，从儿科病房出来，对我说："老王，跟我来一下，有任务。"我看他这样旁若无人地叫我，就知是"奉"了"旨"的。他一边走，一边说："去总务科借部平板车，再带一把铁锹，一把洋镐……"我忙说："是镐头。"那时候忌说"洋"字。"红卫兵"听了就能斗你。他理会过来，忙说："对，是镐头。"

原来儿科的病婴死了，有些家长就出点钱请医院代为处置，也就是找个荒地埋了（那时好像还未强调火葬）。这是没人愿干的事，自然又落到我们这些"牛鬼"身上了。医院规定：此事只收 2 元处置费，但须两个人做（大约是相互监督的意思）。

我会骑三轮。埋死婴没有固定的地方，反正得离市区远远的。出城沿公路一口气蹬了一个小时，眼看天黑下来，公路两边早已没有人烟了，就找了个荒坡停下，和李兄挖了个足有 1.5 米深的小坑，把包着床单的死婴放进去，再把土填好。

我们在地边坐下来。我问他："你怎么也成了'牛鬼'了？"

李兄是老烟民。这时没了工资（银行存款也冻结了），都按每人每月 18 元标准发生活费，家属中直系供养人员每人每月 8 元，买不起烟，用废纸自己卷起一支烟，深深地吸了口说："我有历史问题，算是'准叛徒'吧"。

我吓了一跳："你怎么摊上叛徒了？"

李微微一笑，用英文夹中文，给我说起往事。他的英语有点口音，我听得很吃力，但还是听懂了。（为什么要说英语呢？也许是不想被人听到吧。但那里其实什么人也没有。我想他是想把神经好好放松一下。）他说他是山西人，1943 年读高二时，在进步同学影响下，投笔从戎，参加了在他们那一带活动的八路军，打了一年多游击。有一次队伍打散了，再也联系不上，他就回家了。不久抗战胜利了，他想不用再打仗了，就到太原以同等学力考了大学，进

232

了医学院。这段历史，其实在镇反、"肃反"和审干中，早已调查清楚，作了结论，算是革命意志不坚定，人民内部矛盾。但到了"文革"时期，他虽未被俘，也未出卖组织和同志，但在"不革命就是反革命"的逻辑下，也就是"叛徒"了。"准"字是他自己加的。他不承认是"叛徒"，最多只是"准叛徒"。造反派大笑："准叛徒"也是"叛徒"，你有什么说的？他只好签字了。

运动一天比一天升温。"牛鬼"队伍逐渐扩大。有了"牛鬼"们集中的"牛棚"。楼道里、大院里到处贴满了"大字报"。我们这些"牛鬼"是不准写、不准看也不准议"大字报"的，做完规定的事，就到"牛棚"去思考问题。

动物室的工人也"造反"了，参加"战斗队"，"脱产闹革命"，成了"职业革命家"。只能让"牛鬼"去顶岗。不想挑中了李兄和我。大约我两个都已是没有什么整头的"死老虎"吧，也或者是我俩罪孽深重，应到那里"再改造"。不过这事对我们来说，倒是件好事，可以远离人世，远离是非。我们获准搬进动物室里堆放杂物的平房里。

医院的动物室，养着狗、羊、豚鼠和兔子等动物，都是供科研和化验用的。这时科研早没有了，临床化验也很少，几乎没人到动物室来要动物。我们只要把现有这些动物侍候好就行。李想把《儿科诊断学》也"偷运"到了动物室，全书有50多万字。那时候，全国的出版社除了抢印各种样式的毛主席著作和一些大批判的小册子外，早已不出什么书，更别说翻译的美国医学著作了，稿费也已废除，算是从源头上消灭资产阶级名利思想吧。

可是李兄却满不在意，还信心十足地对我说："这书我是一定要出版的。"

他的出版工具就是钢板、蜡纸和铁笔。他打游击时在部队就出过油印小报，钢板刻得很好，这一套他都熟。每天晚上，他在喂豚鼠的那间房里，就着昏暗的电灯工作。豚鼠房在动物室里是最臭的地方，豚鼠身上有一股特别刺鼻的骚腥味，很难忍受。

所以这是"保密性"最强的地方。没有桌子，他找来一条宽约80厘米的长板子。两头搭在放豚鼠笼的木架上，约有1.5米高，所以他是站着工作的。他把眼镜摘了，几乎是贴在钢板上，用苍劲的隶书，一笔一画地刻印。连我也不知道他为什么要这样做，也从来没有就此作过讨论，但我还是能够理解他的心。

一直平安无事。后来就有点"放肆"了，白天瞅空儿他也会躲到那里去。

我配合他，坐在外面的石头上看书，给他"放哨"。有人来，我就让狗叫起来，同时唱起语录歌："革命不是请客吃饭，不是做文章……"

可是有一天还是出事了。那是因为李兄把我叫进去，讨论一个尚无中文译名的术语的译法。我们争议得很热烈，忽然发现室内一下暗了，来了人！就站在门口，把阳光挡住了。我看不清楚那人是谁。李忙把眼镜摸起戴上。那人已经走进来了，走到我们面前。不好了，是院党委书记！

没说的。人赃并获，这回是"死"定了。

书记拿起堆得很高的刻好的蜡纸，就着光看了又看，若有所思地说："名利思想——是这样的吗？"他自己摇摇头，好像否定了。

李兄诚惶诚恐地说："对不起，非常对不起，书记……"接下来应该是检讨的。

但是书记又摇摇头："别这么叫，我已经打倒了，跟你们一样。"

原来书记也已成了"牛鬼"，斗了好几次。我们这里真是世外桃源："不知有汉，无论魏晋"了。

书记说："这书印出来，能给我一本吗？"

李兄说："没问题，有你一本。"

那书最后是在一家社办誊印社里油印、装订的，一共印了20部。我想这该是中国发行量最小的书（后来知道非也。有给毛主席专印的大字本书，"发行量"肯定还要少得多，或者只是一两部吧）。誊印社主任是我的病人，而他的儿子又曾是李兄的病人。大约因为这两重关系，所以给了特别优惠，一共只算20元工本费。"牛鬼"们都没有工资，只发一点生活费。20元对我们也是一笔大钱。幸好总务科把埋死孩子的钱结出来了，一共是12元，真是雪中送炭，派上了用场。

那书装订得不错，还做了书脊。《儿科诊断学》5个字，是李兄自己用行书写的，苍劲、有力，很有气势。但除了书名，什么都没有了。译者的名字没有。原作者是美国一位儿科专家，正是"资产阶级反动学术权威"，那名字更不能上。下面当然也没有出版单位。

（原载于《纵横》2004 年第 5 期）

迟来的洗衣机

我这人生来很懒，从小受到母亲的娇惯，远庖厨不说，也没洗过衣服，哪怕是手帕、袜子这样的小件。后来背井离乡，负笈求学，庖厨还是远的，衣服只能自己洗了。那是 20 世纪 50 年代的事。莘莘学子，都是自己洗衣服的。有人传了个窍门：先把要洗的衣服打上肥皂，放一阵再洗，可收事半功倍之效。男生还要贪心，索性多放一些时间。于是星期六晚上打肥皂，星期日下午或晚上洗衣服，成了我辈的惯例。

毕业后参加工作，有了工资，很快又故态复萌，懒得洗了。记得在北京工作时，有位东北老大娘，是个"洗衣专业户"，每天下午带着她放学回来的八九岁小孙女，到医院单身宿舍来收、送衣服。那时候宿舍房门是不锁的，小姑娘总是带着一串串快乐的歌声，推门而入，和奶奶一起，放下洗净、叠好的干净衣服，拿走换下的衣服。老人家一共包了二三十人的衣服，谁是谁的，她都分得清清楚楚，从不出错。就是没找她包月的，换下的衣服一时没洗，叫她看见了，也会收去（有时就是抢去）。洗好了，叠得齐齐整整的送回来，而且说什么不肯收钱。所以我们常说："您老人家要是医院职工，那就是个大劳模！"

日子过得满好。可是忽然一声霹雳，1958 年 6 月，我因"反苏"（其实是妄议苏联医学的"先进性"）补成了"右派"，虽还留在医院监督劳动，工资没有了，给点生活费，勉强糊口。于是，一切都得重新安排。洗衣服就是一项。可是怎么对那大娘说呢？我觉得回绝老人家这份热情是很难的。

这天下班回来，方待推门而入，忽听得医院里"左"得出奇的保卫科长正在训人："你怎么什么人的衣服都洗，'右派'也给他服务，还有没有点阶级立场？"这话是很难答的。不想大娘哈哈一笑："别跟我来这个！大娘成分比你还能好，不信邪！"小姑娘出门看见我，把我拉到一边，踮起脚凑到我耳边说：“奶奶说了，您往后不用给钱了……”

我鼻子一酸，几乎掉下泪来。大娘不怕，可是我怕。所以我还是自己洗衣服了。不久，医院奉命搬到呼和浩特，支援民族地区的"大跃进"，和大娘也就缘尽于此了。

那天晚上，我正在内科门诊的洗手池里洗衣服，忽然有人在窗外敲玻璃。原来是医院的木工郝师傅。他母亲有肺心病，是我的老病号。他示意我出去，把我领到门诊大楼拐角的背阴处，看看周围没人，从墙角取出块搓衣板，送到我手里，说："这是用家里旧料做的，你将就着用吧。总比手搓强。不过这事到这里就完了，再别说它。说了我也不认账。懂吗？"

他没等我回话，转身走了。走了几步，又折回来，一字一句地叮嘱："这板你是在旧城大什字路东日杂店买的，价钱是1元2角5分。"

搓衣板就是这样的

这事叫我紧张了好几天，唯恐有人看见告了密，带害了郝师傅（他是老党员，不能犯立场错误）。不过谢天谢地，总算风平浪静。为慎重计，我专门去了趟旧城大什字路东的日杂铺里，真有搓衣板卖，而且那规格、样式和价钱，无一不与郝师傅做的说的相同。

搓衣板终于启用了，很快成为我们这些男单宠物。从手搓到用上搓衣板，虽说都是手工劳动，效率就大不一样了。有了这东西，手指背上的皮肤不会搓破，洗衣服就不是什么苦差了，以致觉得老外造"洗衣机"都是多此一举。后来听说中国也造了洗衣机，不过第一台洗衣机下线，立马在车间开了批判会，硬是用大锤把那洗衣机砸了。革命人民岂能要那资产阶级臭玩意儿！

可惜那个搓衣板只跟了我三年，就来了"文革"。一切都打乱了。我也升级为"现行反革命"，判刑劳改。但与搓衣板结下的情缘一直未断，还已有了依赖性，好像离了它就不能洗衣服了。

1975年获释，回到原籍，与老母相依为命。那时妈妈年纪已经很大了，身体也不是很好，像洗衣这样的事，理应由我执其劳。至少洗自己换下的衣服吧。但是我虽有此心，却怎么也说服不了母亲，坚持做饭、洗衣服的事还要归她。那时普通老百姓家里还没有自来水，洗衣服也还是过去那样，在家把肥皂打好，搓好，到湖里去漂净。

我们那个小城有个南湖，碧波千顷，树影婆娑，历来是市民的休闲、会聚之所，也是妇女们的洗浣天堂。夏天夜晚，通宵达旦都有人来洗衣。噼噼啪啪的捣衣声和年轻妇女们清脆的笑声，此起彼伏，不绝于耳。也是本城的一大景观。

我把盛满衣物的篮子放在自行车上，陪母亲去湖边。就连做这点事，老人家都会心不安。在她眼里，这个卑微的儿子还应该是很尊贵的。

南湖景色依旧。我一直很喜欢这里。早年读古文，坐在湖边的柳树下，面对那一汪清水，好像就有了灵性，无论是《陈情表》还是《吊古战场文》，很快就记住了，至今还带着湖光山色，留在记忆里。可是此刻看见母亲那瘦弱衰老之躯，跪在青石板上，把床单艰难地抛向湖面，又复扬起，展开，我的心就压得像铅石一样沉重，任何美景也都黯然失色了。于是想到：搓衣板还不是完美无缺的，不是洗衣的终结。洗衣机还是必要的。或许那设计洗衣机的人，也有过我这样的感受和困惑，也有一个我这样衰老操劳的母亲，才想着要造出这样的机器吧，它不是叫 washer 吗？（有"洗衣者"的意思。）

几年以后，神州大地又有了洗衣机。我也托"三中全会"的福，平反后，买了台双缸洗衣机，当时是比较高档的。夙愿终偿，可以无憾矣。但是母亲已经先它而去了。洗了一辈子衣服的母亲，到底没用上一回洗衣机，使人伤心。呜呼，养儿防老，于我何有？元稹说："唯将终夜长开眼，报答平生未展眉。"读着叫人心里难过。儿子的追思，不是更甚于此吗！

（《心桥》1994 年第 1 期；《百花洲》1994 年第 6 期；《群言》1997 年第 11 期；《人民政协报》1999.10.17）

"板大先生"秦兆阳

    20世纪50年代中期和后期,是中国文坛的多事之秋。回忆这段历史,秦兆阳恐怕是很难绕过的人物。秦兆阳不是国统区过来的文化人,而是从延安过来的党员作家,可谓根正苗红。当时他已是很有成就的作家,主持国内最有影响的文学刊物《人民文学》。在鼓吹"鸣放"的"早春天气"里,响应号召,写了一篇曾在文艺界引起广泛关注的讨论现实主义创作方法的论文,被卷入旋涡。虽然毛主席说了"秦兆阳不要紧张"的话,要人们打消顾虑,继续"鸣放",但最终秦兆阳还是难以脱身。一个勤奋工作、淡泊名利、与世无争的人,终于难脱厄运。他的人生经历,反映了那个年代的特征。

    秦兆阳是作家,而笔者是内科医生,因缘际会,相识于1956年那段有些特殊时代背景的日子:周总理作了关于知识分子问题的报告,发出向科学进军的感人号召;又有了"百花齐放""百家争鸣"的开明政策;批胡适、"反胡风"和"肃反"、审干以来的紧张压抑之心顿觉松懈。著名社会学家费孝通欣然命笔,写出了《知识分子的早春天气》肺腑之言。《人民文学》带头发表了写知识分子感情的中篇小说《总有一天》,在圈内引起强烈反响。不是这小说写得有多好,而是人们惊异地发现:非工农兵题材的文学作品也能登堂入室,出现在这样权威的刊物了,还上了它的头条!

    我那时刚出校门不久,分配在北京一家医院工作,也是在这部小说的鼓舞下,写了生平第一部真正意义上的文学作品,约13万字的小说《希望》,反映民国末年中国民族资产阶级及其子女们的苦闷、迷惘和追求。我几乎没有多想,就把它投给《人民文学》。不是我不自量,想攀高枝,而是想既然《人民文学》能接纳《总有一天》,应该也不会把我的小说看作"另类"。

初识秦兆阳

大约过了一个月，编辑部打电话请我去一下。那时中国作协的牌子挂在东总布胡同 22 号，它主办的《人民文学》是在更里面的一条小巷（小羊宜宾胡同）里。主持编辑部工作的副主编秦兆阳、小说组负责人涂光群和编辑崔道怡出来接见我。秦兆阳身材瘦长、单薄，没有穿外衣，只在衬衣外面穿了一件深酱色的毛线背心。他对我颔首示意，目光敏锐，但是我却感到他的眼睛里有一丝难以察觉的忧郁气质。这使我忽然想起早年在语文（民国年代叫"国文"）课里读到的鲁迅《秋夜》里那个"瘦的诗人"，就是"小的粉红花儿"梦里"把眼泪擦在她最末的花瓣上"的人。从此这个意念挥之不去，直到几十年后，我写这篇文字时。

秦兆阳说话语速不快，好像每个字都是经过深思熟虑的。他的普通话有浓重的湖北口音。我还能听出是黄岗那边的话音。这也使我感到亲切，因为我母亲就是黄岗地区的人。当然，特别叫我高兴的是，秦兆阳对我的小说持积极的肯定态度，说写得不错，有新意，没有公式化、概念化的毛病，就这样发表也可以，但最好还是再作些修改。他提出了一些不足也就是可以修改的意见，我都同意。为了让我集中精力改稿，还为我请了创作假，让我住到编辑部来改稿。我于是住进了人民文学编辑部。

编辑部是个很大的四合院，前后有三个小院。我住在外院收发室旁边的会客室，就是那天与我接谈的那间房子；再往西是秦兆阳岳母和他的一双小儿女住的平房。秦兆阳自己和他夫人张克（作协人事科长）是住在中院他的办公室里。

编辑部没有食堂，我和单身职工们一样，也是到作协那边的食堂吃饭。住在这个大院的人好像只有两家，除了秦兆阳，就是诗歌组组长、著名诗人吕剑（后来作为诗刊编委也打成了"右派"）。所以下班后院里就很清静。大约也因此，秦兆阳有时会到我这里来串门，一般是下班后，他到他岳母这边来吃饭时，顺便来我这里坐坐。

秦兆阳当时已经很有名气，这倒不是因为他在主持文艺界这个龙头老大的刊物《人民文学》，还是作协党组成员，他在创作上的成绩就很突出：小说和散文都广受好评，有些好像还选进了中学课本；他那反映农业合作化的长篇小说《在田野上，前进》，初版印数就到六位数，成了严肃文学的发行奇迹。但在他身上看不到一点官气或傲气。编辑部的人就叫他"老秦"，或直呼其名"秦兆阳"，没听见叫"主编"或"副主编"的。

"儿童文学家"

记得我在编辑部住下不久的一个黄昏，秦兆阳拿着一封信进房来，说："听说你懂英语，还出了本书？"我说："那是在大学读书时译的。"秦兆阳把手里的信给我，说："那就请你帮我看看这封信吧。"

是封英文信，但不是来自英国或美国，而是印度一位儿童文学家写来的。他把秦兆阳也认作同行，称他为"儿童文学家"。我翻译这个"头衔"时，不禁笑了，心想这个老外真糊涂，连秦兆阳是干什么的都不清楚，就给他写信了。秦兆阳倒不以为意。我就继续给他说信。那位印度作家的名字我早忘了，信的内容我也不甚记得了，也就是封很普通的问候信。秦兆阳听完，把信收起，解释说："我写过一本儿童文学的书，是个童话：《小燕子万里飞行记》，有英译本。大约是冲这本书把我认作同行了。"

原来如此。倒是我孤陋寡闻了。不过一个看上去很严肃、很古板的人（秦兆阳对我说过，他很小就因为行事古板，认死理，被父老乡亲赐号"板大先生"），竟能写出很优秀的儿童文学作品（有了英译本，应该是不错的），真有点意外。我没有看过《小燕子万里飞行记》，但却一下"悟"出了个"秘密"，就说："这书是为你两个孩子写的吧？"秦兆阳的两个孩子，女儿叫"燕子"，儿子叫"万里"，那时都还没上学，都是我的"好朋友"，从幼儿园接回来，有时会到我这里来玩。

秦兆阳不置可否地一笑，说："你译的是英美哪个作家的书？"

我说："我译的不是文学作品，是医学方面的。"

秦兆阳说："对，你是学医的，是医生。作家这个行当中，学过医的不少，未必是偶然的。医文相通啊。"

我说："可是我学医是不得已而为之的。"

秦兆阳的兴趣一下上来了，坐下来望着我。我就跟他说了我学医的原因。

我是江西人，我所在的那个城市，是 1949 年 5 月解放的。当时我是一个教会学校的高中生。教会在我们学校和毗邻的教会女中，有个跨校的"基督徒青年团契"组织，引起当局的注意。我奉命打入团契，了解情况。不想在团契活动中，经历了刻骨铭心的初恋，对方是女校那边的女生。爱情只能在地下发展，因为她是虔诚的基督徒，父亲还是教会医院的院长。与这样的女孩谈恋爱，政治上是大忌，对我这个"进步学生"来说，还是很丧失"立场"的事。为了改变这种处境，在"参干"（参加军事干部学校）运动中，我鼓励她报名（我自己由于高度近视无缘参军），想以此改变组织对她的看法，我们的爱情就可以见天日了。她就这样参了军，挑入海军，分发青岛某海校。我随后也到了青岛，决心在青岛陪她几年。就这样别无选择地学了医，因为当时那里只有医学院在单独招生。

秦兆阳等了会，不见我说话，就问："后来呢？"

我说："秦兆阳同志，没有后来。"

秦兆阳说："我是说你和那个女孩后来呢？"

我说："我们没有后来。她不久就调离青岛，而且通过'组织介绍'……"

我的话没有说完，也是说不下去了。

"组织介绍"和"二五八团"

秦兆阳点头不语，好像也不很意外。他又摸出烟抽了一阵，才打破沉寂说："'组织介绍'，战争年代就有了的。有个'二五八团'的政策，就是年满 28 岁以上，党龄 5 年或参加革命 8 年以上，级别在县团级以上，符合这几条的男同志，想结婚又没有对象的，组织会替他物色一个女同志，说服她嫁给那位'二五八团'。当然也有领导自己先看中了，再由组织出面介绍的。"

这话又激起了我的愤慨，说："这与封建社会的包办婚姻有什么不同！？"

秦兆阳没有正面回答我的话，倒是问我："你们爱得很深吗？"

我不作声，心想哪个人的初恋不是刻骨铭心的呢？

秦兆阳没再说话，拿起他那封信走了。但是过不一会，他又踅回来，挑起门帘，站在门口对我说："我告诉你一句话：世界上爱得太深的人，是成不了亲的。你到街上随便找人问一下，真正和自己最爱的人结成夫妻的，真是少之又少，少之又少！"

我不知道秦兆阳怎么会突发此论。他是抗日初期，怀着美好愿望投奔延安的热血青年。是不是他也有过被"组织介绍"的经历？我不好追问。但是他站在房门口对我说的那几句谶语一样的话，连同他那凝重的神情，一直深深地印在我的心里，也一下拉近了我和他的距离。这以后，他到我这里来坐的时候明显增多了。

秦兆阳烟瘾很重，不过他抽烟时会把房门打开。这个细节我也记住了。那个时候，抽烟都是肆无忌惮的，不管什么人，也不管在哪里，想抽就抽，不会考虑别人的感受。他当然很关心我的小说改得怎么样了，但是他没有问过进度如何，只是提醒我要注意一下人物外形的描写。

这个关照对我还真很重要，也可以说是点中了我的软肋。大约因为我的眼睛不好，观察人物外形的能力差，所以我写人物形象时就很吃力，很单薄。秦兆阳说，其实抓住一个人外形的特点，三两句话就能写得很逼真。对一个人外形的描写，也是性格刻画的一部分，也可以归纳到对人物的理解上来。这些话对我也很有启迪。

秦兆阳被认为是个思考型编辑，他的内心世界应该是非常丰富的，他都思索什么问题呢？我说不清楚。不过他不止一次跟我提起俄国文艺理论家别林斯基这个人，还有他们那个时代的著名杂志《现代人》。秦兆阳说办好《人民文学》，需要这样的大师才能真正胜任，而他自愧不如。可是我很无知，虽也听说过别林斯基的大名，但从来没有读过他的著作；知道沙皇俄国有个《现代人》杂志，是普希金创办的，影响很大。仅此而已。所以我无法介入讨论，只能听他说，也很乐于听他说。但他这个人又不是善于高谈阔论的。后来我知道《现代人》不但发表文艺评论，还发表政治评论。于是感到，秦兆阳思考的问题，可能还要深得多。但是有一点我觉得听明白了，那就是他认为编辑要有别林斯基那样的敏锐的眼力，发现新人。像《人民文学》这样的刊物，吸引名家，发高质量、足以引领文坛的作品，是不难做到的，但只是做到这点，还远远不够，还要注意发现新人，推出新人。

编辑部的人常常跟我说起那个引起我写作冲动的中篇小说《总有一天》的发现经过。那不是按常规三审制，由编辑—组长—主编的路子拔出的，而是秦兆阳自己从堆积如山的来稿中选出的。秦兆阳常常从来稿中直接找稿子看。说

"找"可能不很准确，凭什么去"找"呢？我想有很大随机性。反正，《总有一天》是未经编辑初审，就被秦兆阳拿走的。作者是福建某市的一位普通医生。稿子是写在十几个小开本的记事本上，而且写得密密麻麻，很不规整，根本不符合编辑部提出的"字迹清楚，用有格稿纸，不能两面书写"的要求，题材又很"另类"，所以无论哪个编辑初审，都很难看下去，十有八九是"小条退"的命运。"小条退"是当时编辑部的"内部说法"，就是在印好的几句客气话的小笺上，填上作者姓名和文稿题目，不置评语，也不会有只言片语的意见，一退了之。这是绝大多数来稿的结局。秦兆阳却耐心看完，还亲自为他修改、润色，成就了这位业余作者的首发之作。实际上，经秦兆阳之手发出处女作进入文坛，以后成为著名作家的人，可以数出不少。

通向灾难的"广阔的道路"

但是我对《希望》的修改却很不如意，有些难以为继的样子。秦兆阳和作协领导刘白羽（当时是作协书记处第一书记）谈起这事，刘白羽认为作者还是生活不够，毕竟民国年间他只是个中学生。让他再去上海补充下生活吧。我于是又去了上海，在上海作协借住期间，与时为萌芽杂志编辑的姚文元成为室友，还访问了一些从民国时代过来，现已公私合营的厂家的私方代表。

说起我在上海与姚文元相处的那些事，秦兆阳也很感兴趣，他知道姚文元这个人，也看过他的一些文章。但他没有对姚文元作出什么评价，倒是笑着说起一件往事：编辑部曾经收到一位作者的来信，说他想写一部长篇小说，附有那小说的详细梗概，问这样的小说可不可以写？秦兆阳说，"你知道这个来信探问的作者是谁？就是姚文元！"

我问："这个问题怎么回答？"

秦兆阳说："这倒没问过，不清楚他们怎么回的。"他停顿了下，又说："这个问题好像很难，其实也很好回答：不存在可不可以写，而是怎么写，从什么角度写的问题。"

我忽然想起姚文元给我看的他那个藏在深闺人未识的电影文学剧本《党内野心家》，他想写的长篇，是不是就是这个题材？写电影比写长篇要简单得多，所以他就先写成电影了？秦兆阳也认为很有可能，但是他已记不起那个"梗概"了。

问题是"补充生活"后，我的写作还是没有很大突破，倒是听从姚文元的意见，把故事场景搬到了青岛。上海太大，不是我所能掌控和驾驭的，书名也想改成《青岛，一九四七》。

那时残年将尽，我得赶回原籍，陪母亲过年，聊慰老人家新经重丧的哀伤（半年多前父亲病故）。

年后回到北京，没有再去编辑部。稿子还在我手里，我想能改就再改一下，改不了，也就这样了。

但是秦兆阳的日子却不好过了。他的那篇原来反映不错的论文：《现实主义——广阔的道路》，受到越来越多的非议。秦兆阳认为，现实主义就是真实地、历史地再现客观事物，这与恩格斯的名言："除了细节真实之外，还要正确地表现出典型环境中的典型性格"，应该是一个意思。

生活如此丰富多彩，所以他认为提现实主义就可以了，不必再为现实主义加上"批判的"或"社会主义的"之类定语。秦兆阳不过是要探讨怎样解决作品的公式化、概念化问题，更好地繁荣创作。不过是讨论创作方法，并不涉及文艺目的和为什么服务的重大问题。但是他的话还是犯了大忌。因为当时还被尊为老大哥的苏联，从20世纪30年代起，就给现实主义加上了明确的定语，也就是"社会主义现实主义"，而不是别的什么现实主义，作为作家创作的指导思想，写进了苏联作协章程。官方认为秦兆阳的观点，实际上否定了文学为社会主义服务，也就否定了社会主义文学！调子一定，围攻就开始了。大约从这个时候起，从来不看文艺理论文章的我，也开始关注起文艺理论了。

一声叹息

我想，这个时候的秦兆阳，一定是很痛苦的。一个星期日的下午，我到编辑部去看望秦兆阳。他一个人坐在他的办公室兼卧室里。秦兆阳看上去有些憔悴，烟抽得很凶，还不停地咳嗽，咳了接着抽。我说："您最好把烟戒了。"

秦兆阳看看手里的烟，苦笑说："戒了？现在戒这个？也就这点生活了。"

我想他应该是说"嗜好"，但他说"生活"。是他用词不当，还是他另有深意：他的生活或者说他的个人空间只剩下抽烟了呢？

但是我们都小心地避开了当前文坛围绕他的论文发生的那些事。实际上，以我的水平，有关现实主义的那些批判和争议，也插不上嘴，秦兆阳很清楚。再说，那时候我还是一个浑浑噩噩的"良民"，完全听信官方也就是党的声音。对胡风，对俞平伯，对胡适，都是这样。党说什么，怎么说，我都是照单全收，从不怀疑。党说秦兆阳的理论背离了社会主义，就一定是"背离"了社会主义，犯了错误。但我不相信他是为了反对社会主义而刻意为之的。他是好人，只是一不小心犯了个错误。而且这是学术探讨，理论探讨。不是说百家争鸣吗？不是说允许人讲话，允许人犯错误吗？怎么真的犯了一点"错误"，就这样揪住不放呢？

　　当然，这只是我自己的感受，坐在那个寂寞、孤独的秦兆阳面前的感受。我没有说出来。倒不是怕什么，只是觉得说这些话对他没有什么用。而且我的思想感情肯定是不健康的，不够党的要求。

　　秦兆阳问："小说改完了吗？"

　　我说："不是很理想。"

　　秦兆阳说："很抱歉，我已无能为力了。"他说他要离开《人民文学》。又说："当时不该那样要求你，直接发了算了。"

　　我说："不要紧，我还有很多事要做。"

　　我的回答好像与他说的对不上号，其实是有些"跳跃"了。我的意思是，我不是真正搞文学的，我是个医生，我不在意作品能不能发表。我还有很多事情要做。

　　秦兆阳盯着我看了阵，好像也听懂了我那简略得过分的话。

　　我告辞出来。秦兆阳也跟着出来。院里两个工人正把一捆捆的废纸搬出来，堆在那里，准备过秤卖给收破烂的。都是不能刊用，又因种种原因，无法退回作者的文稿。

　　秦兆阳随手拿起一些稿纸看了看，又复扔下，感叹地说："文学，文学！"

　　我觉得这也是很模糊、很简略的话。他是在感叹这些费尽心机写出来的文稿的命运吧。文学好像是不承认辛劳，不承认过程的。每天都有无数稿件，从全国各地投寄到《人民文学》来，也带来了无数的文学梦、作家梦。但是梦注定都是虚幻的。这大概就是秦兆阳面对许多退稿发出的无限感叹吧。

　　不过后来我对这一直留在我心里的那声叹息，又有了另一种"感悟"：那时虽然中华人民共和国成立不久，但是文人挨整的事，从批判电影《武训传》开始，就已屡见不鲜，各种运动相继发生。他自己也正被人放在火上烤，也许还有更多的人将被考问，但还有许多人想要投身这个行当，前赴后继，真是飞蛾扑火啊。这不又是鲁迅在《秋夜》中写过的意境吗？

我不知道这场批判还会怎样发展，但是我已在为秦兆阳隐隐担忧了。我想起了严文井的事。那时候，《人民文学》版权页上的主编，一直是"严文井"的名字，可是编辑部一直是秦兆阳在管事，我在编辑部也从未见过严文井这个人。编辑部的同志悄悄告诉我：严文井犯了"错误"，不管事了，因为他主持发了一部有争议的小说《洼地上的战役》，作者路翎打成"胡风分子"后，就成了"政治错误"。原来当主编发稿不妥，也是罪不容恕的。秦兆阳一手打造的《总有一天》，比那写抗美援朝的《洼地上的战役》要"另类"得多，离经叛道得多，还要下大力气抓我的《希望》（现在叫《青岛，一九四七》）。板大先生，你怎么没有一点前车之鉴呢？他的那声叹息，也是在抒发自己的无奈吧。

在劫难逃

接下来就是"反右"那段不堪回首的日子。

我好像可以侥幸逃脱，因为我没有参加"鸣放"，没有什么言论被人抓住。原来机关、事业单位跟学校有很大不同：大学生们不用动员，一说号召"鸣放"，帮助党整风，就感到匹夫有责，一个个自己跳出来了，贴"大字报"，开辩论会。机关单位又是一番天地，都是党委开"鸣放座谈会"，动员人去说话的。应邀与会的人，都是本单位的头面人物，在医院里，就是教授、主任之类，我这样的刚毕业出来的小人物，是不会得到邀请的。

文艺界的反右运动进行得如火如荼。"丁（玲）陈（企霞）反党集团"和冯雪峰这些老革命，一下成了千夫所指的"右派"，令我辈震惊不已。不过这些斗争好像没有牵涉到秦兆阳。他是作为"修正主义"批的，而"修正主义"——按当时的说法——是共产主义内部的一个派别。作为"修正主义"来批判得不多，国际上有南斯拉夫总统铁托，还有意大利共产党的总书记托里亚蒂等，也还叫他们"同志"。把"修正主义"升级为"反革命"，于是有了"反革命修正主义分子"的吓人头衔，是后来的事。所以我想秦兆阳的问题大约不一样，他应该还是"好同志"，至少是"同志"吧。

佛曰在劫难逃，进了那个"劫数"，就套牢了。1958年炎热的夏季，终于到了对秦兆阳算总账的时候，他也就由"修正主义"正名为"右派"分子了。后来的事是大家都知道的：秦兆阳被戴上"右派"分子帽子，开除党籍，下放劳动。

到了这个时候，"右派"这顶帽子分量之重，人们总算有了一点了解。（其实说了解也只是"开始"而已，"小儿科"得很，原来当局给你戴上这顶"帽子"，如果没有改革开放，实际上是要整你一生一世，兼及你的儿女亲友，则是善良的人们无论如何也不会想到的。）我不免想到秦兆阳那一双可爱的儿女：燕子和万里。他们都曾是我的好朋友，我还对燕子说过要她做我干女儿的话，这原是一句笑话，逗她玩的，不想她倒当真了，和我特别亲。现在，孩子们的快乐的童年也都结束了。

我没有去看秦兆阳，因为我也终于没能逃脱那"劫数"，也在1958年夏秋之交，打成了"右派"。我没有"鸣放"，但"言论"总是好找的，比如我曾不知天高地厚地说过"苏联医学水平不高"的话。这就行了，公然"反苏"，还有什么说的！

不用说，我们医院的反右斗争，和全国各地各单位一样，也都取得了完全的伟大胜利。这从反右后不久，医院胜利完成的搬迁任务就可看出。真像晴空霹雳，上级忽然决定：要我们医院全体人员，连同一切能动迁的器材、设备，统统搬到内蒙古呼和浩特去，支援少数民族的"大跃进"。这样的整体迁移工作是很不好做的。上海交大曾奉命搬到西安去，勉强搬了一半，搬不动了，最后分成上海和西安两个交大。不过那都是反右以前的事。有了反右，这事就很好办了，一声令下，一个普通医院就像野战部队一样开拔了，一举拆散了多少骨肉、夫妻和家庭（只有带队的书记兼院长刘某人，不久就悄悄调回北京，没误了她与家人过年）。没人敢出一言，或强调任何困难。全院人马都是一趟专列拖走的。至今记得：专列鸣笛起动时，车厢里和站台上送别亲人们那铺天盖地、撕心裂肺的哭声、叫声，孩子们跟着列车跑出很远很远。

那个时候，文艺界的"右派"一般是发配到北大荒去劳动改造。我不免为秦兆阳单薄的身子担忧。流放北大荒，可不像当年沙皇治下流放十二月党人和列宁这些人去西伯利亚时那样宽厚。无产阶级专政要可怕得多。从这个时候起，"右派"和后来的"走资派"们（包括那些党和国家领导人）都领教了。很多"右派"都死在北大荒。秦兆阳去了，恐怕是难逃厄运的。后来听说他和他夫人张克一起，全家去了广西。张克听说是安排在一个中学当校长（或书记）。我想这很好，学校总是斯文地方。到了"文革"时期，我又替秦兆阳捏把汗。因为"文革"中，闹得最凶的就是中学生和中学红卫兵。中学校长首当其冲。何况女校长家里还有一个秦兆阳这样的文艺界大"右派"！真是不堪设想。

劫后重逢

毛主席说"俱往矣"，忽然间，他老人家和他的那些人和事，也都"俱往矣"了。正是：不废江河万古流！神州大地终于迎来了一片新天地。

没有了阶级斗争，也没有了政治运动，地、富、反、坏、右，各种"帽子"也都没有了。日子一好过，时间就过得很快，不知觉间几年过去，人们好像都活得年轻一些了。

1986 年春，我在北京开会。住处附近有个书报店，会外有时就到那里去消磨。偶然看到架上摆着的文学期刊《当代》，厚厚的一本，长篇小说也能一次发完。这些年，我都忙于译书（医学书），已经久不读文学了。新时期推出的众多大型文学期刊，我都未见识过。拿着《当代》在手，不禁又想起秦兆阳来。他曾对我说过，其实只要作品好，一期刊物就发一个长篇，也没有什么不好。不必各种体裁都配一点。那时《人民文学》一期统共也只能发二十来万字，发上一个长篇（还不能太长）也就满负荷了。所以他也只是说说，不必当真。（我这样说，是因为还真有人"当真"了，批他时，我就从报刊上读到：有人以此立论，说是秦兆阳要以修正主义思想改造《人民文学》的又一"罪证"。）

现在，真的有了可以发长篇的大型期刊了，秦兆阳会有何感想呢？我这样想着，一边随意地翻看手里的《当代》。忽然从版权页上，看到《当代》主编的名字，正是秦兆阳！真是喜出望外，秦兆阳，板大先生，你在这里呀！

很快与秦兆阳通了电话。他说他年纪大了，很少出来，也不大去编辑部，一般就在家里看稿子，约我在他家见面。他住在北池子，交通方便，不难找。

我第一次到这里来。那是个平房院。秦兆阳说是早年用稿费买的。那时房价还没炒上去，稿费给得也还可以，虽比不了鲁迅那个年代，但比"大跃进"以后好多了。作家用稿费买房子，不是特例，更不是神话。不过他们没住多久，就被撵走了。房子被人挤占，不久前才腾出来。

秦兆阳领我走过一条窄窄的通道，来到后面一间平房里，就是他的书房。墙根放着一些成品、半成品和粗坯的根雕。桌上堆着稿子，放着花镜，还有文房四宝——宣纸、毛笔、砚台等。墙上贴着他自己的书画作品。窗台上有部电话，也是他与外界联系的主要渠道。电话不多，我在座期间，四五个小时，只接了一次电话，要他参加什么活动，他婉辞了。他说白天就他一个人在家。虽然住在市中心，但他住得"深"，听不到马路上的噪声。所以他很舒心，也很满意。他在这里看稿子，写东西，看书。有兴致时，提笔写写字，画几笔画，觉得可以的，就请上墙，自己欣赏。看够了，或有了新的更满意的作品，就替换下来；撤下的，随手就扔了。不装裱，不送人，纯属自娱性。画的那些兰、竹、梅、石，也都是写意的，寥寥几笔，画出一种意境，一种心绪。他的字写得中规中矩，又刚劲有力，似在行楷之间，很有力度，也透着几分"板大"气，真是字如其人。所以我对他的字可以看上很久，他也不作声，由着我。有时他到附近公园走走，拾回一些枯丫残根，在家把玩，把它们变成根雕艺术，也算化腐朽为神奇了。这就是他的生活。

我们从"四人帮"公审，谈到姚文元被判20年时，我说当年在上海，我与他还是谈得来的，他对刘宾雁的《本报内部消息》等，也是很欣赏的，还嫌矛盾发展不足，说可以更深入、更尖锐些。对《人民文学》发的那些后来备受"左派"攻击的"干预生活""写真实"的短篇小说，也是赞不绝口，怎么后来一下就变了呢？变得像是另一个人。

秦兆阳深思地说："也许你看到的是一个真实的也就是本来面目的姚文元。照我看来，人与人本来没有多大差别。人性总有相通的地方。被政治一扭曲，就很不同了。有些人是被扭曲的，有些人是自己刻意扭曲的。姚文元就是这样的人，而且总是做得很合时宜，所以他就上去了。"

秦兆阳要我把我和姚文元的这段交往写下来，也许对人们认识姚文元有些帮助。写好了，直接交给他。我想这大约不是很难的事，就同意了。

这时太阳爬得很高，快中午了。我们谈兴正浓。秦兆阳说："你就在我这里随便吃点吧。我给你下面。"

吃的就是挂面。北方人请人吃面，都是自己擀，没有请客吃挂面的。我们都不以为意。秦兆阳还在面里打了鸡蛋，这就很不错了。他说中午只他一个人在家，随便吃点，晚上老伴和孩子们回来了，就吃的正式点。

吃面中，秦兆阳问我："见到林希翎没有？"林希翎和我，也是我在编辑部改稿时，在秦兆阳办公室经他介绍认识的。

我说："前两年我在庐山意外和她见过一面。"

秦兆阳说："文代会她也来了，好像是列席或特邀的。她的"右派"没有改正，很想不通。其实，已经到了这个时候，改不改正，有多大差别呢？怎么还很在意这个？"

我说："我原来也是这样想的，所以一直在家待着，不愿再去见那些整过我的人。那时我在原籍九江，当地也按55号文件精神，给我安排了工作，在市里一家医院当医生。后来评职称了，我们那个医院的书记抓住这点，不让我评职称。理由是我没有改正。您知道，我们这些人，工资、住房、福利，都与职称挂钩。不让评职称，就是想把一切活路都给你断了。我只好回内蒙古落实政策。不过林希翎是作家，她可以不要什么职称。当然作家也有职称，她也未必就不能评职称，未必也赶上我那样的霸道书记。但是读者买书，是不看职称的。十五年冤狱，那样的经历是谁也剥夺不了的。"

他说他的小说也都过时了

吃完面，秦兆阳把碗筷都泡在水池里，说不用管了。又回到他的书房。他在靠椅上舒服地躺下，点上一支烟，长吸一口，慢慢吐着烟花，看那烟雾在顶棚上缭绕，又慢慢散开。他也好像陷入了沉思。他说他没想到还能活到现在。面对那么多死者，已经很知足了。只想这样活下去，做点自己想做的事。守着这几间屋，哪里也不想去了。他说他这个人很拙，不灵活，从小如此，所以叫他"板大先生"。现在时兴出国。出去走走，开阔眼界，看看外面的世界，也没有什么不好。但他不想折腾了。意大利请他去讲学，讲一两场，话题自定，然后请他看看意大利，看看西欧。他说他还没有出过国，意大利是个很好的国家，文艺复兴之地，有文化底蕴，但他还是谢绝了。他怕自己适应不了外面的生活。后来意方又联系说，不想讲课，就来做点研究吧，住上一段时间，交篇论文也可以。

"可是我研究什么呢？文艺理论？那也只能立足于中国的文艺，研究中国的。但是研究中国文艺，又何必跑到意大利去呢？吃人家，喝人家的，我就背了债，写不出怎么办？写的人家不满意，怎么办？我写过一些论文，那是就我看到的中国文艺存在的问题写的。比如公式化、概念化的问题。那些问题其实很明显、很突出，不用很高水平都能看出。所以我不以为我们这些理论家有很大学问。是时代造就了我们这些人。像皇帝的新衣一样。看到皇帝光腚，并不要多好的眼力。如果那个孩子真的以为自己的眼力比谁都好，能做大事，离开皇帝的国度去求发展，那就注定要失败了。我没去过西方，也没做过他们的研究。我想那该是很正规、很学院、很系统的那种研究，我能做得了吗？能让人家满意吗？"

秦兆阳的话，给我的印象很深，常常翻出来想一想。这些话的确值得人们三思，特别是我们这个年龄，在"皇帝"的国度里，活了大半辈子的老人们。

临别时，秦兆阳沉吟着从书架上抽下一本书，那是四川人民出版社出的"当代作家自选丛书"——《秦兆阳小说选》，题赠给我，说："其实也都过时了，你就作为历史看吧。"

我想小说有什么过时不过时的呢，没有很在意他这两句话，就高兴地接过书。还有意外之喜：书里的插图都是秦兆阳自己画的。

最后的遗憾

遗憾的是，以后我虽仍常去北京参加这样那样的会，但没有再去北池子。因为我还没有完成我对秦兆阳的承诺，写出我所认识的"布衣姚文元"。不是不想写，而是一直忙于译书（医学书），任务压得很紧也很重，每天要译书万字，才能赶上出版进度。但我从来没有忘了这事。我想等我写成了这篇文字，就带着稿子到北池子去，亲手交给秦兆阳；或者先给他寄去，再去见他，这样见面就能听到他的意见了。我就这样蹉跎不发，自己"安慰"自己，其实是糊弄自己。直到一个偶然机会，忽然得知秦兆阳已经悄然离世了，而且已走了两年！

以后几天里，满脑子都是秦兆阳的音容。那天晚上，带着沉重而又愧疚的心，找出秦兆阳送我的那本小说选，就着床头略显昏暗的小灯，重读了我曾十分喜欢的短篇小说《玉姑》，这是秦兆阳在"反右"前写的一个短篇，当年看过这个短篇的人，没有不被那个阶级觉悟很高、立场坚定、斗争性很强的贫农女儿"玉姑"感动的。"玉姑"终于死在残酷的阶级斗争中。这也无须遗憾，那是刻画和"升华"人物必要的。但是现在读来，就有了一点异样的感觉。特别是现如今，阶级斗争没有了，共建和谐社会，作家们也不必诚惶诚恐地创造"周扒皮""刘文彩""黄世仁"之类的"典型"去"教育"人了，"玉姑"的悲剧当然也不会有、不该有了。原来叫了那么久，说得那么"神圣"，写了那么多的阶级斗争的人和事，也都是"皇帝的新衣"，说没有也就没有了。转了很大一个圈子，又终于回到了原点。但是在我们这个国家，不管什么话，什么事，说早了、做早了也是不行的。所以"写真实"一定要批判："现实主义"也不是随便得来的，一定要加上"社会主义"的定语。时也，亦命也，"板大先生"也会想通吧。

（原载于《纵横》2012年第12期）

未入流"右派"和"幽灵"的故事

　　现在知道，1957 年错划的"右派"中，很多是忧国忧民的仁人志士，不乏有真知灼见的大学问家，他们的很多建言献策，至今仍然熠熠生辉。但是我这个"右派"只能算是未入流的角色，浑浑噩噩，于政治纯属外行。这样的人，居然两次受到"小子鸣鼓齐攻之"的待遇，其实有愧。

　　反右时，我已离开大学，在北京一家医院做住院医生。没有在大学参加"鸣放"，应该说是件很幸运的事。机关事业单位当然也有"鸣放"，各单位党委按照中央的部署和要求，动员群众参加"鸣放"，帮助党整风，工作也都做得很认真，很投入。各单位纷纷响应号召，都召开了"鸣放座谈会"，畅所欲言。我所在的医院当然也有这样的座谈会。但那是单位里头面人物参加的，在医院里，都是各科主任、医学权威、专家教授们，像我这样刚出校门的小大夫，是不会受到邀请的。我还是查房、看病，闲下来埋头译书。那是第 9 版的《希氏内科学》，一部篇幅约 400 万字的美国医学巨著。以后风云突变，根据"鸣放座谈会"上的发言，大抓"右派"。我虽跟着参加了一些批斗大会，对运动还是不甚了了。

　　时间转到 1958 年，反右运动已经大致结束，各单位都在忙于处理已划的"右派"。我也依然过着"快乐的单身汉"生活：看病、查房、译书。忽如一夜北风起，医院里又贴满了声讨"右派"的"大字报"。

　　我也不甚在意，只是有点纳闷：刚反了右，怎么还反右呀？这日子又不好过了。20 年后，听说这不是"增补""右派"，而是未"达标"。像医院这样知识分子成堆的地方，"右派"人数少于 5%，就有"手软"之嫌。经查，我们这个医院尚未达最低要求，应予补课。

　　我的眼睛不好，那时已戴着上千度的近视镜，可是早晨上班时，一眼还是看见了我的大名，可见那字之大，也可知我的罪孽深重了。又揭出了三个"右派"，一位是主管业务的副院长、外科主任医生李润琛；一位是中医针灸科医生张树田；另一位就是我了。我怎么成了"右派"呢？除了"白专道路""崇洋媚外"之外，主要"罪状"就是反对学习苏联先进医学，胡说苏联医学比不上西方，苏联专家甚至还不如中国专家，不应该只学苏联。这些揭露也算击中了我的"要害"，因为我虽未参加过"鸣放座谈会"，但日常工作中，那些"反苏"言论确是有的。不想犯了大忌了。我原来还不甚在意，甚至不以为然，有点听不下去，看不下去的情绪。但是"大字报"接着就引用毛主席的话来批判我了。原来毛主席在他那篇《关于正确处理人民内部矛盾的问题》的光辉著作里，提出了怎样识别香花和毒草的六条标准。这"标准"的第六条就是要"维护以苏联为首的社会主义阵营的大团结"。你这样狂妄地攻击苏联先进医学，不是"右派"是什么？一旦发现自己思想不符合党的要求，特别是不符合毛主席的教导时，立马就会无条件地责备自己，感到对不起党，对不起毛主席。所以当人们引用毛主席的光辉著作来批判我时，我就立即诚惶诚恐地认罪了。

这次反右之后的另一场反右，时间不长，从贴出"大字报"到收场，总共不过半月光景。像是强对流天气，来势凶猛，去得倒也迅速。也许是我这个"右派"，认罪态度较好，而且经查，也别无大过，所以最后对我的处理是比较宽大的：没有发配"北大荒"，也没开除公职，仍旧留在医院，监督劳动。只是宣布戴上"右派"分子帽子，工资也没有了，每月发生活费32元，养家糊口（那时父亲已病逝，家中老母需我赡养和未成年妹妹需我抚养）。对"敌"如此（"右派"是人民的"敌人"，已有明示），我虽未感极而泣，还是很知足的。

两月后，我们医院奉命整体搬迁到内蒙古呼和浩特。大约在此前后，卫生界兴起了一个办"无痛医院"的运动，就是想方设法，解除病人的各种痛苦（精神的、躯体的），使病人在无忧无痛中得到治疗。应该说，这种设想是很好的，也是医生应该努力追求的境界。但是中国的情况有点复杂，什么事，一搞成运动，一"刮"起"风"，再绷上阶级斗争的弦，就麻烦了。小儿科的医生和护士，都脱了白大褂，穿上苏联花布做的工作服，男男女女，穿成花花绿绿的一片，一眼看去，真是花团锦簇。孩子们不是一见穿白大褂的就哭吗？"无痛医院"要解除病人的一切痛苦，那就穿花的吧。无如一针扎下去，孩子还会哭；来过几回，看见穿花褂子的也会哭了。但这是后话，不去说了。至少当时我对"无痛医院"还是很热心的。在"无痛医院"搞得热火朝天时，有一次，在医院职工大会上，党委书记说："'无痛医院'是社会主义的产物，只能在社会主义的中国出现、成长。"不知怎么，这话一下打动了我。是啊，"无痛医院"是共产党领导下推动的。资本主义国家劳动人民生活在水深火热之中，资产阶级老爷们追逐的是最大利润，会想到办这样的事吗？要是美国有人异想天开，要办一所全心全意为病人服务的"无痛医院"会是怎样的结局呢？

我这个人有个毛病：喜欢胡思乱想，又很闲不住。我原先上班之余，是埋头译书的，当了"右派"以后，译书的事被迫放下了，而且把已译成的40万字译稿也忍痛烧掉了，又不能过多看书，怕人说"白专道路"；于是感到深深的空虚和寂寞。于是就沿着这条线想下去了，觉得可以写一部像西蒙诺夫《俄罗斯问题》那样的小说。

还真的写了：一个美国青年医生，一个偶然机会，来到中国，目睹了中国同行正在轰轰烈烈开展的"无痛医院"运动，大受感动，回到美国效仿中国同行的做法，也来办一所"无痛医院"。由于得不到任何支持，又涉嫌亲共亲中国，结果处处碰壁，失去爱情，失去工作，失去了一切，甚至失去做人的尊严，被强行关进精神病院里。明眼人一看就知：纯属主题先行，生编硬造的作品。再三思索，最后定名为《没有说完的故事》，当然是寄希望于美国广大无产阶级起来革命，使得社会主义的"无痛医院"也会在美国这片土地上扎根、成长的意思。我把这部约5万字的中篇小说，寄给沈阳的文学刊物《文艺红旗》。

小说寄出不久，编辑部就来了信，大意是："作品不错，可能出单行本，也可能在刊物上发表，尚未最后确定。但我们一定会认真处理，请不要再与别的刊物联系了。"这里要顺便说一下署名问题。"右派"分子的大名，肯定是不能见报的。过去用过的笔名，也不能用了。我想不要再取了，就用已故女友ZQW的名字。她是我的同事，因为不肯与我这个"右派"划清界限，被强行调离医院，调离北京（那时医院还在北京），郁郁而死的。

又过了三四个月，等来了退稿和编辑部的另一封信，大意是："很抱歉，让您久等了。我们没有处理过涉外作品，恐怕政策上把握不好，将尊作送至省外事处审读，征求意见。外事处又征求了外交部意见，认为中美之间没有邦交，亨利·布洛克医生（作品中男主角）最好不要来中国。请您按外交部门的意见，改好后尽快给我们寄来。"

这话说得很"轻巧"（我想大约也很无奈），但对我绝非易事。因为这一改就太伤筋动骨了。我给编辑部写信说："亨利·布洛克不能到中国来，亲眼看到'无痛医院'，怎么能下决心做这件事呢？"

因此这其实是很难绕过的弯子。

一定要绕，就只能让他访问莫斯科，通过苏联认识中国，认识"无痛医院"，接受中国的影响。也就是要写出一种气势、一种氛围，让人感到：一个巨大的幽灵在莫斯科徘徊，这个幽灵就是中国共产党。也许只有这样写，亨利·布洛克回国后的行为才是可信的。但我很怀疑我是否真有这样的能力和水平。

原来这个时候，中国的政治气候又有了一个很大的变化，这变化就是：中苏两党的矛盾，已经公开化了。九评苏共中央公开信，写得气势磅礴，大义凛然。但要在苏联写出中国共产党无所不在的巨大影响，当然很有难度。好在路是人走的，小说是人编的，我又继续胡思乱想，一个月后，勉强改好寄出。不久，就在《文艺红旗》上，分三期连载完毕，还加了插图，配了言论。

这事做得非常隐秘，没有人知道 ZQW 是谁。可是一月后，医院里"左"得出奇的工会主席忽然召见我。桌上放着三本《文艺红旗》，我就知道出了事了。

"这是你写的吗？"工会主席沉着脸问。

我勉强点了点头，心里纳闷：他怎么知道的？但我不能问。

工会主席拍案而起："你怎么可以投稿？你知道你是什么'身份'吗？"右派"分子，柯老说了，"右派"是人民的敌人，没有言论自由，懂吗？"

我很想顶撞一下：我是什么"右派"呀？不就是对苏联医学敬重不够吗？可现在，哪张报纸、哪个人不在批"苏修"？不过我总算也有了一点"聪明"，知道这话是一定不能说的，特别是对这位"左"得出奇、言必称"柯老"的工会主席。（此公最引以为荣的，就是给柯庆施当过勤务员，因此言必称柯老。）

工会主席劈头盖脸地把我狠批一顿之后，给我一张汇款单。原来是编辑部寄来的稿费。哎呀，是这东西泄露的天机！

工会主席说："考虑你生活费不高，还要供养两个人，党委研究，这钱还是宽大处理，不给你没收了。"

好事接踵而来。又过了一个多月，院党委在一次全院职工大会上宣布给我摘去"右派"分子帽子，欢迎我"重新回到人民队伍中来"。

《没有说完的故事》发表了，稿费有了，帽子也摘了，事情至此本可结束了。无如三年困难年景刚过，毛主席又发话了："千万不要忘记阶级斗争"。我们这些有了或有过"身份"的人，听到阶级斗争就不免心惊肉跳，不知又会有个什么动静。夹紧尾巴等着吧。

风声越来越紧，调门越来越高。终于来了"社会主义教育"即"四清"运动。我们这个医院还被上级选中为试点单位。果然气势不凡，一下进驻了上百人的庞大工作组。人多不说，工作组一进院，就取代了院党委，实行一体化的全面领导。医院里历来的运动积极分子，也陆续抽调出来，脱产闹革命，帮助工作组掌握大局。

眼看小组检查都快完了，对我还是按兵不动，凉着不管。后来就宣布我停职反省，交代问题。工作组说："你不要故作镇静。你的问题很大。恶毒攻击，无以复加。只有坦白交代，低头认罪，否则是死路一条。"

话说到这个份儿上，不知怎么，我倒踏实了。因为自问没有必死之罪，没犯下什么罪不容诛的天条。兵不厌诈，吓唬人吧？

如此"反省"了三天。第四天下午通知我作检查。真是特别抬举我，不是在科室，而是在医院礼堂接受批斗。行政副科级以上、各科护士长以上人员都来了。我一进门，就是一阵要我低头认罪的口号。我的检查有一个多小时，觉得也够上纲上线的了，能想到的问题都谈了，检查认识之深刻，只有过之而无不及。

但是工作组好像对我的检查根本不感兴趣。我被带离会场，由工作组领导和我个别谈话，说我避重就轻，还有重大政治问题没交代。

我说真的没有了。

"不要把门封得太死，"他说，"好好想想看，毛主席说了，我们的态度是治病救人。有反动思想，你不说出来，别人怎么对你帮助？你又怎能真正做到重新做人？我们是希望你回到社会主义道路上来的。"

话说得诚恳极了，而且和颜悦色，循循善诱。我一下记住了这位领导的清癯的脸孔，真的受到感动，觉得检查做得未如人意，真是有点对不住这样的厚爱。我谈了自己偷偷译书；看外文期刊时，经常准备好一本《红旗》杂志，防着人来时立刻调换，等等。

可是工作组领导摇摇头，不以为然地说："你的问题绝对不是这些。光这些，我们会这样兴师动众，开这么大的会来帮助你？把你放到最后解决，就是要打一场攻坚战。你好好想想吧。混是混不过去的，抗也抗不过去。我可以负责任地告诉你：我们是有真凭实据，有确切材料的，绝对不会冤枉你。现在说出来，还算你自己交代的。自己不谈，让别人揭发出来，就被动了，听明白了吗？"

听明白了。可是我真有那么大的问题吗？我搜尽枯肠，也想不出自己还有什么严重问题。

于是又被带回会场。

揭批开始了。首先讲话的还是那位工会主席。他拿出一张纸，对我一晃，说："这是不是你写的？"

工会主席离我有好几米。我的眼睛不好，根本看不见。

好在工会主席不等我说话，就接着说下去："大家听听，这个人说：'一个巨大的幽灵在莫斯科徘徊，这个幽灵就是中国共产党！'幽灵是什么？就是妖怪，就是鬼魂呀！这样咒骂中国共产党，他还有一点人性吗？他还叫人吗？他还不是反动透顶吗？"

会场一下沸腾起来。我立刻想到这是我为修改《没有说完的故事》给《文艺红旗》编辑部写的信。我得赶快承认。可是这时候他们已不要我说话了，只要我老老实实听群众的批判。

发言一个接一个，都是有备而来，都是慷慨激昂的批判。话题都集中在"幽灵"上。我听着听着，倒是越来越有点轻松的感觉了。运动开始以来那颗一直悬着的心，悄悄放下了。在这之前，虽说自知没有必死之罪，天塌不下来，但面对轰轰烈烈的场面，毕竟有点底虚。现在则尽可放心了。而且鬼使神差，一下变得狡猾起来。不要我说话更好。我做出诚惶诚恐的样子，接受革命群众的批斗。

大会一连开了三个下午。批了三天的"幽灵"。

最后要落实问题了。全场一下变得鸦雀无声，空气好像也一下凝固了。

问："信是你写的吗？"

答："是我写的。"

问："'幽灵'是什么意思？"

答："'幽灵'就是妖怪，鬼魂。"

问："你这样咒骂中国共产党，居心何在？"

"……"

会场里叫起来："说！说！要他说！"

答："马克思在《共产党宣言》中写道：'一个巨大的幽灵在欧洲徘徊，这个幽灵就是共产党。'我是学马克思的。"

会场一下又开了锅。老天爷，批了三天，怎么批到老祖宗头上去了？

以后批斗会就收场了。但我还继续"反省"了两天，工作组领导把我找去。他铁青着脸，死盯着我看了很久，看得我都有点发毛，不知又有什么祸事。

"你这个人很狡猾。"他开口说。

我没吭声。我知道他为什么说我"狡猾"。但我不"狡猾"行吗？要是我早早说明那话的"版权"属于马克思，肯定还会找个别的题目，把批斗会开下去，不会轻易放过我的。只有让他们在这个问题上说深说透，批倒批臭，再没转回余地了，我就可以脱此一难了。

"但是不管你怎么狡猾，我们对你这个人的本质是看得很准的。"他站起来，走到我面前，压低嗓门，咬牙切齿地吐出四个字："你——好——反——动——！"

运动就此收场。

又过了一段日子。各地文艺刊物经过停刊整顿，先后复苏，陆续问世。《文艺红旗》也改名《鸭绿江》，复出文坛。在我们那个医院，人们已经把我的批斗会渐渐淡忘了，只有那位言必称"柯老"的工会主席始终耿耿于怀，又在职工大会上说话了："一个党的文艺刊物，怎么可以随意发表'右派'分子的东西？党性到哪里去了？这样的期刊，还能叫什么'红旗'？我就不同意。我把这事向柯老汇报了。柯老立马批到辽宁。你看，改了。《文艺红旗》改了《鸭绿江》。"

那个柯老是否真的过问了此事，《文艺红旗》是否因此改名《鸭绿江》，未作考证，不好臆度。但我后来还给《鸭绿江》写过几个短篇小说。编辑部和我尽管从未见面，但作为作者与刊物的关系，一直不错，谁也没有提起过那个中篇的事，则是千真万确的。

（原载于《鸭绿江》2002 年第 5 期；《北京观察》2002 年第 8 期）

倒过来的"既来之，则安之"

——旅日有感

　　不久前和老伴随团去日本。当地导游是个 30 来岁的青年人，姓顾。我听他口音，就猜是台湾来的。台湾人说"国语"，都是这个调调。果不其然，他后来自我介绍就来自台湾高雄，妻子是上海人，所以把家安在上海，一年要回上海几次，看望他的上海太太和宝贝女儿。几句话一下拉近了我们和他的距离。他这导游做得也不错，尽心尽力，算得上敬业。可是后来忽然得知，他持日本护照，是个日本人，我的心立刻沉下来。

　　我们这个年纪的人，对日本都没有好感，记得 20 世纪 70 年代中日恢复邦交时，看见那"太阳旗"居然和五星红旗挂在一起，心里不禁激灵一下，难以接受。一个中国人到日本留学，我能接受，因为人家科学技术比你强。到日本打工，我也可以接受，因为人家给的钱多，一样干活，拿更多的钱，何乐不为。但是一个中国人要把自己变成日本人，我从感情上就很难接受。于是就有点不待见这个"顾桑"（"顾先生"）了。但是后来一些事也是我没想到的。

　　我们从大阪经京都去富士山。富士山堪称日本的"国山"，也是日本人心目中的圣山，成为日本的象征。车到箱根时，小顾说，日本人对富士山不是说去玩，是去参拜的，先要沐浴净身。所以我们也不忙上山，先到山脚温泉酒店住下，大家舒舒服服泡个温泉澡，再吃一餐正宗丰盛的日本料理，明天一早去富士山。

　　那时也就下午两点来钟。按行程，富士山观光也只 50 分钟。我心里想，不肯直接拉我们上山，无非是要赚这温泉的泡澡钱。国内也如此，反正是想方设法要你消费，我辈屡见不鲜，说也没用，就等他来收钱吧。

　　但这"顾桑"并不急于收钱，而是介绍起温泉水质来。说这温泉有多好，有多少矿质和微量元素，能治多少病等等，还说温泉 24 小时开放，全天候服务。我想这也算个卖点吧。其实也就是个噱头，洗了一次也就行了，哪有一天泡到晚，或泡了再去泡的？

但他又说，温泉男女分池，日本规矩，都得全裸入浴，每人只能带一条毛巾下水。这倒叫我为难了：我的视力不好，这些年来，与老伴都是须臾不离的。老伴呢，又不习惯群浴场面。所以我只好向"顾桑"说，为安全计，温泉浴我和老伴就不参加了。向来不参加自费项目都是不受欢迎的，我已做好了看人脸色的准备。可是"顾桑"没有一点为难，也没见他脸色晴转阴，而是含笑点头说："那好，你们就在房里洗个澡，穿上酒店提供的和服，周围走走吧。这是富士山脚，山清水秀，风景很好。"

我忍不住问了声："顾桑，泡温泉收费多少？"

顾桑定睛把我看了一会，说："收费？不收费。日本人认为，温泉是上天的恩赐，属于所有日本人的，所以日本各地温泉都不收费，全民共享。没有收钱的机制，地球人都一样。"

原来如此！我倒失敬了。

第二天去富士山。那天风和日丽，天气极好。富士山顶积雪未化，给葱绿的山峦戴上了圣洁的雪冠，分外秀丽。我们的车一口气开到富士山最高观赏点"五合目"。我想留张进山门票作纪念，不想又碰了个钉子。"顾桑"说："没有进山票。富士山天设地造，是老天爷给日本人的圣山，怎么可以卖票？"

他没再说下去。我想憋着没说的话大约是：拿圣山来卖票，不是一种亵渎吗？接下来当然又是没有"收费机制"的话，所以地球人都一样了。可是老天在上，我说买票绝无亵渎之意，不过是按我们国情说的。中国也不乏圣地（如延安、遵义）圣山（如井冈山），但神圣归神圣，要钱是一样的。怎么就不会想到亵渎的事？

好在不卖进山票也能让你留下一份纪念。这里有个富士山邮电所，游客可以买印有富士山倩影的明信片，贴上 70 日元（约合 1.4 元人民币）邮票，就能盖上"富士山五合目邮电所"邮戳，给你送到家了。

这天从新宿进入东京，去登市政厅大楼。楼高 202 米。这样的高楼，我已上过不少，并不很在意。但因它能俯瞰东京，有高速电梯上去，也就跟着去了。到了观光大厅，窗口远眺，高低参差的建筑，鳞次栉比，尽收眼底，也没有很令人惊异处，不过这大楼可不是天造地设的，是要花钱来建的，不想顾导还是说："不买票！政府自己哪来的钱？还不是老百姓的！用纳税人钱盖的楼，怎么能要纳税人买票呢？"

但我们是没给日本政府缴过税的，怎么也获此优待呢？当然又是没有"收费机制"的话了。从此"收费机制"四个字，深深地印在我的心里。我是从"顾桑"——这个华裔日本人嘴里听来的，不知是他的杜撰，还是日式汉语。但那意思我也听明白了，也就是市场经济中"国民待遇"的意思吧。中国人谁也没有一寸土地；政府也是纳税人养活的，怎么我们这里"收费机制"就这么多，这样好出台呢？温泉也罢，名山圣山也罢，来了就要钱。甚至山里好一点的景点，都可以围起来收费拍照。谁有权批准这样的收费机制？他是干啥的？我们是很讲"政治影响"的，怎么批起"收费机制"来就什么都不顾了呢？

后来对这小顾要做"顾桑"的事，好像也有点理解了。这些年来，想方设法去做外国人的中国人很多，还不乏头面人物，像"顾桑"这样出来当导游的，肯定也不是什么"官二代""富二代"，没有什么不可见人的动机，只是想要一个比较公平的拼搏环境。他就用脚投了日本一票，跑到日本来了。孔子说："远人不服，则修文德以来之；既来之，则安之。"（《论语》《季氏》）那是孔老夫子对夷狄之邦说的。现在倒过来了，是"夷狄之邦"对我们移民说这话了。呜呼，泱泱大国，情何以堪？有愧了。

（原载于《世纪》2012年第4期）

高风亮节哪里去了？

——"卧底"和"告密"有感

黄苗子和冯亦代都是老一辈大师了，他们的坎坷经历、道德文章，受到许多人的同情和敬重。忽然间发现他们曾为当局做过"卧底"，有过"告密"的行为。消息传来，一片哗然。再一深究，发现有过类似情况的，并不只冯、黄二公，许多历来受人尊敬的大师级人物，也都说过亏心话，甚至做了一些亏心事，虽然都是违心的。

不久前看到作家老鬼写的一篇短文，痛陈自己在"文革"开始时，偷看一位同学的"反动日记"，并把它交给工作组的往事（《炎黄春秋》2009年第9期）。那时他们都是北京47中的高三学生。这个"告密"改变了那同学的一生，也使老鬼负疚一生，但他还是勇敢地说出来了。

我也有过类似的经历。时间已比老鬼那事晚了10年。正是"四人帮"倒台不久，乍暖还寒的日子。我以临时工的卑微身份，还在一个企业医院打工（当医生），住在医院的单身宿舍里。同室一个平时与我相处还算可以的青年医生，也是用老鬼一样的手法，偷看我的日记，也把它交给了领导。于是我这个已被"四人帮"害得妻离子散、家破人亡、坐了八年牢的"摘帽'右派'"和"现行反革命"，在"清查四人帮的人和事"的"运动"中，又一次成为运动重点，关进"牛棚"，反复批斗。不过我的结局比老鬼那同学好一些。不是我的态度好，检查深刻，也不是当局对我发了善心，特别宽容，而是时来运转，受惠于中共十一届三中全会的影响。所以在关了我半年以后，终于关不下去了。医院书记找我谈话，说要从宽处理："你写份检查，深刻点，给你记个过，这事就了结了。"我想亏他说得出。一个临时工，除了劳动局劳力调配所的一张临时工介绍信，什么档案材料都没有，你这"过"记到哪里去？

懒得理他。

大约是久候"检查"不到，过了一个星期，忽然有人通知我到门诊上班去，不提检查和记过的事了。我就从"牛棚"搬回了家。

事情就这样过去了，我也离开了那个医院。我与我的那个告密者虽再没有来往，但有时还能见到。

风声更松一些了，来了"外语热"。我应邀在市里开了一个英语讲座。那位仁兄也屈尊来听。每次讲课后，都有一些热心听众簇拥着我，和我一起走路，讨论外语的事。有一次他也参加在这伙人中，陪我走了很长一段路。我想这人怎么也跟着一起走呢？他是要跟我道歉的吧？我想人都要个面子。这事还是让它悄密一点好，就设法把身边别的人都支走了，就等他那声道歉。我把他道歉后我要说什么表示宽宏大度的话都想好了，只等他一出口，就和他努力"向前看"。可是他只说了一些别的话，始终没有说一句道歉的话。也许他没有勇气，不好意思开这个口；也许他觉得他是为党工作，不用道这个歉；也或者他骨子里还把我看作阶级敌人，不过暂时放你一马，走着瞧吧，没准又是一次引蛇出洞呢。我们就这样"拜拜"了。我也不甚失望。反右以来，整人的人和整过我的人真是太多了，哪里在意这个人。所以我说老鬼还是好样的。

说这样的人很多，黄、冯二公不过是未能"免俗"，不是为他们开脱，情况真是如此。不用很大学问，查一下《新华字典》就知道，"俗"就是"大众化的、通行的、习惯的"意思，无非"趣味不高""鄙俗"而已。当年"告密"成风，是一种社会现象。说要"靠近组织"。你拿什么表示"靠近"呢？无非是汇报思想，汇报周围情况。"打小报告"，说穿了，就是"告密"。那个时代的党团员都有此义务。争取入党入团的积极分子们，也要这样做，甚至做得更积极、更主动、更用心。在"右派"集中改造的地方，也不乏"右派"告密，伤害同类的令人痛心的事。

但中国人历来是讲骨气，追求高风亮节的。远的不说了，就是晚清和民国年间，许多人也曾是铮铮铁汉，刚正不阿的，针砭时局，当面顶撞"委员长"。怎么到了新社会就不一样了呢？莫非"思想改造""脱裤子割尾巴""做驯服工具"的教育，叫人把气节都忘记了？

不是忘了，是讲不起了。毛泽东常说：皮之不存，毛将焉附。他老人家真是太圣明了。高风亮节不是悬在空中的东西，也要附在一张"皮"上，把你这张"皮"揭了，你就无能为力，再也讲不成了。

早年一个教授在这个学校说了"出格"的话，可以到另一个学校去。知名学者甚至不用自己操心，稍有去意，就有几家大学争相礼聘。校长能做这个主。也可以不教书，到工矿企业、科研院所栖身。还可做自由撰稿人，卖文为生。再不行，亡命出国。有此经历的人很多，康有为、梁启超、孙中山，俄国的列宁，都有过这样的经历。不想出去，还可称病回乡。看破红尘，就去做和尚。总之，活路很多，贴附有"皮"，所以他们腰板很硬，不用去做那蝇营狗苟，"卧底""告密"的事，讲得起气节。

《红楼梦》里有人得罪了王熙凤，不仅撵出荣国府，还要关照东府不准留用。一下断了你两条活路。凤姐儿算是有能耐的。两府的人都不敢得罪她。皇帝本事更大，这有《诗经》《小雅》里说的"普天之下，莫非王土；率土之滨，莫非王臣"为证。不过细加思量，这话在很大程度上也是说说而已，更多的是反映皇帝们自己的心态。从秦始皇到宣统皇帝溥仪，没有哪个皇帝真正做到了。漏洞和空子很多，所以才有大隐隐于朝，小隐隐于野的事发生。在皇帝鼻子底下都能"隐"得住，别说穷乡僻壤了。事实上，县以下的统治，历来都有点鞭长莫及。所以士大夫只要自己愿意，就能独善其身，保住清白。我的老乡陶渊明辞职回家，尚不失"采菊东篱下，悠然见南山"的情趣，留下了很多好诗。大臣们过得不如意，可以"乞骸骨"，就是"致仕"退休的意思。但要把话说得卑微、凄惨一些，求皇上开恩，把自己这把骨头，赏给自己，回去埋了。皇帝听了一舒坦，动了恻隐之心，也就恩准了。

但是中华人民共和国成立以后，特别是20世纪50年代三大改造完成，极"左"路线肆虐的那些年，情况 就大不同了，所有的"皮"都给你剥得干干净净。历代皇帝们心向往之的《诗经》《小雅》上那几句话，至此算是真的不折不扣做到了，实现了。

到了这个时候，不要说得罪最高当局，从中央到地方，到县以下公社、大队，"普天之下"大大小小任何单位的头头，你都得罪不起，得罪了就没好果子吃，没有活路了。想走？户口、组织关系在人家手里攥着，没钱没粮，饿死你吧。当然也没有哪个单位会要你。你的文章再好，也卖不出去。亡命出国？做梦吧。其实连梦都不敢做。借你十个胆也不敢。你跑不出去。只能以"叛国投敌"的罪名去坐大牢。坐了牢就更惨了，不管判多判少，其实都是"无期"，终生都是"劳改释放犯"，列入"另类"。这也罢了，"罪"有应得吧，要害是还要姝及父母子女。想"致仕""乞骸骨"也不行。开国元帅彭德怀、国家主席刘少奇都曾这样乞求过，不想祸事更大了：你想下乡干什么？心怀叵测，莫此为甚！两个大人物都做不到的事，一般书生（不管你有多大学问）更不要存此奢念了。毛泽东虽说过，鲁迅先生骨头是最硬的，但也知道，此公幸而早走了，要是活到20世纪50年代，还要讲他那"骨气"，也是无法生存的：要么坐牢，要么闭口。这是言之有据的。

看破红尘，也做不了和尚。哪个庙能收你？到了"史无前例"时，当得好好的和尚还有强行还俗的。在我的故乡，说来惭愧，还有过乱点鸳鸯谱，把尼姑强行配人的"革命造反行为"。

活不下去，也不想活了，那就死吧。古往今来，死好像是不用任何人批准的。但也没有那么简单。皇上要你死，是"赐死"，"死"也是一种"恩典"，所以要先谢恩再去死。不看古书的人，从电视剧里也能看到。我们那些年的情况也差不多，或犹过之。因为"死"也是要"赐"的，要你死，你就去死，不要你死时，你可无权去死。难道自杀也要批示？那是不要的，但是六根未净的人，死前也会想一下后事，估量一下这死的后果。须知在那个年代，自杀就是"背叛革命"，就是"自绝于人民"。所以自杀也是犯罪。人都死了，当然不怕批斗，踏上一只脚，一百只脚也无妨。但是妻儿老小怎么活下去，是要认真想一下的。有人迫害至死，留下的遗书里还不忘山呼万岁。我想到了这田地，他不会还想表什么忠心，不过是想为妻儿老小讨点活路。其言可悲，其情可悯。但那声万岁注定是白喊了，没有用的。所以这条路也给你堵了，不要你死。当然，你可不要自作多情，以为是念你有才、有功或有别的什么。一个个都自杀了，谁做反面教员呢？要的就是把你整到不死不活、难死难活的境地，"教育意义"才大。再说自杀的人多了，政治影响也不大好。所以当局虽视你为死敌，为虫豸，还真不想轻易让你死了。

我不厌其烦地絮叨这些陈芝麻烂谷子的事，是因为越来越多的人好像有点淡忘了，或是年轻，没有赶上那个年代，一些媒体又拒绝回忆，刻意回避。于是中青年以下的人，根本不知道那样的岁月。整个社会都是凝固的，板结成厚重的大团块。一旦成了贱民，就没有转回的余地。暂时没有沦为贱民的，也要防着这一步。所以我们实在不能或不忍心苛求那个年代的人。大师也好，普通老百姓也好，都是热锅上的蚂蚁，活得战战兢兢，很不容易。这种情况下，说了一些违心的话，哪怕被逼无奈，当了卧底、密探，也都情有可原。渡过劫难之后，能作反省，就很可敬了。不肯反省，不说一点自责的话，使人有点遗憾，但也不要苛求了，也是苛求不来的。当然，也有并未受到什么压力，自己梳妆打扮，送上门去的大名人、大文人。所幸这样的人倒真是凤毛麟角，屈指可数，就当是珍稀动物，聊备一格吧，所以不说也罢。唉！不说也罢。不是为贤者隐，他们也不是什么贤者，从来不是。只是不想引人不快而已。

（原载于《世纪》2010 年第 1 期;《光华时报》2011.1.14）

我的最后一课

太平洋战争爆发时，我在上海，不久回到故乡九江，在一所教会办的中学附小报名读三年级，弟弟读一年级。

学校离家不算太远，但每天我和弟弟上学，还不免迟到。因为那时我和弟弟都迷上了蟋蟀，听到蟋蟀的叫声，就会情不自禁地停下脚来，翻砖拂草，总想抓只"天王大将军"。这天早晨，倒是走得挺"顺"，没怎么耽误，就到了学校。可是一进校门，就感到气氛不对，操场上静悄悄地，没人在玩。我吓了一跳："又迟到了？"

一口气跑上二楼，正好碰上王老师。我看她两眼红红的，好像哭过一样，觉得很奇怪。王老师是我们的班主任（那时叫"级任老师"），一直是很严厉的，我们都怕她。这么厉害的人，怎么会哭呢？我想趁她不备，溜进教室，还是被她叫住了。

王老师把我带到办公室。我低头站在她面前，已经做好了挨骂的准备。可是很久没有听见王老师的声音。偷偷瞄了一眼，发现王老师正用她那双红肿的眼睛，出神地望着我。后来她轻轻叹口气，从抽屉里取出一个旧信封，拿出4角钱给我。那是前天我用新做的皮弹弓不小心打破了一块玻璃，王老师要我赔的。

王老师说："拿去吧。"

这是怎么了？我不敢接。

王老师说："拿去吧，不要你赔了。我说现在不用赔了，懂吗？"

她想了下，把没收的皮弹弓也还了我，叫我回教室去。王老师跟着也进了教室。

上课的铃声响了。王老师站在讲台上。我发现她脸色苍白，发了一会呆，才开口说："同学们，告诉你们一个消息：太平洋战争打起来了，美国和英国也要跟日本打仗了。日本人来了通知，要我们学校立即关闭，房子由他们接管。你们再也不能在这里读书了……"

我们被这个消息怔住了。女同学们首先哭起来。

王老师说："不要哭！我们一定不要哭！"可是她自己也哭了，哭出了声音。

中学那边的大钟响了，老师带我们去参加最后一次全校大会。礼堂坐不下这么多人。校长叫附小的同学们先坐下，中学生们坐不下的，都站在后面。大家嘤嘤地唱起了校歌。所有的人都哭了。哭声把歌声都淹没了。

这天晚上，弟弟忽然说："哥哥，我们再到学校去一下吧。"

是啊，日本人明天就要来了。

我们到了学校，大门关着。传达室的石公公也搬走了。我们爬上一棵大树，从后墙翻进院里。校园里静悄悄的，整个教学楼都是黑的。风从树梢上吹过，发出簌簌的声音，我觉得好像是一片低低的哭声。

不知出于什么心理，弟弟忽然跪下来，朝着教室磕了三个头。我也跟着跪下来叩头。再见了，母校！才读了几天书的母校！

抬起头来，忽然看见转角处被我打破的那扇玻璃。

弟弟问我："明天这房子就归日本人了吗？"

我不愿意回答这个问题。摸出皮弹弓，捡起一块石子，使劲拉开弹弓。石子呼啸地飞去，不偏不倚，打破一扇玻璃。

弟弟惊愕地望着我，但没等我说话，就懂得了，给我捡了很多石子。

那晚我们打了十几块玻璃，才翻墙出来，觉得心里好过一些了。

（原载于《人民政协报》2001 年 4 月 18 日）

图书在版编目（CIP）数据

我与《希氏内科学》：王贤才政协委员文库 / 王贤
才著 . -- 北京：中国文史出版社，2018.4
 （政协委员文库）
 ISBN 978-7-5205-0738-7

Ⅰ . ①我…　Ⅱ . ①王…　Ⅲ . ①内科学—文集　Ⅳ .
① R5-53

中国版本图书馆 CIP 数据核字（2018）第 256296 号

责任编辑：刘　夏

出版发行：**中国文史出版社**

社　　址：北京市海淀区西八里庄 69 号院　邮编：100142
电　　话：010-81136606　81136602　81136603（发行部）
传　　真：010-81136655
印　　装：北京地大彩印有限公司
经　　销：全国新华书店
开　　本：787×1092　　1/16
印　　张：17.25　　字　数：273 千字
版　　次：2019 年 2 月北京第 1 版
印　　次：2019 年 2 月第 1 次印刷
定　　价：52.00 元

文史版图书，版权所有，侵权必究。
文史版图书，印装错误可与发行部联系退换。